Walter Dold

DAS PREPPER HANDBUCH

KRISEN ÜBERLEBEN

pietsch

Einbandgestaltung: Patricia Braun, www.patriciabraun.de
Titelbild: lobster29/shutterstock

Bildnachweis:
Johannes Vogel/vivalranger.com: S. 8/9, 16, 34/35, 37, 41, 42, 50 unten, 122, 123, 124, 125, 126, 127, 129, 172, 190/191; Maria Dryfhout/Shutterstock: S. 77; Nadezda Murmakova/Shutterstock: S. 136; Universität Bremen: S. 94.
Alle übrigen Bilder und Illustrationen in diesem Buch stammen vom Verfasser.

ISBN 978-3-613-50822-4

2. Auflage 2022

Sie finden uns im Internet unter www.pietsch-verlag.de

Lektorat: Susanne Fischer
Innengestaltung: Lukas Kretzschmar, tebitron gmbh, Gerlingen
Druck und Bindung: Graspo CZ, 76302 Zlín
Printed in Czech Republic

INHALT

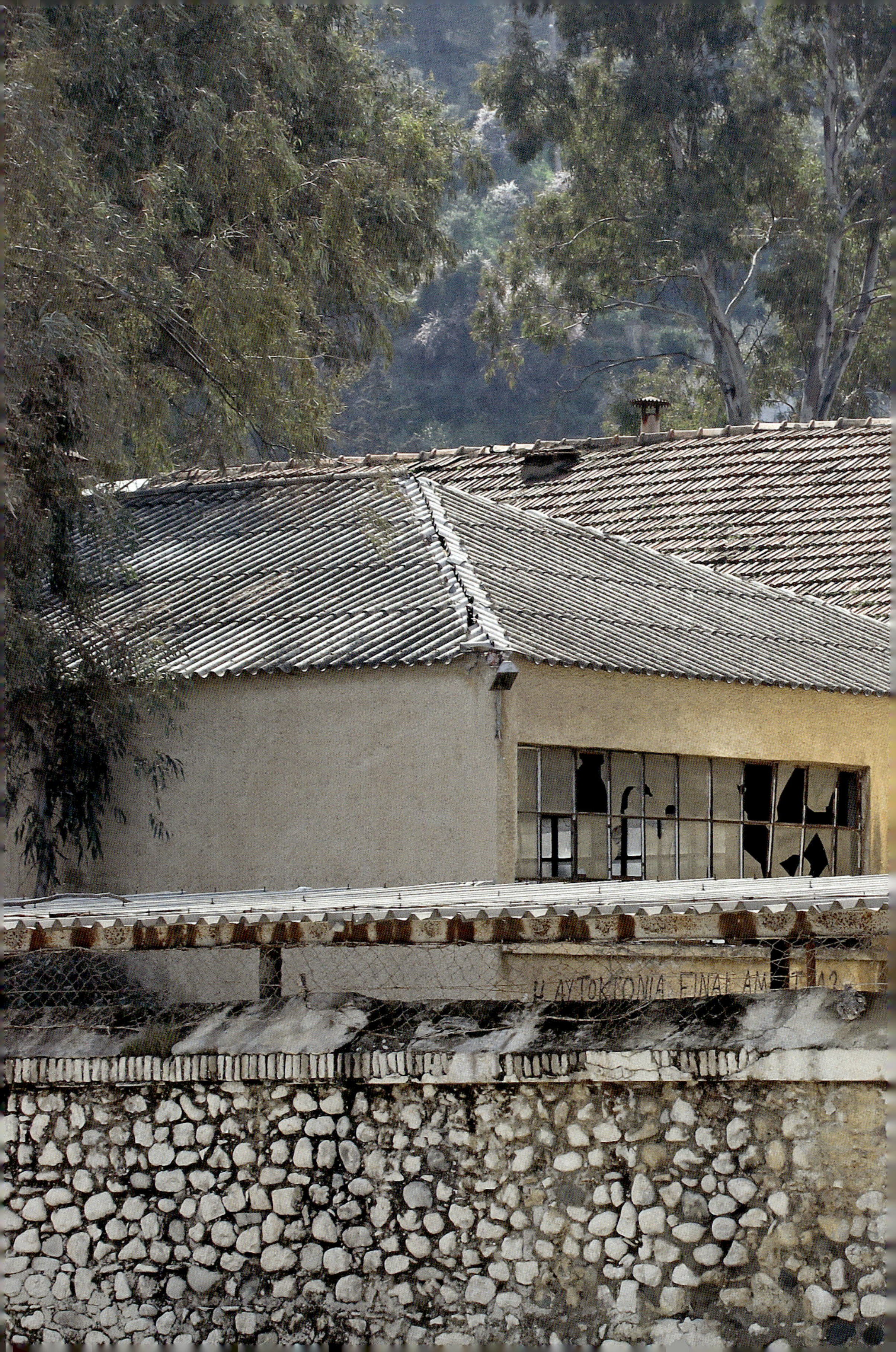
Η ΑΥΤΟΚΤΟΝΙΑ ΕΙΝΑΙ

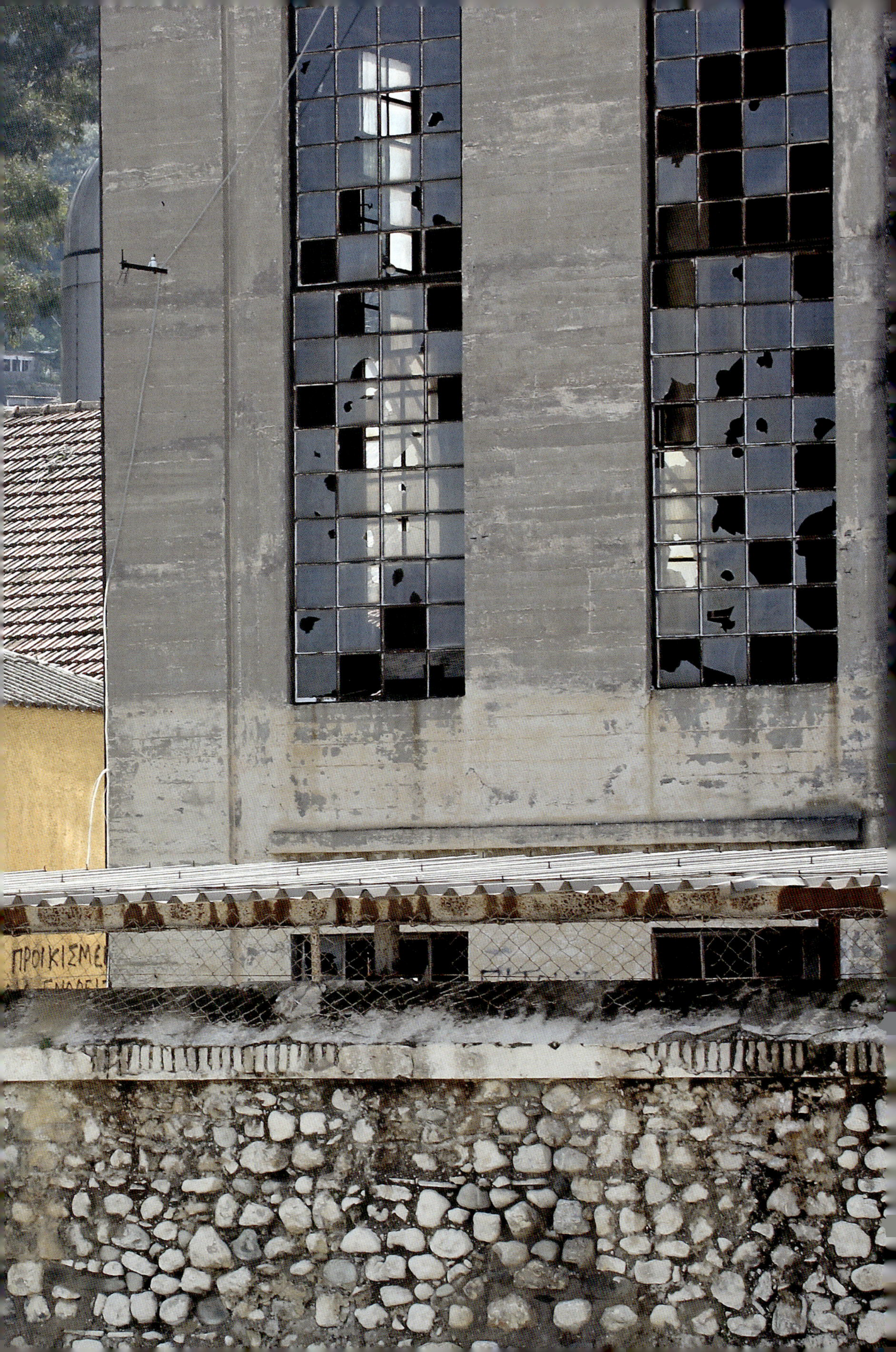

DAS ZIEL DIESES BUCHES

Es gibt auf dem Markt einige Survival- und auch Weltuntergangsbücher, die dem Leser verdeutlichen sollen, wie er sein Leben auch bei einem Regierungssturz, einem sofortigen Verfall der Währung, einer Revolution, einem Kometenabsturz, in einer Kriegssituation etc., etc. über ein Jahr hinweg retten kann.

Wir hatten zwar in der Vergangenheit in Mitteleuropa alle 40 bis 50 Jahre einen schweren Krieg mit Millionen von Toten; diese Gefahr ist aber meiner Meinung nach momentan nicht sehr groß, obwohl der letzte schwere Krieg, der Zweite Weltkrieg, schon wieder fast 80 Jahre her ist. Dass die zwei Kriege dazwischen »ausgefallen« sind, mag daran liegen, dass wir eine andere Steuerhandhabung in Kombination mit größeren Zusammenlegungen (Schengener Abkommen, gefallene Grenzen, Globalisierung, Euroraum) haben als 1937. Die Menschen sind nicht aggressiv und hungrig, es geht allen relativ gut.

Ich bin überzeugt davon, dass wir so schnell keine der genannten Situationen erleben müssen. Im anderen Fall müsste man sich die Frage stellen: »Wenn du dich ein Jahr lang gerettet hast, was kommt NACH dem Jahr?« Soll danach schlagartig alles wieder so sein, wie es vorher einmal war? Sicherlich nicht!

Was nutzt es also, wenn du dich für ein Jahr mit Lebensmitteln eindeckst und danach dann langsam verhungerst? Willst du dich auf ein Weltuntergangsszenario vorbereiten, so solltest du dich rechtzeitig zu einem autarken Leben hin entwickeln. Dies ist kein schneller Prozess, er kann viele Jahre dauern. Was unsere Vorfahren noch täglich organisieren mussten, das musst du erst wieder lernen. In dem Fall musst du auch lernen, mit Verzicht umzugehen, mit viel Verzicht.

Einige Informationen in diesem Buch zeigen dir, wie du etwas unabhängiger vom Lebensmitteldiscounter werden kannst. In einem weiteren Buch werde ich dir zeigen, wie du dich mit ein paar Quadratmetern Grund durch selbst erzeugte Lebensmittel autark ernähren kannst. Und dies von Lebensmitteln in der gesündestmöglichen Variante, bei überschaubarem Aufwand.

Für die normalen Alltagssituationen brauchst du in urbaner Umgebung normalerweise keine Survivalkenntnisse. Wenn die Zeiten schlechter werden, dann passt du dein Leben einfach den Umständen an. Ein anderer Fall ist es, wenn du zum Beispiel eine größere Outdoortour auf eigene Verantwortung durchführen willst. Bei vierzehn Tagen mit dem Kanu durch Norwegen wäre es eine Überlegung wert, sich Überlebens- und Notfalltechniken für den Ernstfall anzueignen.

Eine andere Sache sind aber die jederzeit möglichen Versorgungsunterbrechungen in Sachen Strom, Wasser, Waren etc.

Jeder Bundesbürger sollte ...

Das Bundesamt für Bevölkerungsschutz und Katastrophenhilfe (BBK), Postfach 1867, 53008 Bonn, empfiehlt, dass sich jeder Bundesbürger mit einem 14-Tages-Mindestlager eindecken sollte.

Bei vielen Menschen, mit denen ich mich unterhalte, stelle ich fest, dass sie sich zu keiner Zeit bewusst sind, wie schnell es zu kurz- bis mittelfristigen Versorgungsunterbrechungen kommen kann. Je nachdem, wo du wohnst, können durch eine zweitägige Versorgungsunterbrechung sämtliche Regale der Läden wie leergefegt sein. Du und alle anderen, ihr kommt dann an keinerlei Nahrung oder Getränke ran. Besteht zur Versorgungsunterbrechung obendrein auch ein Problem mit der Stromversorgung, so können schnell sehr kritische Situationen entstehen. Ein Unterbruch der Stromversorgung lässt zum Beispiel sofort die Kriminalitätsrate ansteigen. Wie du in diesem Moment nicht zum Ziel krimineller Aktivitäten wirst, ist in einigen Teilen des Buches beschrieben.

Die Anwendung der Informationen aus diesem Buch soll dich nicht im Fall eines Weltuntergangs ein Jahr lang über Wasser halten; das Buch soll in erster Linie ein wertvoller Begleiter und Ratgeber für kurz- bis mittelfristige Versorgungsunterbrechungen sein. Ich zeige dir auch, wie du bei Bedarf dein Heim geordnet und gut ausgerüstet verlassen kannst. Ob du zum Verlassen deines Heims durch andere Personen gezwungen wirst, dies durch Behörden verlangt wird oder aufgrund äußerer Einflüsse geschieht, spielt hierbei keine Rolle.

Selbstverständlich erhältst du nebenbei auch Informationen, wie du dich sogar in der Wildnis akzeptabel einrichten kannst. Dennoch befasst sich dieses Buch nicht mit den Techniken eines Einzelkämpfers, der nur mit dem Messer ausgerüstet 14 Tage in der Wildnis überleben muss. Ganz im Gegenteil: Es geht darum, sich mit ganz normalen Mitteln über eine Zeit X hinaus behelfen zu können.

Nimm zum Beispiel eine kurzzeitige Evakuierung durch die Behörden. Je nach Situation kann die Evakuierung vielleicht zwei oder drei Tage anhalten. Natürlich ist der Aufenthalt in einem Sammellager viel angenehmer zu überstehen, wenn du gut vorbereitet bist.

Bist du gezwungen, dich für längere Zeit außerhalb von festen Gebäuden aufzuhalten, so kannst du mithilfe der Informationen aus diesem Buch in kurzer Zeit eine ausreichende Infrastruktur um dich herum aufbauen. Die Infrastruktur bezieht sich in dem Fall auf die Bereiche Schutz, Wärme, Wasser, Schlaf, Nahrung, Sicherheit, Tarnung. Bei Bedarf ist es von elementarer Wichtigkeit, Entscheidungen über die Reihenfolge des Vorgehens zu treffen. Hier kann es keine einheitliche Richtlinie geben, denn jede Situation kann sich von der anderen deutlich unterscheiden. So kann dieses Buch nicht einen einzigen Ablaufplan darstellen, der sagt: Mach zuerst dies und dann das, gefolgt von dem. Sondern je nach Situation musst du Entscheidungen treffen, Entscheidungen, welche die jeweilige Situation von dir verlangt. Es macht zum Beispiel wenig Sinn, wenn du nach dem Eintreffen am Lagerplatz zuerst eine Latrine baust, dann einige Wildtierfallen installierst, wenn kein Trinkwasser mehr vorhanden ist oder es Bindfäden regnet. Es **kann** also richtig sein, zuerst eine Latrine zu bauen, muss es aber nicht.

Zuerst gilt es immer, deine **eigenen** Bedürfnisse zu stillen. Eigene Bedürfnisse in Form von Sicherung der »körperlichen Unversehrtheit«. Dann kommt die Sicherung der Aktionsbereitschaft, erst danach kannst du dir Gedanken über raffinierte Fang- und Jagdtechniken machen. Als unerfahrene Person in Sache »Überleben im Busch« hast du genug damit zu tun, die wichtigsten Grundlagen für dich persönlich zu schaffen. Es geht in erster Linie darum, die ersten Stunden nach Eintritt des Notfalls passabel zu überleben. Alle weiteren Schritte ergeben sich aus den Überlegungen zur Qualitätsverbesserung.

In unseren Breitengraden ist es z. B. in der Regel wichtig, sich vor Kälte und Nässe entsprechend zu schützen, schnell einen wasserdichten Unterstand zu bauen und ein Feuer zu entzünden. In anderen Breitengraden gelten andere Bedingungen/Anforderungen. Während man sich in Wüstengebieten vor Sonne, Hitze und Austrocknung bewahren muss, so muss man sich in Gebieten mit trockener Kälte (Gebirge, Skandinavien, Nordamerika, Sibirien) vor Auskühlung durch Bodenkontakt schützen und zeitnah einen geeigneten Windschutz einrichten.

In speziellen Survival-Camps kannst du die richtigen Überlebenstechniken in der Natur erlernen, wenn es dich trifft, ist die geübte Situation aber mit hoher Wahrscheinlichkeit nicht dabei. Dennoch hilft dir entsprechendes Training bei der Entscheidungsfindung. Keine Situation ist wie die andere, aber immer geht es ums Überleben.

ZUM AUTOR

In meinen früheren Jahren wusste ich nichts so Rechtes mit mir anzufangen. Ich suchte ständig nach Möglichkeiten, meine kleine dreiköpfige Familie zu ernähren. In einem heißen Sommer 1985 kam ich während eines meiner Jobs in Kontakt mit Häbbi. Häbbi war Sporttaucher und in Ausbildung zum Tauchlehrer bei einer Tauchschule am Bodensee. Mein Interesse war geweckt, und mein nächstes Ziel war klar: Taucher werden. Vor diesem Entschluss lag aber noch etwas anderes, denn 1986 kam es zur größten Umweltkatastrophe, die uns zumindest am Rande tangierte – dem Reaktorunfall von Tschernobyl. Die Angst der Bevölkerung war groß, hörte man doch fast täglich im Radio über die Auswirkungen radioaktiven Staubs und radioaktiver Kontamination. Die radioaktive Wolke, welche von Tschernobyl nach Deutschland verweht wurde, schürte die Angst. Die Leute begannen, Lebensmittel auf Vorrat zu kaufen. Natürlich konnten wir uns diesem »Sog« nicht entziehen. Auch wir richteten einen Kellerraum als Lebensmittellager her. Nur, was kaufen? Meine Frau Andrea und ich überlegten uns eine bestimmte Menge für eine etwa einmonatige Grundversorgung und versechsfachten diese Menge. Heute weiß ich, dass diese Planung alles andere als gut war. Es fehlte an wichtigen Dingen wie Wasser und Erste-Hilfe-Material; ebenso hatten wir den Umstand nicht beachtet, dass vielleicht der Strom ausbleiben würde und wir keine Nahrung mehr hätten zubereiten können. Auch war die Planung in Sache Hygiene und Toilette nicht nur unzureichend, sie war einfach überhaupt nicht vorhanden. Obendrein fehlte es an Möglichkeiten der Kommunikation. Einfach gesagt, fehlte es eigentlich an allen Ecken und Enden. In einem tatsächlichen Ernstfall hätten wir keine guten Karten gehabt, aber beruhigen konnten wir uns durch die eingekauften Lebensmittel schon.

Eine später stattfindende Notfallübung zeigte uns viele Fehlerquellen unserer Planung auf. Man kann sich viele, viele Gedanken über das Wenn und Aber machen. Aber ob die Vorsorge letztendlich auch so funktioniert, wie gedacht, kann nur eine gut organisierte Übung unter möglichst realen Bedingungen zeigen. Nachdem unser Lebensmittellager eingerichtet und wir dadurch etwas beruhigter waren, meldete ich mich einige Monate später zum Sporttaucherkurs, dem Open Water Diver, an. Die Theorie war hakelig und unangenehm, aber als es ins Wasser ging, eröffnete sich mir eine neue Welt. Eine Welt voller Wunder und noch nie Gesehenem. Neue Geräusche kamen hinzu, ich hörte die mir sehr laut vorkommenden Ausatemblasen jedes meiner Atemzüge. Jedes Einatmen hörte sich an wie ein Zischlaut. Anfangs übertönten diese Atemgeräusche jedes andere vorhandene Geräusch um mich herum. Ich war gefangen vom Zauber der Eindrücke, vom Abstand zur »normalen« Welt. Es gab auch so vieles und neues zu lernen. Wissbegierde in Kombination mit der erlebten Einsamkeit unter Wasser, diesem »Den-Gewalten-ausgeliefert-Sein«.

Die Faszination ließ mich nicht mehr los und führte zu immer weiteren Zusatzausbildungen, schließlich 1988 zur Tauchlehrerprüfung in Cannes (Südfrankreich). Und dann kam es, wie es kommen musste: Ich baute zu Hause eine eigene Tauchschule auf und bildete mich nebenher auch in vielen Spezialbereichen des Tauchens weiter. Wissend, dass ein Taucher sich nie zu 100 % auf einen anderen Taucher verlassen sollte, begann ich damit, meine eigenständigen Überlebensfähigkeiten zu trainieren. Ein guter Taucher taucht zwar in Gemeinschaft mit anderen, besitzt jedoch Soloeigenschaften und hat eine hohe Qualität an Selbstrettungsfertigkeiten. So entwickelte ich schon sehr früh einen Solotaucherkurs, den sogenannten Self Rescue Diver. Mein ständiger Wissensdrang führte mich schlussendlich auch zum technischen Tauchen. Hier hatte es mir ganz speziell das Höhlentauchen angetan.

Dies alleine schon aus dem Grund, weil sich über dem Taucher eine Decke befindet und er keine andere Wahl hat, als sich selbst, seine Gedanken und seine Ausrüstung im Griff zu haben. Die Höhlendecke über ihm lässt hier keinerlei Alternativen zu, ein direkter Aufstieg zur Oberfläche ist absolut ausgeschlossen. Der Höhlentaucher muss also die Situation immer zu 100 % unter Kontrolle haben. Leider fehlte es in den deutschsprachigen europäischen Ländern an geeigneten Ausbildungsmöglichkeiten zum Höhlentaucher, aber meine Entwicklung in Richtung Höhlentauchen war wohl von der Schicksalsgöttin gesteuert.

Eines Tages sagte mir Hans, ein guter Freund aus Pforzheim, dass er vorhabe, nach Florida zu fliegen, um dort einen Höhlentauchkurs zu absolvieren. Was für ein Zufall. Er hatte nicht die geringste Ahnung, dass ich selbst so großes Interesse am Höhlentauchen hatte, entsprechend war die Überraschung. Da es in weiter Umgebung um mich herum zu dieser Zeit nirgends eine Möglichkeit gab, das Höhlentauchen seriös zu erlernen, überlegte ich vielleicht ganze zwei Sekunden, dann stand mein Entschluss fest – ab nach Florida. Ich habe diesen Entschluss bis heute noch nie bereut.

Leider ist Hans später bei einem Unfall ertrunken. Ich trauere um einen guten Freund.

Wo zeigt sich die Solokompetenz eines Tauchers mehr als bei stundenlangen Höhlentauchgängen? Viele Tauchstunden weit weg vom Ausgang? Durch meine ständige Wissbegier habe ich im Laufe der Zeit bis 1994 die vielen verschiedenen Ausbildungsstufen zum Course Director der internationalen Tauchverbände PADI und ATEC durchlaufen. Auf meinem Weg dahin und auch danach habe ich sehr viele Taucher aller Stufen ausgebildet: Ersthelfer, Ersthelfer-Instruktoren, Spezialtaucher, Spezialtauchinstruktoren, Solotaucher (Self Rescue Diver), Self Rescue Diver-Instruktoren, Divemaster, Tauchlehrer und Höhlentauchlehrer. Für die Tauchorganisation ATEC habe ich in meiner aktiven Ausbilderzeit auch viele Ausbildungsmanuals und Instructorausbildungsoutlines aller Stufen geschrieben. Des Weiteren war ich als Co-Autor verschiedener Bücher tätig.

Das Ziel meiner Ausbildertätigkeit war immer, am Ende einen selbstständig agierenden, jedes Problem selbst behandelnden und Gefahren wohl abschätzenden Taucher ausgebildet zu haben. Viele absolvierte Höhlentauchgänge in Deutschland, der Schweiz, Frankreich, Italien, Spanien, Florida, Mexiko und auf den Kanaren gehören zu meinem Erfahrungsschatz. Die Fähigkeit, sich auch in ansonsten sehr lebensfeindlicher, sogar teilweise potenziell tödlicher Umgebung zu 100 % ruhig und sicher aufhalten zu können, war permanentes Ziel der ständigen Trainingstauchgänge. Eine Autarkie, die nur durch exzessives Training, perfekte Planung, exzellentes Timing und psychische Stärke erreicht werden kann.

Aus meinen Überlegungen des Solotauchers heraus entwickelte sich auch für das »normale Leben« der Drang, von äußeren Einflüssen weitestgehend unabhängig zu werden, ausgenommen Einflüsse, die der Mensch selbst nicht kontrollieren kann. Vom Grundgedanken her also genau dasselbe wie beim Höhlentauchen: Das Individuum macht sich in einer für ihn ansonsten feindlichen oder potenziell tödlichen Umgebung autark und kann sich bei Bedarf daraus zurückziehen. Diesem Grundgedanken folgend, ergab sich ein jahrelanger Lern- und Verstehensprozess, begleitet vom Aufbau und der Durchführung von Kursen in Krisenmanagement. Hinzu kam die Erkenntnis dass man nicht **jeder** Situation korrekt vorbereitet entgegentreten kann. So kann einer Krise der Stufe 5, also einer globalen und alles verändernden Krise nichts, aber auch gar nichts entgegengesetzt werden. Der Kontrolle einer Krise der Stufe 5 sind wir winzigen Menschen mit unseren einfachen Möglichkeiten nicht gewachsen. Also ging es mir bei meinen Überlegungen und in meinen Kursen darum, so gut wie möglich auf vorhersehbare – oder besser gesagt vorstellbare – Situationen vorbereitet zu sein. Ich bin mir sicher, dass auch einer Krise der Stufe 5 etwas mehr Lebensqualität abgewonnen werden kann, wenn die Krisenvorsorge bis Stufe 4 ausreichend ausgebaut ist. Es muss nicht unbedingt sein, dass der Komet ausgerechnet mir auf den Kopf fällt. Fällt er auf die andere Seite der Erde, so besteht vielleicht noch eine kleine Chance, mein unwürdiges Leben im akzeptablen Rahmen etwas zu verlängern. Ich bin jetzt, im Jahre 2016, im Alter von 63 Jahren nicht bereit, auch nur eines meiner mir noch verbleibenden Jahre einfach so zu verschenken. Zu verschenken, weil ich aus Bequemlichkeit nicht an Vorsorge gedacht habe. Uns Mitteleuropäern geht es gut, wir können uns ein wenig Vorsorge leisten – also tun wir es auch!

Gerade weil es uns gut geht (mit »uns« meine ich »uns alle«), können wir Vorsorge betreiben. Muss jemand um sein tägliches Brot kämpfen, damit er seine Familie ernähren kann, so hat er keine – oder nur wenige – Optionen, um Vorsorge zu betreiben. Solange jemand auf der 1. oder 2. Stufe der Bedürfnispyramide steht, kann er sich kaum um Vorsorge kümmern. Diese Person muss sich in der Regel zuerst einmal weiterentwickeln. Alle vorherigen Versuche sind eher in den Bereich »Spielerei« einzuordnen, wie man an den unzähligen Internetvideos von jungen Menschen über Vorsorge sehr gut erkennen kann. Immer wieder zeigen diese jungen Protagonisten auf dilettantische Weise, wie ein »Fluchtrucksack« – ein BoB oder INCH – richtig zusammengestellt werden soll.

Bedürfnispyramide

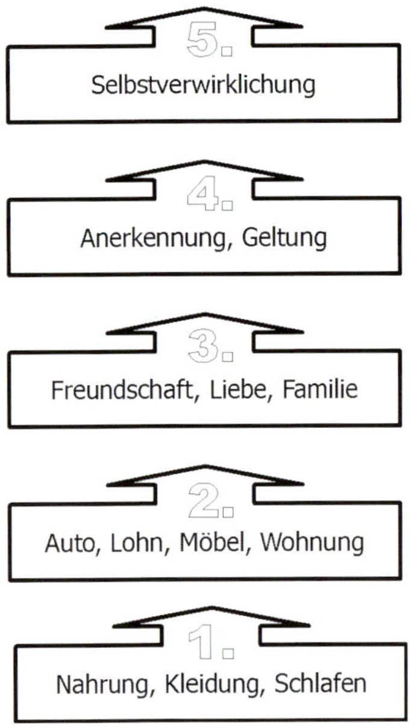

Um Flucht geht es bei der Vorsorge jedoch zuerst einmal gar nicht. Flucht kommt nur im äußersten Fall zum Tragen, wenn überhaupt. Eine Ausnahme gibt es allerdings, nämlich wenn jemand sowieso an einem sozialen Brennpunkt wohnt. In dem Fall lief aber schon vorher vieles falsch. Eine rechtzeitige Verlegung des Wohnortes käme in dem Fall dem Preppergedanken sehr nahe.

Richtig betrachtet, gilt die folgende Vorsorge-Reihenfolge:

1. angepasste Vorsorge zu Hause
2. Verteidigung des Heims
3. Unabhängigkeit von Lebensmittellieferungen
4. Verlassen des Heims, egal aus welchen Gründen.

Auch an dieser Reihenfolge ist ganz klar zu erkennen, dass Flucht zuerst einmal überhaupt nicht zur Debatte steht. Dennoch befassen sich die meisten Prepper-Videos und -Informationen mit Flucht und Überleben in der Wildnis.

In diesem Buch will ich meine Überlegungen zu den einzelnen Stufen der Vorsorge mit dir teilen. Meiner Meinung nach kann man auch im kleinsten Heim gezielt Vorsorge betreiben.

Natürlich ist Vorsorge immer von drei Dingen abhängig:

1. dem Willen dazu
2. den zur Verfügung stehenden Geldmitteln
3. dem zur Verfügung stehenden Lagerplatz.

Bestimme den Rahmen deiner Vorsorge selbst nach deinen Möglichkeiten; ein wenig Vorsorge hilft dir besser über eine Krisenwoche als gar keine Vorsorge. Die ersten Schritte zur Vorsorge sind sehr einfach, günstig und nur wenig zeitaufwändig einzurichten. So fragt man sich, warum das nicht jeder automatisch bei sich zu Hause so macht (siehe auch hierzu den Abschnitt 23.3 »Die Monatstonne«).

Wie einfach ist es, Hab-und-Gut-Päckchen (HUGP), Mini-Medizinbox und Survival-Kit zusammenzustellen und damit schon auf viele Situationen vorbereitet zu sein. Und das geht nun wirklich in jeder noch so kleinen Wohnung. Diese drei Dinge sind so klein, dass sie sogar ständig am Körper getragen werden könnten, ohne großartig aufzufallen. Natürlich nicht in knallengen Jeans und anliegendem Top, aber in einer Tasche oder zumindest im Auto oder zu Hause ständig griffbereit.

Mit einem kleinen Bisschen mehr Aufwand ist recht schnell ein Bereitschaftsgürtel zusammengerichtet, und damit bist du schon aus dem Gröbsten raus. Kannst du auch noch eine Monatstonne (siehe den entsprechenden Abschnitt) zusammenstellen und bereithalten, dann kannst du dich beruhigt zurücklehnen. Deine Vorsorge deckt dann die Bereiche Strom-, Wasser- und/oder Versorgungsausfall bis zu einer Dauer von vier Wochen ab.

Es würde mich sehr freuen, wenn ich dich durch die Lektüre dieses Buches zu dem einen oder anderen Gedanken motivieren kann. Gerne kannst du mir ein entsprechendes Feedback schicken. Dasselbe gilt natürlich, wenn ich deiner Meinung nach in diesem Buch etwas vergessen haben sollte. Ich freue mich, dass du den Sinn der Vorsorge bereits erkannt hast, ansonsten würdest du dieses Buch nicht in deinen Händen halten. Ich wünsche dir viel Spaß bei der Lektüre des Buches und mindestens genau so viel Spaß bei deiner zukünftigen Vorsorge.

Walter Dold
Fragen und Anregungen gerne unter wd@atec.eu

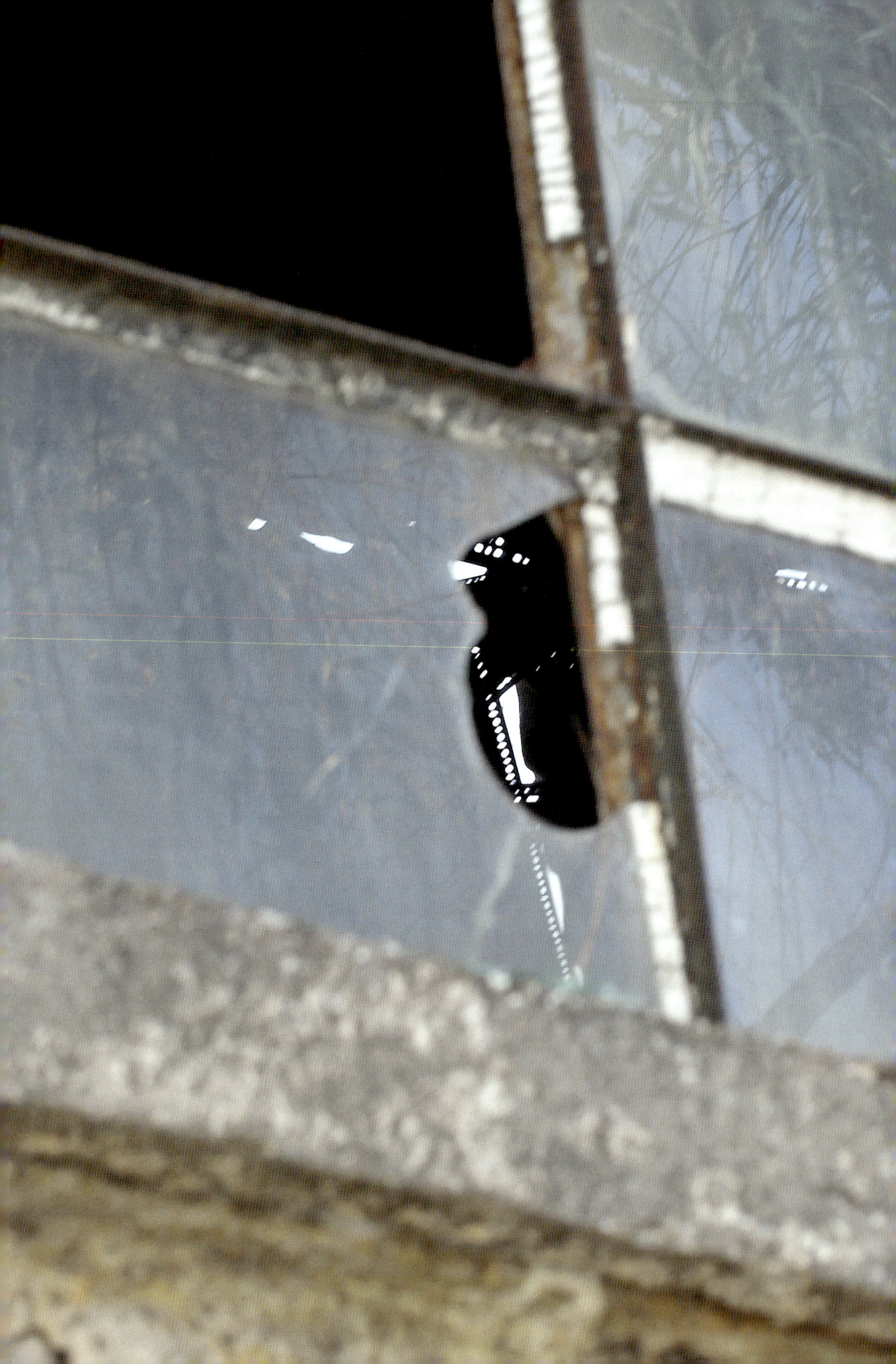

1 DEFINITION PREPPER

Zuerst einmal will ich erklären, was ein Prepper überhaupt ist und woher der Gedanke kommt. Grundsätzlich bedeutet preppen »vorbereitet sein«. Die Bezeichnung kommt aus dem Englischen und ist abgeleitet von »be prepared« (»sei vorbereitet«). Ein Prepper geht in der Regel vom unkontrollierbaren, unerwünschten schlagartigen Wegfall der Komfortzone aus; die Gründe hierfür können unterschiedlicher Art sein. Ein Prepper bezieht oft den erzwungenen zeitweisen Aufenthalt in der freien Natur mit in seine Überlegungen ein. Dabei unterscheiden sich Prepper und Bushcrafter. Während Prepper von einem erzwungenen Aufenthalt ausgehen, suchen Bushcrafter in jeder freien Minute den Aufenthalt in der Natur. Oft sind die Grenzen zwischen Prepper und Bushcrafter aber nicht so eindeutig zu ziehen.

Ein Prepper ist nicht als paranoid zu bezeichnen, nur weil er an den Ausfall von System und Versorgung denkt. Es handelt sich hier um ganz normale Menschen, Frauen wie Männer (und Kinder), welche vorsorglich Material und Lebensmittel für einen hoffentlich nie eintretenden Fall zusammenstellen und jederzeit bereithalten. Mit diesem Material wird in gewissen Zeitabständen trainiert, dieses Material wird turnusgemäß gewartet und inspiziert. Abgelaufene/unbrauchbar gewordene Lebensmittel oder Material werden rechtzeitig ausgetauscht. Preppen findet eigentlich oft unbewusst statt. Jemand, der auf eine öffentliche Toilette geht, um mehr als nur zu pinkeln, wird sich zuerst vergewissern, ob genug Toilettenpapier zur Verfügung steht. Tut er dies nicht und am Ende fehlt es dann tatsächlich an diesem, so kann es sehr ungemütlich in der Hose werden. Auch hier handelt es sich gewissermaßen um Preppen.

Da Prepper und ihre Vorsichtsmaßnahmen von systemvertrauenden und -hörigen Menschen belächelt werden, halten sie ihre Aktionen und Entscheidungen meist eher bedeckt. Dennoch wächst die Gemeinde der Prepper von Jahr zu Jahr.

2 SZENARIO: IST SO ETWAS MÖGLICH?

Stell dir vor, du bewohnst mit deiner Frau und euren beiden zwei und drei Jahre alten Kindern eine Eigentumswohnung in einer deutschen Großstadt. Das Leben ist absolut in Ordnung, dein Einkommen reicht prima aus, deine Frau geht nicht arbeiten. Sie bleibt zu Hause und kümmert sich um Haushalt und Kinder. Dein Familienauto, ein Kombi, steht vor dem Haus auf eurem eigenen Stellplatz. Alles ist in bester Ordnung, und jedes Jahr sind drei Wochen Ferien mit der ganzen Familie drin. Ihr müsst nicht so sehr auf den Cent achten, und jeder Urlaub führt euch an einen anderen interessanten Ort. Du und deine Familie, ihr müsst auf nichts verzichten, und etwas Geld habt ihr auch auf eurem Konto angespart. Die Versorgungslage und die Logistik um euren Wohnort herum sind optimal. Geschäfte, Doktor, Apotheke, Kindergarten, Schule etc. sind alle in schnell erreichbarer Nähe.

Freitagabend geht ihr ganz normal in die Betten, ohne jegliche Zukunftsängste, läuft ja alles prima. In den frühen Morgenstunden bemerkst du ein leichtes Frösteln, obwohl deine Decke bisher immer genug gewärmt hat. Ein Blick auf deinen elektrischen Wecker zeigt dir ... gar nichts. Das Display ist leer. Von der Tageshelligkeit her müsste der Wecker eigentlich schon längst sein Wecksignal gegeben haben, aber er steht traurig und stromlos auf deinem Nachttisch. Da es Wochenende ist, spielt der Weckerstreik keine große Rolle, du musst nicht zur Arbeit. Dir wird unter der Decke langsam immer kälter, deine Frau kuschelt sich an dich, weil ihr auch kalt wird. Du siehst nach der Heizung, die Einstellung des Thermostats steht wie immer auf 21 °C, aber der Heizkörper ist kalt. Nun kontrollierst du die anderen Räume: überall dieselbe Situation. Alle Räume sind kalt, inklusive der Kinderzimmer. Ok, vielleicht ist die Heizung im Keller ausgefallen. Also zuerst einmal ins Badezimmer, Morgenhygiene absolvieren. Unter der Dusche dann der Schreck, eiskaltes Wasser aus dem Duschkopf. Der Dreh am Warmwasserhahn bringt keinerlei Erfolg. Eiskaltes Wasser und eiskaltes Badezimmer, keine gute Kombination. Deine Körperwäsche fällt entsprechend rudimentär aus. Selbst dein elektrischer Rasierapparat funktioniert nicht mehr. Nach der Katzenwäsche versuchst du, per Telefon die Hausverwaltung zu erreichen, um zu klären, was mit der Heizung los ist, doch niemand ist erreichbar. Deine Familie meutert. Nicht nur, dass die Morgenhygiene mit kaltem Wasser auf wenig Gegenliebe gestoßen ist, obendrein gibt es weder warmen Kakao für die Kleinen noch warmen Kaffee für deine Frau und dich. Das Frühstück wird kalt eingenommen; ist halt eine Ausnahme.

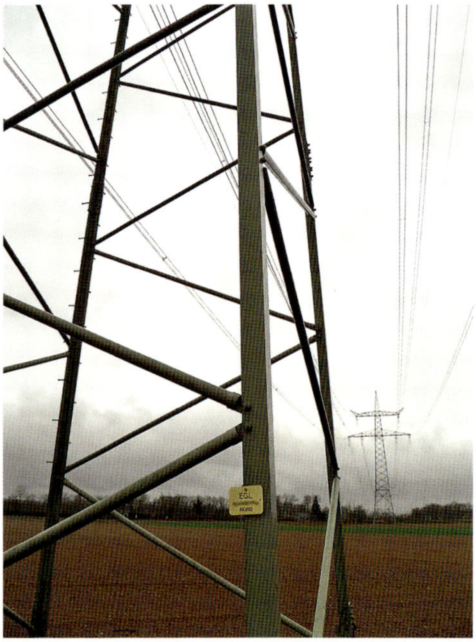

Noch nicht einmal der Fernseher oder das Radio funktionieren. Die Kontrolle der Sicherungen bringt nichts Neues. Alle Sicherungen sind drin, an diesen kann es also nicht liegen. Nun klopfst du bei deinen Nachbarn, um bei ihnen vielleicht zu erfahren, was los ist. Auch deine Nachbarn sind in der gleichen oder ähnlichen Situation wie du und deine Familie – kein Strom, keine Heizung. Eine gemeinsame Kontrolle des Heizungskellers bringt keine Verbesserung. Ohne Strom arbeitet die Heizung nicht.

Wenn schon zu Hause alles kalt ist, dann gehst du wenigstens mit deiner Familie zum Discounter, um die Wochenendeinkäufe zu erledigen. Im Auto schaltest du die Heizung auf volle Leistung. Das tut den durchgefrorenen Händen und Füßen richtig gut. Nach kurzer Zeit schon schlafen die beiden Kinder auf dem Rücksitz infolge der wohligen Wärme ein. Am Discounter angekommen, seht ihr große Menschentrauben, die sich vor den Eingängen gebildet haben. Die Türen sind verschlossen, im Geschäft sind die Lichter aus. Durch den Stromausfall sind alle Kühltruhen ohne Funktion, die Neonlampen funktionieren ohne Strom nicht. Die Kassensysteme funktionieren ebensowenig wie Warenbänder, Getränkeautomaten und elektrische Türen. Viele der Mitarbeiter sind aufgrund des Stromausfalls erst gar nicht zur Arbeit erschienen. Aus diesen Gründen hat der Marktleiter entschieden, die Pforten geschlossen zu halten. Unangenehm für euch, das Wochenende ist lang und im Kühlschrank ist nicht mehr viel Essbares. Also auf zum nächsten Discounter. Da zeigt sich jedoch dasselbe Bild, Laden geschlossen. Jetzt fährst du noch schnell an der Tankstelle vorbei, da die Tankuhr schon untere Reserve anzeigt. Kann ja nicht schaden, den Tank vollzumachen bei dieser Sachlage. An der Tankstelle angekommen, bietet sich ein trauriges Bild. Ohne Strom funktioniert keine Zapfsäule. Der Tankwart kann also keinen Sprit verkaufen. Erst auf der Rückfahrt nach Hause fällt dir auf, dass alle Ampeln ausgefallen sind. Auch sie funktionieren ohne Strom nicht. Vor dir hat sich ein Stau gebildet. Aufgrund der Ampelausfälle gab es an der Kreuzung vor dir einen Unfall mit sechs beteiligten

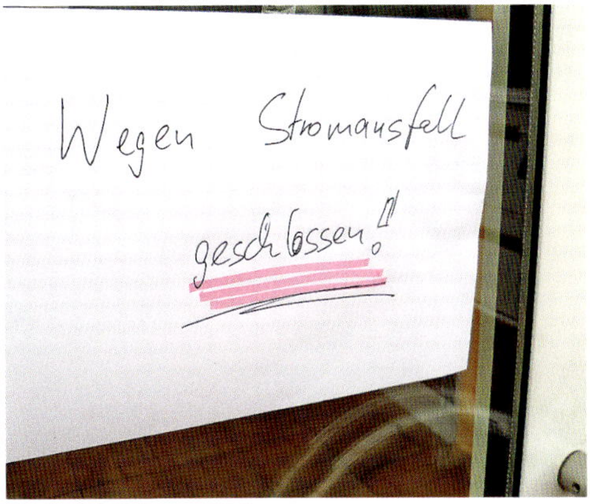

Fahrzeugen. Der Verkehr in alle Richtungen ist zum Erliegen gekommen. Auch an ein Umkehren ist nicht zu denken, hinter dir steht die ganze Einbahnstraße voller Fahrzeuge. Ausharren ist angesagt, ausharren, bis Polizei und Krankenwagen ihre Arbeit getan haben. Gut, dass noch etwas Sprit im Tank ist. So muss die Familie wenigstens nicht frieren. Auch nach längerer Wartezeit kommt weder Polizei noch Krankenwagen. Polizei und Rettungskräfte sind an anderen Stellen gebunden. Überall in der Stadt gibt es Notfälle und Plünderungen.

Langsam löst sich die Autokarawane hinter dir auf und du kannst bis zur nächsten Kreuzung zurücksetzen. Den restlichen Weg nach Hause fährst du sehr vorsichtig, damit du nicht auch einen Unfall baust. Der restliche Sprit im Tank reicht gerade noch bis nach Hause. Zuhause angekommen, ist es Zeit fürs Mittagessen. Leider funktioniert der Herd nicht, er läuft nur mit Strom. Die Laune der Familie sinkt auf Tiefstniveau. Also alles an Lebensmitteln zusammensuchen, was noch da ist. Eine Dose Ravioli und ein Päckchen Reiswaffeln, so sah das Mittagessen noch nie aus. In der Wohnung ist es »saukalt«, kein Wunder, wenn draußen schon eine Temperatur von –12 °C herrscht. Die Familie sucht alle erreichbaren Decken und rottet sich im Wohnzimmer zusammen. Weder Fernseher, noch Radio, noch Internet, noch Handy funktionieren. Was ist der Grund für den Stromausfall? Wann kommt der Strom endlich wieder? Es ist Samstagabend, also niemand erreichbar. Familienspiele würden über die

Zeit hinweghelfen, leider sind keine vorhanden. Bisher war der Fernseher immer Ablenkung genug gewesen. Nun kommt sich die Familie mit Gesprächen und der Beschäftigung mit den Kleinen näher, als sie sich die letzten zwei Jahre jemals war. Ein kalter Tag geht zu Ende, die letzten Nahrungsmittel werden für ein karges Abendmahl zusammengepanscht, ab sofort wird's eng mit der Ernährung. Aber bestimmt ist am nächsten Tag der Strom wieder da. Was sonst?

Die Kinder kommen diese Nacht mit ins Ehebett. Alle zusammengesuchten Decken werden zum Schutz vor der immer stärker durchdringenden Kälte mit ins Bett genommen. Am nächsten Morgen nichts Neues: kein Licht, keine Heizung, kein Strom. Die Kinder quengeln, die Frau ist sauer. Ein Versuch, jemanden per Telefon zu erreichen, scheitert. Die Telefonleitungen sind tot. Das Handynetz ist immer noch überlastet. Du gehst aus dem Haus, um für Frühstück zu sorgen. Die Straßen sind wie leergefegt. Deine Nachbarn überlassen dir nach vielem Bitten ein paar Dinge. Einige Scheiben Knäckebrot und ein halbes Glas Marmelade, mehr kannst du nicht bekommen. Damit kannst du zumindest dem größten Hunger deiner Familie begegnen; für dich bleibt allerdings nichts übrig, du musst hungrig bleiben. Unten auf der Straße gibt es Lärm. Du siehst aus dem Fenster: Zwei deiner Nachbarn streiten sich, es entwickelt sich eine Schlägerei. Du bist machtlos, die Polizei anzurufen geht nicht, das Telefon ist tot. Du gehst nicht dazwischen, um nicht selbst ins Kreuzfeuer zu gelangen. Du schließt das Fenster und widmest dich wieder den Problemen in der Familie. Fürs Mittagessen ist nichts Essbares mehr da. Du weißt, dass deine Familie unbedingt etwas zu essen braucht, und gehst, alle Vorsicht vergessend, auf die Straße. Deine Suche ist erfolglos und frustrierend.

Am späten Nachmittag kommst du an einem kleinen geschlossenen Krämerladen vorbei. Die Gegend ist menschenleer, und Wohnungen gibt's auch nicht in der Umgebung. In deiner Not suchst du einen Zugang in das Geschäft. Ein kleines einscheibenverglastes Fenster auf der Rückseite führt dich in Versuchung. Du schlägst es mit einem in der Nähe liegenden Stein ein und öffnest es. Beim Öffnen verletzt du dich an den noch im Rahmen steckenden restlichen Glassplittern tief an deinem rechten Unterarm. Schnell läuft das Blut, und viel davon. Du drückst mit der linken Hand auf die Wunde, um das Blut etwas zurückzuhalten. Nun steigst du durch das kleine Fenster umständlich in einen dunklen Nebenraum. Die Idee ist, schnell nach Lebensmitteln zu suchen, bevor jemand etwas bemerkt.

Als sich deine Augen etwas an die Dunkelheit gewöhnt haben, siehst du in dem Nebenraum einen Verbandkasten. Du nimmst ihn von der Wand und öffnest ihn. Du nimmst dir eine der darin enthaltenen Binden, um damit deine Wunde zu verbinden. Schnell ist die Binde um den Unterarm gewickelt und das Problem mit dem Blutverlust damit fürs Erste gelöst. Du gehst in den Verkaufsraum. Hastig packst du einige Dosen und Obst ein, so du es in deine Taschen hineinbekommst. Als du schon bereit bist zu gehen, hörst du, wie ein Schlüssel an der vorderen Eingangstüre ins Schloss gesteckt und umgedreht wird. Um nicht entdeckt zu werden, verlässt du schnell das Geschäft auf demselben Weg, auf dem du hineingekommen bist. Einen Teil deiner Beute verlierst du beim Passieren des kleinen Fensters, durch das du eingebrochen bist. Zu Hause angekommen, wartet schon deine hungrige Familie.

Du kannst die Nörgelei wegen der kalten Mahlzeit nicht mehr hören und gehst aus dem Haus, dir die Beine vertreten. Du willst im Kopf etwas klarer werden. Es kann doch nicht mehr lange dauern, bis wieder alles normal ist. Während du so deinen Gedanken nachhängst, bemerkst du mit einem Mal einige Jungs um dich herum. Sie verlangen, dass du deine Taschen leerst. Du weißt, dass du so gut wie nichts in den Taschen hast, und sagst ihnen dies. Einer der Übeltäter ist durch deine Worte so gestresst, dass er mit seinem Schlagstock auf dich einschlägt. Du gehst vor Schmerzen auf die Knie. Deine Taschen werden total geleert, anschließend flüchten die Täter. Dein Wimmern hilft dir nicht weiter. Schmerzdurchströmt richtest du dich auf und versuchst, andere Personen auf dich aufmerksam zu machen. Keine Chance, jeder kümmert sich um sich selbst. Trotzdem schaffst du es nach Hause. Deine Frau reagiert geschockt, versucht gleich, deine Wunden zu versorgen. Mehr als Handtücher und Wasser stehen ihr aber nicht zur Verfügung. Von den vorher gestohlenen Lebensmitteln gibt sie dir einige Löffel halbfertige Bohnen. Schmeckt nicht, aber du brauchst etwas im Magen. Die Wunde an deinem Arm schmerzt, sie hat sich entzündet. Kurz darauf übergibst du dich, die Bohnen werden von deinem Körper abgelehnt.

Die Wohnung ist immer noch saukalt, die Kinder frieren und kauern sich im Wohnzimmer zusammen. Die ganze Familie geht wieder geschlossen ins Ehebett, um beim Schlafen den hungrigen Magen zu vergessen. Wann hört dieses Elend endlich auf? Wann kommt der Strom wieder?

Nachts wirst du von einem fürchterlich pochenden Schmerz geweckt; deine Wunde am Arm ist dick geschwollen. Zu allem Übel hast du auch noch Fieber bekommen, als es stärker wird, fängst du an zu fantasieren. Du solltest dringend zu einem Arzt oder ins Krankenhaus. Aber es gibt kein funktionierendes Telefon und der Tank deines Autos ist obendrein leer. Du und deine Familie sind verloren.

Dies ist ein Ablauf von nur zwei Tagen ohne Strom. Wie einfach und leicht wäre das Leben gewesen, hättest du nur die geringste Stufe der Vorbereitung erfüllt? **Das Leben kann so einfach sein ...**

2.1 Warum Notfallversorgung?

Notfallversorgung ist kein Wort der Moderne. Eine Vollversorgungszeit (V-V-Z) wie heutzutage hatte die Menschheit noch nie. Unsere Vorfahren mussten sich ständig und permanent auf »Notfälle« vorbereiten. Da wurden Nahrungsmittelvorräte für die kalte Jahreszeit angelegt. Die Haltbarmachung von Nahrung diente der Notfallversorgung, für Zeiten, in denen die Nahrung knapp war/wurde. Unsere Mütter und Omas haben Lebensmittel eingemacht, Marmeladen gekocht, sauer eingelegt (Kraut, Gurken, Gemüse), milchsauer behandelt, Früchte gedörrt und Fleisch geräuchert. Sie haben Erdkeller und Beetmieten angelegt. All diese Maßnahmen dienten und dienen der Haltbarmachung von Lebensmitteln für Zeiten, in denen diese nicht so einfach zu haben sind.

Hinzu kommt, dass wir in der Geschichte Europas alle 40 bis 50 Jahre einen schweren Krieg mit Millionen von Opfern zu bewältigen hatten. Unsere Großmütter haben in ihrer Lebensspanne sogar zwei Weltkriege miterlebt. Der Zusammenschluss der Länder und die Einheitswährung Euro haben dafür gesorgt, dass ein erneuter Kriegsgedanke erst gar nicht aufkam. Neue Ziele, neue Perspektiven, und schon ist der Mensch abgelenkt. Der Zusammenschluss der Länder ist ein zerbrechliches Konstrukt, der Euro ist noch viel zerbrechlicher. Wo stehen wir, wenn diese beiden Hauptpunkte nicht mehr funktionieren? Ist dann eine Kriegssituation denkbar? Der letzte Krieg ist 80 Jahre her, ein neuer also eigentlich weit überfällig!

Heutzutage können wir fast rund um die Uhr in ein Geschäft gehen und uns mit allen erdenklichen Waren versorgen. Eine zeitnahe Beschaffung von Lebensmitteln und Gütern ist problemlos möglich, sofern wir das erforderliche Tauschmittel (Geld) anbieten können; wir sind in einer ganz klaren Vollversorgungssituation. (Hier wäre auf das Thema »Tauschring« näher einzugehen. In einem Tauschring wird nicht mit Geld bezahlt, sondern mit Tauschartikeln in Form von Waren, Lebensmitteln, Dienstleistungen. In einem Tauschring machen sich die Mitglieder von Geld als Lebensgrundlage und Maß des Wohlstands unabhängig. Wer den Zugang zu physischen Werten/Dingen ermöglicht, ist hier wichtiger als Geld, welches schnell seinen Wert verlieren kann. Aber eine ausführliche Behandlung dieses Themas würde den Rahmen des Buches sprengen.) Unsere momentane Versorgungssicherheit täuscht dir eine hohe, immer bleibende Bequemlichkeit vor. Nach dem Motto »Ich kann jederzeit mein Brot kaufen, wenn ich welches brauche, Wasser kommt auch immer aus dem Hahn, und die Elektrizitätswerke wollen schließlich ihren Strom teuer an mich verkaufen« brau-

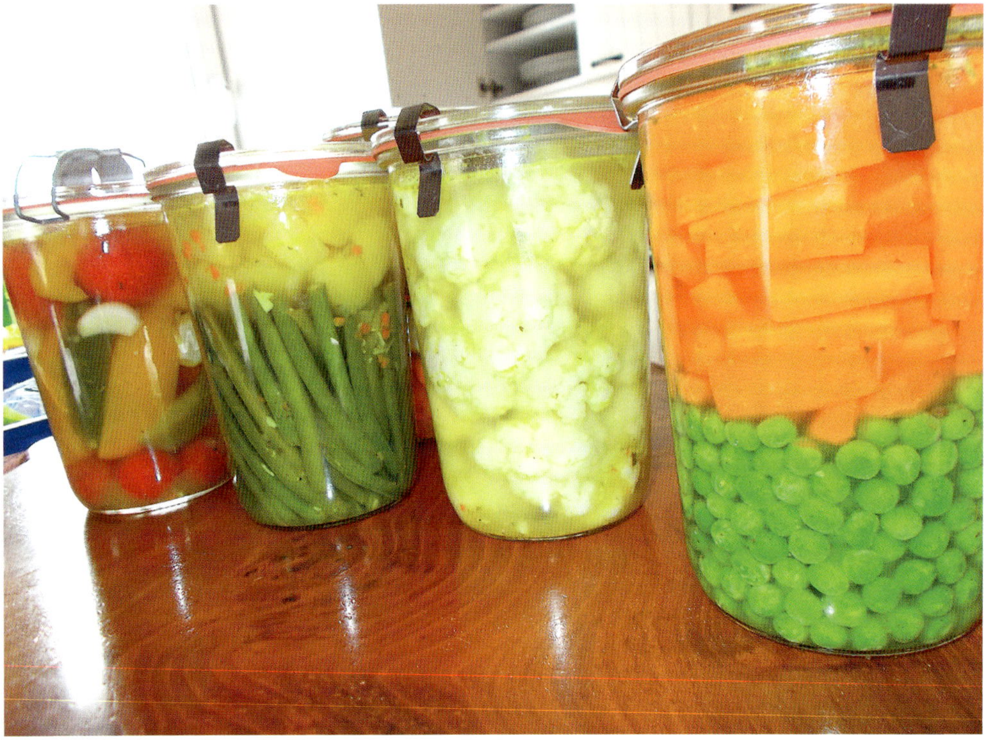

che ich nur noch dafür zu sorgen, dass immer genug Tauschmittel (Geld) vorhanden ist, und die Welt ist in Ordnung.

Ein Irrglaube, der sich recht rasch rächen kann, wie das Eingangsbeispiel sehr gut zeigt, denn diese »Versorgungssicherheit« ist sehr zerbrechlich. Viele, viele Faktoren sind erforderlich, damit unsere Wirtschafts- und Versorgungssysteme reibungslos funktionieren. Schauen wir einmal über den großen Teich: Schwere Umweltkatastrophen sind an der Tagesordnung, einen Unterbruch der Versorgung hinter sich herziehend. Tornados und Hurricanes in Amerika, Großbrände in Australien, Tsunamis in Asien. Erdrutsche und Überschwemmungen in Deutschland, der Schweiz, Tschechien, Österreich und Italien, teilweise mit Unterbruch von Strom- und Wasserversorgung. Die Wetterphänomene, aus Übersee kommend, wandern vermehrt nach Europa und nehmen an Intensität zu. Wir haben heutzutage bereits Tornados in vielen Bereichen Deutschlands. Es kann jederzeit durch Feuer oder Erdbeben zu Verlust von »Haus und Hof« kommen. Wir müssen also nicht nur ausgerichtet sein auf:

- Versagen der politischen Systeme
- Kometenabsturz
- Unruhen
- Krieg.

3 NOTFALLPLAN: EINER FÜR ALLES

Notfallplan – Beispiel

1. Türen und Fenster verriegeln.
2. Türen und Fenster lichtdicht machen.
3. Gaskocher im Wohnzimmer aufstellen.
4. Gasheizung im Wohnzimmer aufstellen.
5. Alle Feuerzeuge zusammensuchen.
6. Alle Lampen ins Wohnzimmer.
7. Alle Batterien zusammensuchen.
8. Alle Kerzen ins Wohnzimmer.
9. Erste-Hilfe-Box ins Wohnzimmer.
10. Alle Lebensmittel aus dem Keller holen.
11. Badewanne voll Wasser laufen lassen.
12. Am Bankomat alles Geld abheben.
13. Alle Betten ins Wohnzimmer.
14. Armbrust und genug Pfeile bereitlegen.
15. Jeder trägt immer den Bereitschaftsgürtel.
16. Niemand geht alleine raus.
17. Mit keinem sprechen.
18. Essbares draußen suchen.

Bei genauerer Überlegung ist es nicht einfach, schnell mal einen Notfallplan für alles und jeden zu schreiben. Notfallszenarien gibt es mehr, als man sich vorstellen kann.

Deswegen gelten zuerst einmal die Überlegungen

1. **Wie** sind meine Gegebenheiten vor Ort?
2. **Welche** Personen muss ich mit einbeziehen?
3. **Was** kann mich am wahrscheinlichsten treffen?
4. **Wie** kann ich mich bestmöglich darauf vorbereiten?
5. **Wie weit** möchte ich eine Notfallversorgung aufbauen?
6. **Welche** Dinge habe ich hier immer ausreichend auf Vorrat?
7. **Kommt** für mich letztendlich auch ein Verlassen meines Heims **infrage**?

Relativ normale, aber gut vorstellbare Szenarien wären da:

1. Stromausfall
2. Wasserausfall
3. Wasserschaden
4. Brand
5. Feinstaubbelastung zu hoch
6. Chemieunfall, Rauchwolke
7. Reaktorkernschmelze (siehe Tschernobyl, Fukushima oder andere hier im Buch aufgelistete).

4 MÖGLICHE NOTFÄLLE

Es müssen nicht immer Krieg oder terroristische Anschläge für ein Notfallszenario hergenommen werden. Schon ganz normale Situationen, wie sie uns heutzutage jederzeit treffen können, können zu ungeahnten Engpässen führen.

4.1 Stromausfall

Die Netzbetreiber müssen dem ständig steigenden Strombedarf hinterherkommen. Aus diesem Grund benötigen sie aus dem Steuersäckel immer neue Subventionen, um ihre Leistungsfähigkeit zu behalten. Sollte dies infrage gestellt sein, so wird zuerst die Strommenge für die gemeine Bevölkerung rationiert, damit die Wirtschaft weiterhin ihren Bedarf decken kann, Betriebe produzieren können. Zu Hause allerdings wird der Strom knapp, steht evtl. nur noch täglich für kurze Zeit zur Verfügung. Erst vor ein paar Tagen hatten wir hier bei uns einen zweitägigen totalen Stromausfall. Die emsig arbeitenden Mitarbeiter des Stromversorgers beteuerten mir auf Nachfrage, dass dies wohl ein ganz normaler Fall sei und absolut in den Toleranzen bliebe. Die Arbeiter rieten mir, eine Ausfalllösung für mindestens ein oder besser zwei Wochen zu organisieren. Es könne, so deren Aussage, durchaus sein, dass der Strom einmal für eine Woche oder länger ausfällt, und niemand könne dann etwas dagegen tun.

Bedeutende Stromausfälle waren beispielsweise (Quelle: Wikipedia, Liste historischer Stromausfälle):

1. 14.08.2003: Nordosten der USA und Teile Kanadas. Am 14. August 2003 kam es zu einem großflächigen Stromausfall im Nordosten der USA sowie in Teilen Kanadas. Der Ausfall war die Folge einer Marktaufsplittung und mangelnder Investitionen nach der Deregulierung des Strommarktes. Jahrzehntealte Netze mit schlechter Wartung konnten die ständig steigende Last nicht mehr verkraften. Der Zusammenbruch war bemerkenswerterweise schon seit Jahren vorausgesagt worden. Dennoch hatte sich niemand um die Sorgen und Nöte der Stromkunden gekümmert.
2. 25.11.2005: Münsterländer Schneechaos. der Stromausfall betraf über 250.000 Personen und dies über drei Tage. Drei Tage ohne Strom und dies mitten im Winter – danke!
3. 4.11.2006: Hier kam es zu einem größeren Stromausfall in Europa. Teile von Deutschland, Frankreich, Belgien, Italien, Österreich, Spanien waren längere Zeit ohne Strom, und sogar in Marokko waren die Auswirkungen spürbar.
4. 26.0.2008: Florida. Durch einen Störfall in einem Umspannwerk des US-Energieversorgers Florida Power & Light im US-Bundesstaat Florida brach die Energieversorgung im Großraum Miami zusammen. Über das betroffene Umspannwerk sind drei der Blöcke der Kraftwerkanlage Turkey Point angeschlossen. Die beiden Kernreaktoren wurden aufgrund des Spannungsverlusts wie vorgesehen automatisch und sicher heruntergefahren. Infolge des Zwischenfalls fielen acht weitere Kraftwerke in Florida aus (3400 MW) und über 3 Millionen Menschen waren ohne Strom.
5. 05.04.2008: Stockholm. Viele Stunden totaler Stromausfall. Weder Züge, noch Schranken, noch Ampelsysteme noch Aufzüge etc., nichts funktionierte mehr. Kein Kühlschrank, kein Sprit, kein Radio, kein Fernseher, keine Heizung, kein Elektroherd. Zum Glück war der Strom bis abends wieder da. Grund: Die Mitarbeiter eines Stromlieferanten hatten in einem der Umspannwerke einen Fehler gemacht. Kleiner Fehler – großes Übel.

6. 31.07.2012: Indien. Wikipedia: »Der bisher größte Stromausfall in der Geschichte der Menschheit betraf über 600 Millionen Menschen in Nord- und Ostindien. Dieser ereignete sich aufgrund einer Überlastung des Stromnetzes in 20 von 28 Bundesstaaten Indiens. Bereits am Tag zuvor brach in diesen Regionen für mehrere Stunden das Stromnetz großflächig zusammen, wovon etwa 300 Millionen Menschen betroffen waren.«

An diesen wenigen Beispielen ist klar zu erkennen, dass wir selbst etwas für unseren Komfort und unsere Sicherheit tun müssen, die Konzerne sind sich selbst – und nur sich selbst – am wichtigsten.

Wie würde sich ein Stromausfall auswirken?

- **Beleuchtung:** Elektrisches Licht, Ampeln, Signale, elektrische Rollladenantriebe fallen aus.
- **Mobilität:** Aufzüge, Skilifte, Seilbahnen, Parkhausschranken, Abfahrtsanzeigen des öffentlichen Verkehrs fallen aus. Eisenbahnen haben zum Teil eigene Stromversorgungsnetze. Akkus für Radbeleuchtung oder Taschenlampen können ebensowenig aufgeladen werden wie Elektroautos.
- **Wärme:** Heizung, Lüftung, Klimaanlage, Elektroheizungen fallen aus; Öl-, Gas-, Holzvergaser- und Pellets-Zentralheizungen haben ohne elektrischen Strom keine Steuerung, keinen Zündfunken und keine Umwälzpumpe. Wäsche kann nur noch an der Luft trocknen.
- **Hygiene:** Wasserpumpen fallen aus in höheren Gebäuden. Ohne Wasser kein Waschen oder Wäschewaschen. Wäsche kann nur noch an der Luft trocknen. Kein Haarfön, kein Rasierapparat.
- **Lebensmittel:** Kühl- sowie Gefrierschrank fallen aus. Lebensmittel können bei einem längeren Stromausfall auftauen bzw. verderben.
- **Kochen:** Elektroherd, Dunstabzugshaube, Mikrowelle, Kaffeeautomat, Wasserkocher usw. funktionieren nicht.
- **Nachrichten:** Rundfunk und Fernsehen mit Netzspannung funktionieren nicht. Radiogeräte mit Akkus oder Batterien funktionieren unter Umständen, sofern die Sendeanlagen nicht vom Stromausfall betroffen sind.
- **Kommunikation:** Mobiltelefonie, Festnetz sowie Computer und Internet stehen bei längeren Stromausfällen nur eingeschränkt oder gar nicht zur Verfügung. Mobilfunknetze sind für noch maximal einen Tag nach Stromausfall verfügbar, Festnetz für 12 Stunden. Der Rundfunkbetrieb ist auf maximal drei Tage Stromausfall konzipiert. Nach dieser Zeit gibt es auch kein Radio mehr.
- **Geld:** Geldautomaten von Banken sind meistens nicht funktionsfähig.
- **Einkaufen:** In Supermärkten gibt es meist Einschränkungen, da weder Kassen, noch die Kühlung der Lebensmittel funktionieren, wenn kein Notstromaggregat vorhanden ist. Getränkebonier- und -zapfsysteme in der Gastronomie fallen aus. Elektrische Schiebe- und Drehtüren sowie Warenbänder sind funktionsunfähig.
- **Treibstoff:** Die meisten Tankstellen haben weder einen eigenen Stromerzeuger noch eine Einspeisevorrichtung für einen Stromerzeuger. Ohne Strom funktionieren die Pumpen nicht, die die Zapfsäulen und Zapfhähne mit dem Treibstoff aus den unterirdischen Tanks speisen. Es gibt also keinen Sprit mehr.
- **Wasser:** Bei längerem Stromausfall fallen Trinkwasseraufbereitung und Abwasserentsorgung per Pumpe aus. Bei Wasserversorgungsnetzen, welche durch das natürliche Gefälle und ohne Pumpen betrieben werden, hat ein Stromausfall auf die Versorgung nur geringe Auswirkung.
- **Sicherheit:** Türsprechanlagen und Türöffner, Zutritts-Sicherungssysteme, Alarmanlagen, Feuermelder und Warnlichter für Flugverkehr auf hohen Bauwerken funktionieren nur, falls und solange Akkus oder Notstromsysteme ersatzweise Strom liefern. Krankenhäuser haben hierzulande Notstromaggregate, und besonders kritische Bereiche wie Operationssaal und Intensivmedizin haben eine unterbrechungsfreie Stromversorgung. Fluchtwegmarkierungsleuchten in größeren (auch: Wohn-)

Gebäuden sind meist einzeln akkugestützt und leuchten noch eine Zeit lang. Lange Flure ohne Fenster oder andere Lichtzuführung sind innerhalb von Gebäuden absolut dunkel und dadurch gefährliche Orte.

WARNUNG

Eine Studie des Büros für Technikfolgen-Abschätzung beim Deutschen Bundestag (TAB) kommt zu dem Ergebnis, dass durch einen langandauernden und großflächigen Stromausfall alle kritischen Infrastrukturen betroffen und ein Kollaps der gesamten Gesellschaft kaum zu verhindern wäre. Trotz dieses Gefahren- und Katastrophenpotenzials sei ein diesbezügliches gesellschaftliches Risikobewusstsein nur in Ansätzen vorhanden.

Lies diese Zeilen bitte ganz genau: Da steht, dass ein Kollaps der gesamten Gesellschaft kaum zu verhindern ist. Jetzt müsste dir bewusst sein, was ein Stromausfall im schlimmsten Fall zu bedeuten hat. So kann ein wenig dramatisch klingender »Stromausfall« zum Startsignal für den Zusammenbruch unserer gesamten Gesellschaft werden. 2013 kam es laut Wikipedia zu 151.400 Stromausfällen in deutschen Netzen. Die Netze werden immer labiler, sind den Anforderungen nicht mehr gewachsen und können evtl. ihren Aufgaben nicht mehr nachkommen.

Unter Berücksichtigung der Untersuchungsergebnisse des Deutschen Bundestags macht es sehr viel Sinn, sich auf die schlimmstmögliche Situation vorzubereiten. In den Abschnitten 9 »Notfallversorgung«, 8.8 »Verteidigung« und 17 »Sicherheitsrucksack« wird genauer auf die Lösung solcher Probleme eingegangen.

Ein Bericht könnte beispielsweise lauten: »Es hätte nicht schlimmer kommen können: Mitten im Winter bricht die Stromversorgung in ... zusammen. Mehr als drei Millionen Menschen sitzen buchstäblich im Dunkeln. Raub, Plünderungen und Gewaltverbrechen nehmen überhand. Die Polizei ist maßlos überfordert. Der Katastrophenzustand wird ausgerufen.«

Wenn du wissen möchtest, wie genau sich ein Stromausfall auf deine Situation auswirkt, dann schraube einfach für drei Tage alle deine Sicherungen heraus, am besten mitten im Winter. Sei konsequent und halte dich penibel an die oben genannte Ausfallliste. So wird jedem klar, wie wichtig eine gute und saubere Vorbereitung ist.

WICHTIG

Im Fall eines Stromausfalls deaktivierst du am Besten alle Sicherungen. So kann nichts passieren, wenn der Strom mit einem Mal wieder eingeschaltet wird und du gerade nicht da bist. So kann z. B. auf dem Herd nichts verbrennen oder der laufende Fön einen Zimmerbrand auslösen.

Alle Personen müssen bei längerem Stromausfall in einem abgeschlossenen Raum zusammenkommen (auch zum Schlafen), damit die Körperabwärme genutzt werden kann. Kerzen helfen, einen Raum nicht zu sehr auskühlen zu lassen.

Konkret könnte sich ein Stromausfall so auf dein Leben auswirken:

Im häuslichen Umfeld

1. Kein Licht.
2. Kein Radio.
3. Kein Fernseher.
4. Keine Kaffeemaschine.
5. Keine Waschmaschine.
6. Kein Trockner.
7. Kein Elektroherd.
8. Kein Heizlüfter.
9. Keine Klimaanlage.
10. Kein Lüftungssystem.
11. Kein Mixer.
12. Kein Staubsauger.
13. Kein Computer.
14. Kein Monitor.
15. Kein Drucker.
16. Kein Telefon.
17. Kein Rasierer.

18. Kein Fön.
19. Kein Aufzug.
20. Keine elektrische Zahnbürste.
21. Keine Haustürklingel.
22. Das Licht im Kühlschrank fällt aus, noch hält er ein wenig die Kälte.
23. Die Kühltruhe bleibt geschlossen, die Kälte muss drinnen bleiben.
24. Die Heizung wird kalt, Magnetventile und Pumpen arbeiten nicht mehr.

Bist du von medizinischen Geräten zu Hause abhängig, dann zusätzlich

25. Keine Diagnosegeräte.
26. Keine therapeutischen Geräte.
27. Keine medizinischen Apparate wie Sauerstoffgerät etc.

Außerhalb deines Heims

28. Keine Elektrobusse fahren.
29. Keine Bahn fährt.
30. Keine Flugzeuge heben ab oder landen (außer Militärverkehr).
31. Kein Sprit an den Tankstellen (Spritpumpe funktioniert nicht).
32. Keine Ampelsteuerung (hohe Unfallgefahr).
33. Keine Verkehrskontrollsysteme.
34. Keine Kameras funktionieren (Kriminalität).
35. Keine Bankomaten.
36. Keine Aufzüge.

Willst du in einem Geschäft einkaufen (sofern es überhaupt öffnet)

37. Keine Türöffner in Geschäften.
38. Keine Registrierkassen.
39. Keine Rolltreppen.
40. Keine Kameraüberwachung (Kriminalität).
41. Keine Aufzüge.
42. Keine Kühlung (Kühlkette unterbrochen = kein Verkauf).
43. Kein Licht im Geschäft.
44. Keine funktionierenden Warenbänder an der Kasse.

Der Geschäftsführer wird wohl eher geschlossen lassen, bevor er sich, sein Personal und sein Geschäft solchen Risiken aussetzt.

Alle Lebensbereiche funktionieren nur, weil Strom immer da ist und reichlich fließt. Egal ob Politik und Verwaltung, Versorgung, Geschäftsprozesse, Wärme, Licht, Agrarwirtschaft, Medizin, Entsorgung, Medien, Kommunikation und ... und ... und. Wie man an diesen Beispielen sehr schön sehen kann, ist Strom das Medium, welches unsere Wirtschaft am Laufen hält. Doch mit dieser Achillessehne steht oder fällt die Wirtschaft. Ohne Strom liegt sie brach, kann sich nicht bewegen und schon gar nicht mit Notfallplänen aufwarten. Ohne Strom ist unsere Gesellschaft nicht überlebensfähig.

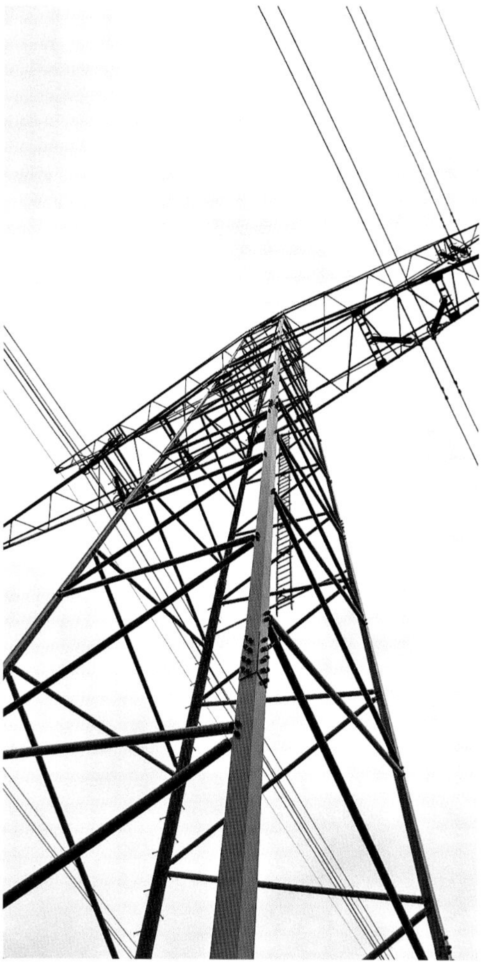

Untersuchungsergebnis des TAB (Büro für Technikfolgen-Abschätzung beim Deutschen Bundestag): »Aufgrund der nahezu vollständigen Durchdringung der Lebens- und Arbeitswelt mit elektrisch betriebenen Geräten würden sich die Folgen eines langandauernden *und großflächigen Stromausfalls* zu einer Schadenslage von besonderer Qualität summieren. Betroffen wären alle kritischen Infrastrukturen, und ein Kollaps der gesamten Gesellschaft wäre kaum zu verhindern. Trotz dieses Gefahren- und Katastrophenpotenzials ist ein diesbezügliches gesellschaftliches Risikobewusstsein nur in Ansätzen vorhanden.«

Und: »Vielfach wird erwartet, dass künftig die Ausfallwahrscheinlichkeit größer wird, u. a. deshalb, weil die Gefahr terroristischer Angriffe und klimabedingte Extremwetterereignisse als Ursachen eines Netzzusammenbruchs zunehmen werden. Aufgrund der Erfahrungen mit bisherigen nationalen und internationalen Stromausfällen sind erhebliche Schäden zu erwarten. Bisherige Stromausfälle dauerten höchstens einige Tage, einige verursachten jedoch geschätzte Kosten von mehreren Mrd. Euro. Für den Fall eines mehrwöchigen Stromausfalls sind Schäden zu erwarten, die um Größenordnungen höher liegen. Die verschiedenen Sektoren kritischer Infrastrukturen sind umfassend von einer kontinuierlichen Stromversorgung abhängig. Unterstellt man das Szenario eines mindestens zweiwöchigen und auf das Gebiet mehrerer Bundesländer übergreifenden Stromausfalls, kämen die Folgen einer Katastrophe nahe.«

Im Ergebnis das Besondere: »Die Folgen eines Stromausfalls treten abrupt auf und sind massiv. Aus einer Vielzahl von Unfällen, liegengebliebenen Zügen und U-Bahnen, umzulenkenden Flügen sowie Lkw- und Güterstaus in Häfen ergeben sich erhebliche Einschränkungen der Mobilität und des Gütertransports. Insbesondere in Metropolen und Ballungsräumen führen Staus und Unfälle im Straßenverkehr zu chaotischen Zuständen. Brandbekämpfung, Notrettung und Krankentransporte, Einsätze zur Sicherstellung der Notstromversorgung sowie eine Vielzahl weiterer Maßnahmen zur allgemeinen Schadensbewältigung werden erheblich behindert. Da alle Tankstellen ausgefallen sind, wird der Treibstoff für die Einsatzfahrzeuge knapp. Darüber hinaus drohen erhebliche Engpässe bei der Versorgung der Bevölkerung, beispielsweise mit Lebensmitteln oder medizinischen Bedarfsgütern. Eine weitere, mittelbare Folge des Stromausfalls ist ein wachsendes Risiko von Bränden durch Versuche in den Haushalten, ohne Strom zu kochen, zu heizen oder zu beleuchten.«

Zusammenfassend schreibt das TAB: »Spätestens am Ende der ersten Woche wäre eine Katastrophe zu erwarten, d. h. die gesundheitliche Schädigung bzw. der Tod sehr vieler Menschen sowie eine mit lokal bzw. regional verfügbaren Mitteln und personellen Kapazitäten nicht mehr zu bewältigende Problemlage. Aus all diesen Gründen wird die behördliche Katastrophenbewältigung hochgradig defizitär bleiben.

Die Folgenanalysen haben gezeigt, dass bereits nach wenigen Tagen im betroffenen Gebiet die flächendeckende und bedarfsgerechte Versorgung der Bevölkerung mit (lebens-)notwendigen Gütern und Dienstleistungen nicht mehr sicherzustellen ist. Die öffentliche Sicherheit ist gefährdet, der grundgesetzlich verankerten Schutzpflicht für Leib und Leben seiner Bürger kann der Staat nicht mehr gerecht werden. Die Wahrscheinlichkeit mag gering sein. Träte ein lang andauernder und das Gebiet mehrerer Bundesländer betreffender Stromausfall ein, kämen die dadurch ausgelösten Folgen einer nationalen Katastrophe gleich. Diese wäre selbst durch eine Mobilisierung aller internen und externen Kräfte und Ressourcen nicht »beherrschbar«, allenfalls zu mildern.«

Dies bedeutet nichts anderes, als dass sich jeder Bundesbürger lieber auf einen länger anhaltenden Stromausfall vorbereiten sollte, will er diese Zeit akzeptabel überstehen/überleben. Auch im Bundestag wird offensichtlich mit **katastrophalen Zuständen** bei künftigen Stromausfällen gerechnet. Eine Information, die aufrütteln sollte.

Kein Strom, und schon ist die Katastrophe da. Versorgung und Sicherheit der Bürger kann nicht mehr gewährleistet werden! Selbst wenn du Geschäfte finden solltest, die ihre noch vorhandenen Waren verkaufen, sind die Regale schnell durch Hamsterkäufe geleert. Haben die Leute Bedenken, so kaufen sie alles ein, was sie glauben, unbedingt haben zu müssen. Werden die Geschäfte jetzt schon kurz vor Feiertagen oder an Samstagen von Kunden fast überrannt, so zeigt sich dieses Verhalten bei einer drohenden Krise umso stärker. Ist die Versorgung der Händler unterbrochen, so rutscht das betroffene Gebiet sehr schnell in eine Krisensituation.

Aber warum ist das so?

Noch vor einigen Jahren war es nicht üblich, dass Geschäfte jeden Tag von morgens bis spät abends geöffnet hatten. Jeder Haushalt musste sich ein gewisses »Lager« einrichten, um die spärlichen Ladenöffnungszeiten abzufangen.

In der oberen Versorgungslinie auf der Abbildung unten auf der Seite siehst du die Logistik, wie sie vor vielen Jahren bestand. Der Großhändler (GH) besaß ein umfangreiches Lager. Er belieferte die Einzelhändler (EH) in größeren Abständen. Diese Abstände waren erforderlich, da der GH oft planen musste, wo und wie er die Waren herbekommen konnte. Der EH musste aus diesem Grund immer ein ausreichend großes Lager vorhalten, um seine Kunden, die Endverbraucher (EV), mit ausreichend Waren versorgen zu können. War eine bestimmte Ware eine Zeit lang nicht zu bekommen, so spielte das keine besonders große Rolle, denn jeder Endverbraucher (EV) hielt sich zu Hause ein ausreichendes Lager.

Manche Haushalte machten einen wöchentlichen, andere einen 14-täglichen Großeinkauf. Die Haushalte waren darauf eingerichtet, dass die Läden nur zeitweise geöffnet hatten, und richteten ihr Lager entsprechend aus. Haushalte, die sich z. B. im 14-Tages-Rhythmus versorgten, hatten also immer ein Lager, das die Nahrungsversorgung für bis zu 14 Tage oder mehr bereithielt.

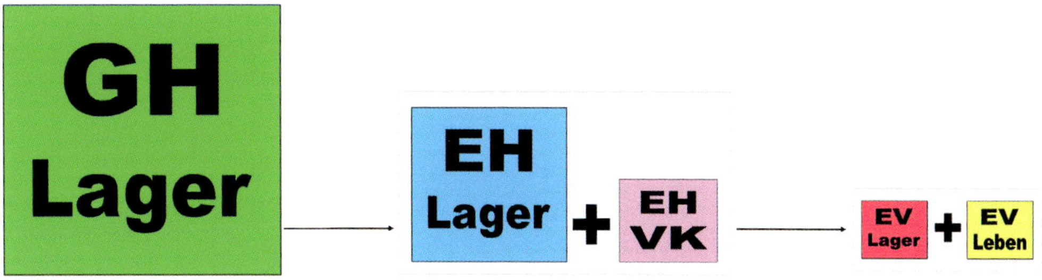

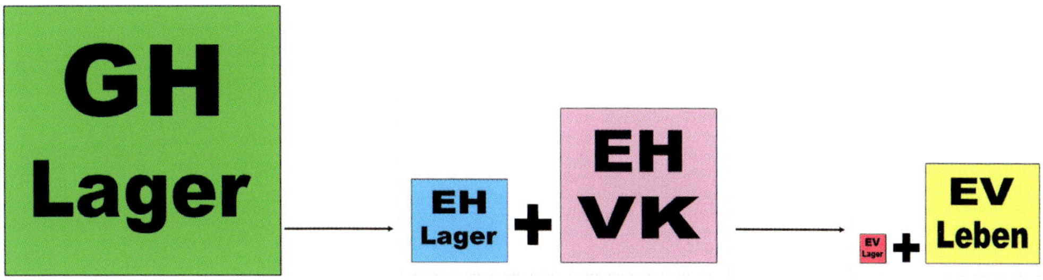

Mit der Zeit veränderte sich dieses Bild. Die Mieten wurden extrem teurer, die Wohnungen dafür kleiner, ebenso die Lager der Läden. Die Großhändler bauten ihren Service aus, eine tägliche Belieferung ist heute kein Problem mehr. Die Ladenbesitzer verkleinerten ihr Lager (teure Miete) und vergrößerten dafür die Präsentationsfläche in ihren Läden. Ebenso verkleinerten die Endverbraucher ihr persönliches Lager. Die deutlich erweiterten Ladenöffnungszeiten und das ständige Angebot aller Nahrungsmittel, unabhängig von der Tages- oder Jahreszeit, machten ein umfangreiches Haushaltslager überflüssig.

Im unteren Strang siehst du die Lage, wie sie heutzutage überall anzutreffen ist. Die Einzelhändler besitzen nur noch ein rudimentäres Lager. Gerade mal so groß, dass sie die Fehlbestände des Tages ausgleichen können. Die Endverbraucher besitzen so gut wie gar kein Lager mehr – wozu auch? Es ist ja zu jeder Tageszeit immer alles zu haben. Sie nutzen das frei gewordene Geld, um ihre Lebensqualität zu verbessern.

Genau aus diesen Gründen ist unsere Logistik so anfällig. Fällt die Versorgungslogistik für die Einzelhändler aus, so sind deren Lager in kürzester Zeit leer. Die Lager der Endverbraucher sind dies eh schon. Durch Hamsterkäufe versuchen die Menschen, bei einer drohenden Krise ihr Lager etwas umfangreicher auszubauen. Diese Hamsterkäufe sorgen verstärkt dafür, dass die Einzelhändler rasch nichts mehr zu verkaufen haben. Das blanke Chaos droht.

4.2 Wasserausfall

Ist ein Stromausfall schon unangenehm, so kann Wasserausfall in kürzester Zeit lebensbedrohlich werden.

Ein Mensch kann drei Wochen ohne Nahrung, aber nur drei Tage ohne Wasser sein.

Wasserrohrbrüche führen zu aufwändigen Straßen- oder Erdarbeiten und können sogar einen Wassernotstand hervorrufen. Mögliche Ursachen für einen Wasserrohrbruch:

- hauptsächlich Frost, führt nach dem Auftauen zu Wasserschäden
- Material- oder Herstellungsfehler in den Wasserleitungsrohren
- Druckstoß
- starke Korrosion
- Materialermüdung
- Bersten. In Straßennähe unterirdisch verlegte Leitungen können durch den langjährigen und immer stärker werdenden Straßenverkehr mürbe werden und bersten.
- durch unvorsichtige Bauarbeiten (im Tiefbau wie auch beim Hausbau), z. B. bei unbekannter Lage der Leitungen.

Untersuchungsergebnis des TAB (Büro für Technikfolgen-Abschätzung beim Deutschen Bundestag): »Die Wasserinfrastruktursysteme können ohne Strom bereits nach kürzester Zeit nicht mehr betrieben werden. Die Folgen ihres Ausfalls, insbesondere für die Versorgung der Bevölkerung mit Trinkwasser, wären katastrophal.«

Ein Wasserausfall kann also auch durch einen Stromausfall (siehe dazu oben Abschnitt 4.1) verursacht werden. Führt dies dann zu Wasser-Panikkäufen in den Geschäften, so sind die Regale sehr schnell leer. Aber ohne Wasser, genauer gesagt »ohne trinkbares Wasser«, ist kein Leben möglich. Eine weitere Möglichkeit für einen Wasserausfall kann die Kontaminierung des Trinkwasserreservoirs der Gemeinde sein. Ob es sich hierbei um einen terroristischen Anschlag oder einfach nur um eine Verkeimung handelt, ist egal. Unbehandeltes verschmutztes Wasser aus Seen, Bächen und Flüssen zu trinken, ist in einer eh schon bestehenden schlimmen Ausnahmesituation die schlechteste aller Ideen. Bakterien und Mikroorganismen im Wasser sind in der Regel mit dem bloßen Auge nicht zu erkennen. Das Wasser sieht also vielleicht sehr sauber aus, ist es aber nicht. Ein durch Entbehrung geschwächter Körper hat den

Bakterien und Mikroorganismen, die sich in Oberflächengewässern aufhalten, fast nichts entgegenzusetzen, er wird noch schwächer/kranker. Noch schlimmer ist die Belastung durch Schwermetalle und Chemikalien. Eine Reinigung von Oberflächenwasser ist unbedingt erforderlich. Ob dies chemisch, physikalisch oder thermisch geschieht, spielt hierbei lediglich eine untergeordnete Rolle.

Weiter laut TAB: »Eine Unterbrechung der Wasserversorgung wirkt sich umfassend auf das häusliche Leben aus: Die gewohnte Körperpflege ist nicht durchführbar; für die Mehrzahl der Haushalte gibt es kein warmes Wasser. Das Zubereiten von Speisen und Getränken ist nur reduziert möglich, und die Toilettenspülung funktioniert nicht. Mit fortschreitender Dauer des Ausfalls ist mit einer Verschärfung der Probleme zu rechnen. Saubere Kleidung gibt es bald nicht mehr, und die hygienischen Zustände werden prekär. Toiletten sind verstopft. Es wächst die Gefahr der Ausbreitung von Krankheiten. Eine weitere, mittelbare Folge des Stromausfalls ist ein wachsendes Risiko von Bränden durch Versuche in den Haushalten, ohne Strom zu kochen, zu heizen oder zu beleuchten.«

Wichtig ist REINIGUNG.

Bei den Checklisten in Abschnitt 23 sowie im Abschnitt 13.13 »Hygiene« wirst du unter anderem Informationen in Bezug auf das Wasserfiltern ohne Strom bekommen. Ein Wasserfilter gehört mit zu den wichtigsten Ausrüstungsgegenständen in Krisenzeiten.
Bei einem Wasserausfall werden evtl. keine Toiletten mehr funktionieren, es kann auch keine Waschmaschine mehr ihrer Aufgabe nachgehen. Die Hygiene ist hier speziell zu beachten. Fehlende Hygiene führt schnell zu üblen Krankheiten. Beachte also unbedingt die Informationen im Abschnitt »Hygiene«.

WICHTIG: Bei Wasserausfall unbedingt alle Wasserhähne schließen, damit kein unvorhergesehener Unfall passiert, wenn das Wasser wieder mit vollem Druck ansteht und du gerade nicht vor Ort bist.

Fällt die Wasseraufbereitung aus, so steigt die Gefahr von Seuchen ins Unermessliche. Werden Fäkalien und andere Abwässer – so wie in einigen Teilen der Erde – einfach dem Oberflächenwasser übergeben, dann steigt schnell die Zahl der Keime und Krankheitserreger. Obwohl die Wasser- und Abwasseraufbereitung in Europa recht gut geregelt ist, kommt es immer wieder zu Ausfällen und damit zu Seuchengefahren. Es genügt ein Hochwasser, das die Abwässer der Kläranlagen in die Oberflächengewässer spült, welche zur Trinkwasserversorgung dienen – schon ist jeder Mensch in diesem Gebiet hoch gefährdet. Man denke hierzu auch an das Hochwasser im Mai 2014 auf dem Balkan. Da Keime und Krankheitserreger mit dem bloßen Auge nicht zu erfassen sind, scheint das kontaminierte Wasser für dich in Ordnung zu sein. Lass dich nicht durch den äußeren Anschein täuschen!

4.3 Wasserschaden

Genau das Gegenteil zum Wasserausfall stellt der Wasserschaden dar. Je nachdem, wie groß der Schaden ist, kann es sein, dass ihr euch nur sehr eingeschränkt in eurer Wohnung umtun könnt. Auch hier hilft ein gut geplantes Notfalllager über die ersten Schwierigkeiten hinweg. Jetzt ist es vielleicht erforderlich, das Hab-und-Gut-Päckchen aus der 1. Stufe der Notfallplanung (siehe dazu Abschnitt 8.1) zu aktivieren. Hier befinden sich alle wichtigen Daten zu Versicherungen und zu deinem Hab und Gut. Wurde das Hab-und-Gut-Päckchen durch den Wasserschaden zerstört, so hast du dein redundantes Hab-und-Gut-Päckchen, welches an einem anderen Ort deponiert wurde. Diese ideale Vorbereitung wird dir viel Arbeit und Frust ersparen.

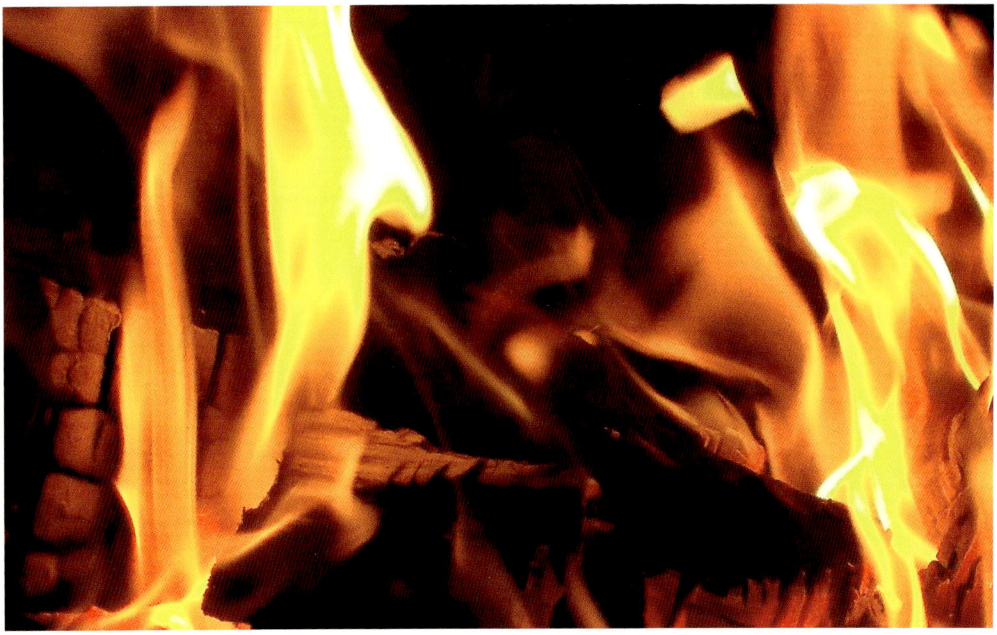

4.4 Brand

Hier gilt dieselbe Vorgehensweise wie bei einem Wasserschaden. Höchstwahrscheinlich wirst du dich mit deiner Familie anschließend nicht mehr in der Wohnung aufhalten können, bis der Schaden repariert ist. Eine schnelle Regulierung der Versicherung kann es nur geben, wenn du alle Daten und Informationen zeitnah vorlegen kannst. Das Hab-und-Gut-Päckchen wird dir hier sehr wertvolle Hilfe leisten.

4.5 Feinstaubbelastung zu hoch

Man glaubt es kaum, dass Feinstaub unser Leben bedrohen kann. Leider entspricht dies aber der Wahrheit, denn je kleiner die Partikel, umso gefährlicher sind sie für Menschen. Im Jahr 2001 wurde die unglaubliche Menge von 205.000 Tonnen Feinstaub in Deutschland gemessen. Und seitdem ist die Menge an erzeugtem Feinstaub gestiegen, nicht gefallen. Feinstaub in der Lunge kann zu schwersten Erkrankungen bis hin zu Krebs und Tod führen. Ist die Feinstaubbelastung zu hoch, so werden die Bürger informiert, dass sie die Fenster geschlossen lassen und die Wohnung nur im Notfall verlassen sollen.

Es ist gut, wenn du auf solche Situationen vorbereitet bist und dich besser schützen kannst. Die Liste »Atemschutz« kann sehr hilfreich für dich sein, um die richtige Ausrüstung zusammenzustellen. Wenn du dich entsprechend der Wichtigkeit der Sicherheitsstufen in diesem Buch vorbereitet hast, dann verfügst du zumindest über einen akzeptablen, wenn nicht sogar über einen perfekten Atemschutz.

4.6 Chemieunfall, Rauchwolke

Für Bewohner in größeren Städten oder drumherum ist diese Situation keine Seltenheit. Da brennt wieder einmal das Lager des Müllentsorgers, eine Chemiefabrik, eine Textilfabrik o. Ä. Dir ist bestimmt die Durchsage nicht unbekannt »Die Anwohner sollten das Haus nicht verlassen, Fenster und Türen sollten geschlossen bleiben!« Im Nachhinein erfährt man: »Die Bevölke-

rung war zu keinem Zeitpunkt gefährdet.« Vertrauen ist gut, Vorsorge ist besser. Eingeatmete Schadstoffe können auch erst Jahre oder Jahrzehnte später zu gesundheitlichen Schäden führen.
Auch hier gilt: Halte dich an die Informationen im Abschnitt 8.2 »Atemschutz« sowie die Listen im Abschnitt 23.1, um dich auf derartige Zwischenfälle bestens vorzubereiten.

4.7 Kernreaktorschmelze

Von der Gefahr einer Kernschmelze sind grundsätzlich alle eingesetzten Atomreaktortypen betroffen. Man sollte sich da nichts vormachen. Nur weil man das Kernkraftwerk nicht direkt sieht, ist es nicht harmlos. Tritt z. B. ein Störfall im Stromnetz auf, so wird dieses zum Schutz des Reaktorbetriebes automatisch unterbrochen. Alle betroffenen Haushalte haben ab diesem Moment keinen Strom mehr; »Blackout«. Der erzeugte Strom wird ausschließlich für die Aufrechterhaltung der Reaktorsicherheit verwendet. Fällt jedoch das Kühlmittel aus, so ist es um den Reaktor geschehen. Selbst ein ganz normal heruntergefahrener Reaktor läuft noch monatelang nach. Tritt in dieser Zeit ein Störfall auf, so nimmt die Kernspaltung weiter und weiter zu. Kernreaktoren müssen vorschriftsmäßig über ein sogenanntes Wallmann-Ventil verfügen. Dieses versetzt die Belegschaft in die Lage, radioaktiv kontaminiertes Gas und Dampf in die Atmosphäre abzulassen, um schlimmere Vorgänge zu verhindern. Ein Ventil also, das uns alle mit radioaktiv verseuchter Luft in Kontakt bringt. Für alle derzeit in Europa betriebenen kommerziellen Kernreaktoren gilt, dass das Risiko einer Kernschmelze durch zusätzliche Sicherheitsmaßnahmen zwar verringert, aber nicht prinzipiell ausgeschlossen werden kann.

WICHTIG: Laut einer Studie des Max-Planck-Instituts für Chemie ist das Risiko katastrophaler Kernschmelzen wie in Tschernobyl und Fukushima wesentlich höher, als bisher abgeschätzt.

Um dir ein Bild machen zu können, schau dir die folgende Liste der Atomunfälle genau an (Quelle: Wikipedia: Liste von Störfällen in europäischen kerntechnischen Anlagen). Welche davon wurden dir bekannt gemacht? Zwei, drei oder gar vier? Jedenfalls sicher nicht alle zweiundreißig!

1. **12. Dezember 1952:** NRX-Reaktor in Ontario, Kanada: Kernschmelze
2. **1955:** Idaho, USA, Experimental Breeder Reactor I (EBR-I): Kernschmelze
3. **10. Oktober 1957:** Windscale, England: Kernschmelze
4. **26. Juli 1959:** Santa Susana Field Laboratory (USA): 30-prozentige Kernschmelze. Es kam zur Freisetzung großer Mengen von Jod 131.
5. **Januar 1961:** Militärischer Forschungsreaktor SL-1, Idaho Falls, USA: Kernschmelze
6. **Februar 1965:** Atomeisbrecher Lenin: Einige Brennstäbe schmolzen durch, andere verformten sich.
7. **Oktober 1966:** Schneller Brüter Enrico Fermi 1, Michigan (USA): Kernschmelze in einigen Teilen des Reaktorkerns
8. **21. Januar 1969:** schweizerisches unterirdisches Versuchsatomkraftwerk Lucens: Kernschmelze und Brennelementebrand mit anschließender Freisetzung aus dem Reaktortank
9. **17. Oktober 1969:** französisches Kernkraftwerk Saint-Laurent A1: 50 kg Brennelemente schmelzen kurz nach Inbetriebnahme des Reaktors.
10. **22. Februar 1977:** Slowakisches Kernkraftwerk Bohunice A1: Wegen fehlerhafter Beladung schmelzen einige Brennelemente.
11. **1977:** Russisches Kernkraftwerk Belojarsk: Die Hälfte der Brennelemente im Block 2 schmilzt.
12. **18. Juni 1978:** Brunsbüttel, Deutschland: Durch Abriss eines Blindstutzens treten zwei Tonnen radioaktiver Dampf durch Dachklappen ins Freie aus. Dennoch lässt die Betriebsmannschaft den Reaktor noch über zwei Stunden weiter laufen. Um die Anlage am Netz zu halten, wird das automatische Sicherheitssystem durch die Mannschaft bewusst manipuliert.

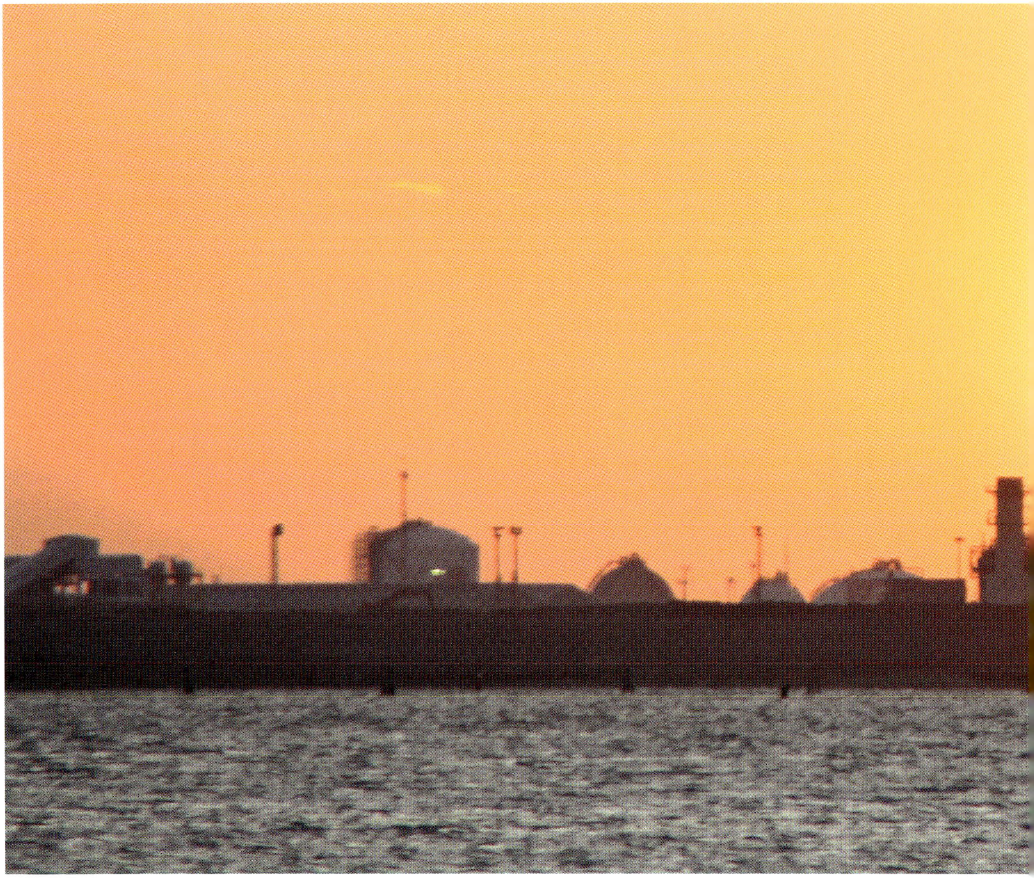

13. **28. März 1979:** Kernkraftwerk Three Mile Island bei Harrisburg (Pennsylvania): Eine Explosion wird durch Ablassen des freigesetzten radioaktiven Dampfes in die Umgebung verhindert.
14. **13. März 1980:** Kernkraftwerk Saint-Laurent, Frankreich: Im zweiten Block schmiltzt ein Brennelement.
15. **10. August 1985:** russisches atomgetriebenes U-Boot K-140: Kernschmelze
16. **10. August 1985:** russisches atomgetriebenes U-Boot K-431: Kernschmelze
17. **1986:** Mühleberg, Schweiz: Ein unabhängiger Physiklehrer nimmt Dosis-Messungen in der Umgebung des AKWs Mühleberg vor. Eines Tages sind die Messwerte ungewöhnlich hoch. Der Betreiber des AKW muss einen Filterschaden einräumen, der zu Freisetzungen führte. Angeblich haben weder der Betreiber noch die Aufsichtsbehörde HSK diese Freisetzung registriert. Die Werte sind noch heute etwas erhöht.
18. **26. April 1986:** Kernkraftwerk Tschernobyl: Totale Kernschmelze und Wasserstoff-Explosion. Beim darauf folgenden Graphitbrand werden große Mengen radioaktiver Stoffe freigesetzt.
19. **1989:** russisches atomgetriebenes U-Boot K-278: Kernschmelze
20. **April 2008:** Ascó, Spanien: Entdeckung von Radioaktivität aus dem Brennelementegebäude auf dem Werksareal. Die Behörde CSN stuft den Vorfall in der Stufe INES 2 ein. Der Betreiber hatte Monate lang die Aktivitäts-Alarme missgedeutet und den Behörden verharmlosende Daten geliefert.
21. **8. Juli 2008:** Eurodif, Frankreich: In der Uran-Anreicherungsanlage Eurodif laufen 30 Kubikmeter

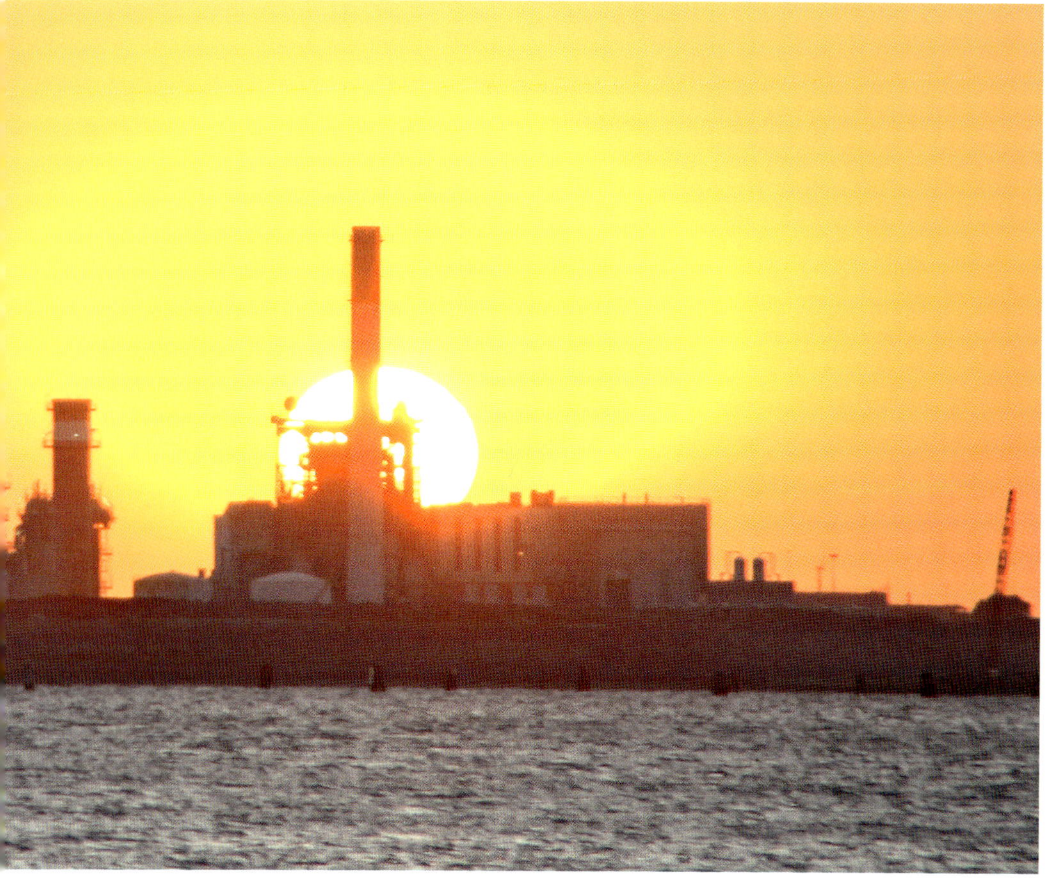

radioaktive Flüssigkeit aus und gelangen teilweise in umliegende Flussläufe.

22. **25. August 2008:** Fleurus, Belgien: Im Institut für Radionuklide, Bereich Abfallbeseitigung, kommt es beim Umfüllen von flüssigen Abfällen zur Freisetzung von geschätzten 45 GBq Jod-131 über den Kamin. Die Anwohner werden erst sechs Tage nach dem Störfall von der Polizei über Lautsprecher vor dem Verzehr von Obst, Gemüse, Milch und Wasser aus der Umgebung gewarnt.
23. **28. März 2011:** Kernkraftwerk Fukushima I: In Block 1, 2 und 3 kommt es zu einer partiellen Kernschmelze.
24. **3. April 2011:** Fessenheim, Frankreich: Ein Bedienungsfehler führt zur automatischen Abschaltung von Reaktor 1. Nach Überprüfung durch den Betreiber wird der Block am Tag darauf wieder in Betrieb genommen.
25. **Januar 2012:** Cattenom, Frankreich: Zwar kein Unfall, aber eine unerhörte Schlamperei: Liegt eine Störung vor, so könnte die Kühlwasser-Einspeiseleitung des Abklingbeckens für abgebrannte Brennelemente – statt regulär Wasser einzuspeisen – Wasser aus dem Becken ansaugen, was dieses langsam leeren würde. Die Folge wäre eine größere Freisetzung von Radioaktivität. Um diesen Vorgang zu unterbrechen, muss eine spezielle Vorrichtung verbaut sein. Eine Überprüfung ergab, dass diese bei Block 2 und 3 nie angebracht worden war. Wäre es dort zu einer Entleerung des Beckens gekommen, so wäre ein GAU fast unabwendbar gewesen.

26. **5. April 2012:** Penly, Frankreich: Feuer im Block 2 des Kernkraftwerks, der Block wird heruntergefahren. Grund für die zwei Brandherde war auslaufendes Öl einer Pumpe im Kühlkreislauf. Es gab nach Mitteilung der Betreibergesellschaft EDF keine Auswirkungen auf die Umwelt. Erst später wurde bekannt, dass es bei dem Störfall zudem zu einem deutlichen Leck im primären Kühlkreislauf gekommen war. Etwa 2,3 m^3 radioaktiv kontaminiertes Wasser pro Stunde waren dadurch ausgetreten. Um den Reaktorkern ausreichend zu kühlen, damit dieser nicht hochgeht, musste permanent zusätzliches Kühlwasser in den Kühlkreislauf gepumpt werden. Bis zum Abend konnte der Wasserverlust auf 100 Liter pro Stunde reduziert werden.
27. **Juni 2012:** Doel, Belgien: Das AKW wird wegen Rissen am Gehäuse stillgelegt. Bei einer daraufhin durchgeführten Ultraschallprüfung am unteren Teil des dritten Reaktorblocks werden weitere knapp 8000 Risse gefunden. Weltweit gibt es 22 baugleiche Atommeiler.
28. **18. Januar 2014:** Fessenheim, Frankreich: Wegen eines Problems im nicht-nuklearen Bereich des Kernkraftwerks wird der zweite Block automatisch heruntergefahren.
29. **9. April 2014:** Fessenheim, Frankreich: Durch die unsachgemäße Befüllung eines Wasserreservoirs werden mehrere Bereiche des Kraftwerks mit Wasser überflutet. Dabei werden Sicherheitssysteme zerstört, die Steuerstäbe sind zeitweise funktionsunfähig. Die Leistung des Reaktors kann nur noch mittels Einleitung von Bor kontrolliert werden. Der Reaktor muss abgeschaltet werden. Die Tragweite des Vorfalls wird erst Monate später kommuniziert.
30. **24. April 2014:** Fessenheim, Frankreich: Nach Problemen mit einem Sicherungsschalter in einem Nebengebäude des Maschinenraums steigen Rauchwolken über dem AKW auf. Beide Reaktoren sind aber nicht am Netz. Block 1 stand wegen einer Undichtigkeit an einer Wasserkühlleitung bereits seit Anfang April 2014 still. Dabei wurde festgestellt, dass ein für die Dampfgeneratoren wichtiger Regler nicht ordnungsgemäß funktionierte. Block 2 war seit 09.04.2014 nach einer Störung außerhalb des Atomkreislaufs ebenfalls nicht in Betrieb, da es dadurch zu einer Notabschaltung gekommen war.
31. **10. April 2015:** Grohnde, Deutschland: Mitarbeiter entdecken ein Leck an der Schweißnaht einer Rohrleitung. Durch die Leitung wird radioaktiv kontaminiertes Abwasser abgeleitet.
32. **26. Juni 2015:** Temelin, Tschechien: Am Morgen wird ein Leck gefunden, Ursache: undichte Stelle im Kühlsystem mit 1 cm Durchmesser. Während des Unfalls gelangt radioaktiv verseuchte Masse in den zirkulierenden Kühlkreislauf des zweiten Blocks und in die Regenwasserkanalisation. Die Panne wurde als INES 1 klassifiziert.

Eine Verseuchung der Luft durch radioaktive Bestandteile ist also mehr als wahrscheinlich. Kannst du ganz sicher sein, dass die kontaminierte Luft vom Wind nicht auch in deine Region geweht wird? Was ist, wenn der deinem Wohnort am nächsten stehende Reaktor durch einen Störfall die Luft verseucht? Atmest du in dem Fall radioaktiven Müll ein?
Nach diesen Informationen fällt es schwer, zu sagen: **»Aber mir passiert so etwas doch nicht!«**

Die bisher genannten Fälle sind alltäglich und haben nichts mit Staatsbankrott, Krieg oder Unruhen zu tun. Es handelt sich um Situationen, wie sie uns täglich zustoßen können. Mit richtiger Vorsorge kannst du dich mit Blick auf die Zukunft beruhigt zurücklehnen.

4.8 Währungszusammenbruch

Ein wunderbares Beispiel gibt im Jahr 2015 der Artikel im Magazin »Stern« mit dem Titel »Das Billionen-Spiel«. Mario Draghi, großer Chef der Europäischen Zentralbank, lässt viele frische Milliarden drucken und kauft damit Staatsanleihen von wirtschaftsschwachen Staaten. Ein nicht unwichtiger Satz in der Einleitung des Artikels besagt: »Verliert der EZB-Chef, droht ein Crash.« Ein solcher Crash steigert sich für uns nicht langsam ins Unangenehme, sondern er kommt über Nacht und das mit aller Macht. **Ein Crash überrumpelt alle, auch dich, wenn du nicht vorbereitet bist.**

Bestes Beispiel hierfür ist Griechenland: Über Nacht wurden den Griechen ihre Ersparnisse abgenommen, ihre Altersvorsorge »vernichtet«. Die Banken hatten nicht geöffnet, die Geldautomaten spuckten nichts aus. Geschäfte in bar waren nur noch bis zu einem Höchstbetrag von 70 Euro erlaubt, alles andere war strafbar.

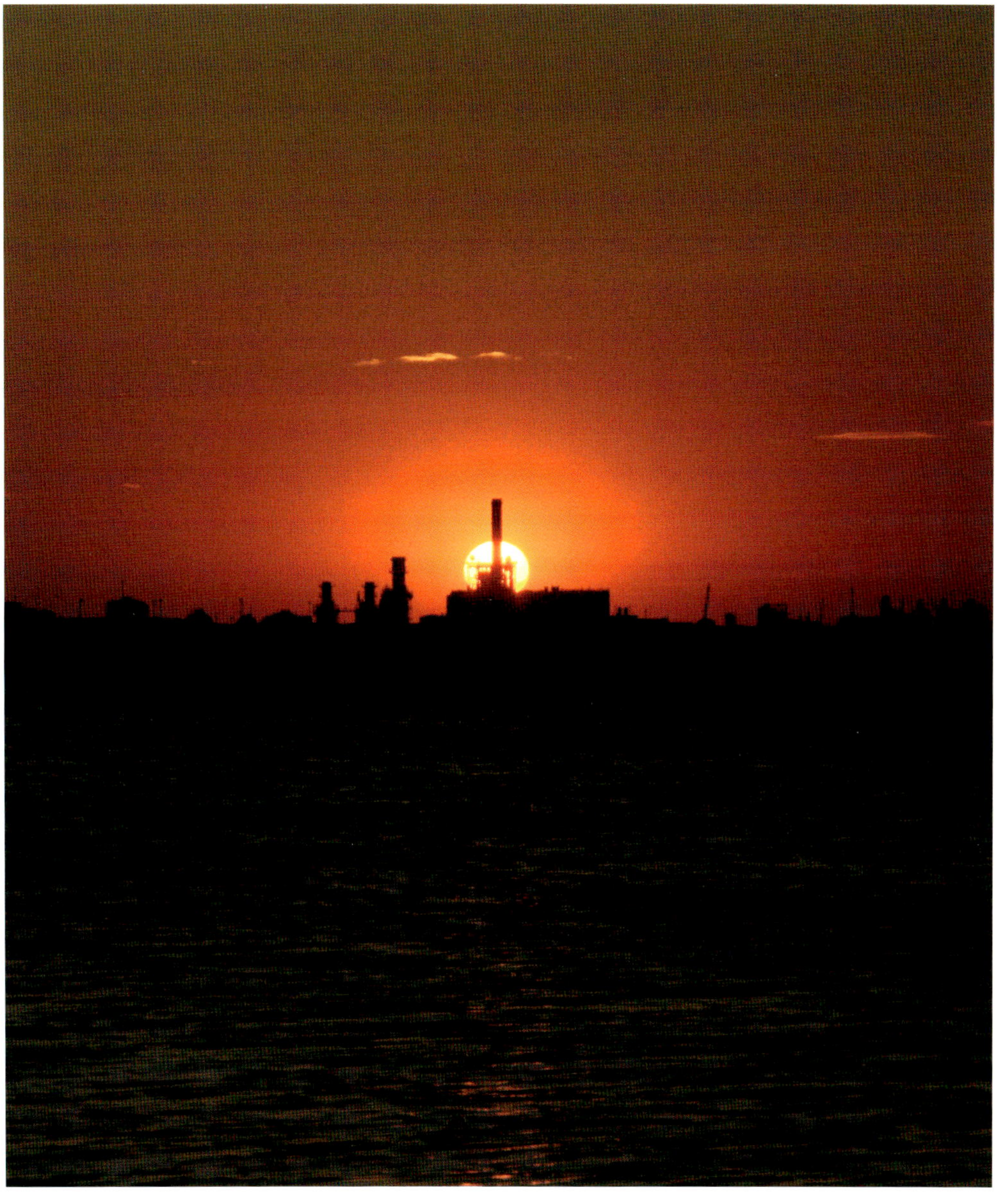

5 HABE EINEN PLAN

Wie bereits erläutert, kann es unterschiedliche Auslöser für eine Krise geben. Die Dauer der Krise entscheidet darüber, wie verheerend sich diese auf die betroffenen Menschen auswirkt (siehe Abschnitt 6 »Krisensituationen«).

Da du dieses Buch in Händen hältst, gehörst du nicht mehr zu den Lemmingen. Du weißt, dass eine Situationsänderung möglich ist, und willst dich darauf vorbereiten. Nun stellt sich die Frage »**Was** ist möglich?« Diese Frage kann nur auf die jeweilige Situation bezogen beantwortet werden. Befindet sich dein Lebensmittelpunkt an der portugiesischen Westküste, so ist es sehr unwahrscheinlich, dass dich die Auswirkungen eines AKW-GAU betreffen könnten. Je nach geografischer Lage werden dich die Auswirkungen eines Chemieunfalls noch nicht einmal im Ansatz streifen. Wohnst du eher in einem ländlichen Gebiet, so dauert es vielleicht entsprechend länger, bis dich eine eventuelle Lebensmittelknappheit direkt betrifft.

Hier ist also guter Rat teuer. Wichtig ist zuerst einmal, dass du alle möglichen Begebenheiten in Betracht ziehst, die auf deinen Aufenthaltsort zutreffen könnten. Hierbei sind sowohl die Begebenheiten für den Wohnort wie für den Aufenthaltsort (Arbeit, Urlaub) zu berücksichtigen. Wähle die deiner Meinung nach wahrscheinlichsten Situationen aus und triff Entscheidungen für deine Vorsorge.

Bei der Eruierung dieser Daten ist es auch wichtig, topographische Gegebenheiten, Verbindungswege, Transportmöglichkeiten, Wasserwege, Wasserstellen, die allgemeine Windrichtung, Wetterlage, Schutzräume, Unterschlupfmöglichkeiten, Verwandte/Freunde, Verbindungs-/Kontaktmöglichkeiten, Versorgungsmöglichkeiten (Lager, Discounter, Apotheken, Apothekenlager, Krankenhäuser, Tankstellen...) etc. mit einzubeziehen.

Als Beispiel nehmen wir die Situation »AKW-GAU (**G**rößter **A**nzunehmender **U**nfall) und dessen Auswirkungen auf das Rheinknie im Südschwarzwald«: Es befinden sich zwei AKWs in der Nähe zum Rheinknie, zum einen das 35 km nördlich gelegene französische AKW in Fessenheim, zum anderen das schweizerische AKW Leibstadt, 50 km östlich des Rheinknies. Beides eigentlich überalterte AKWs.

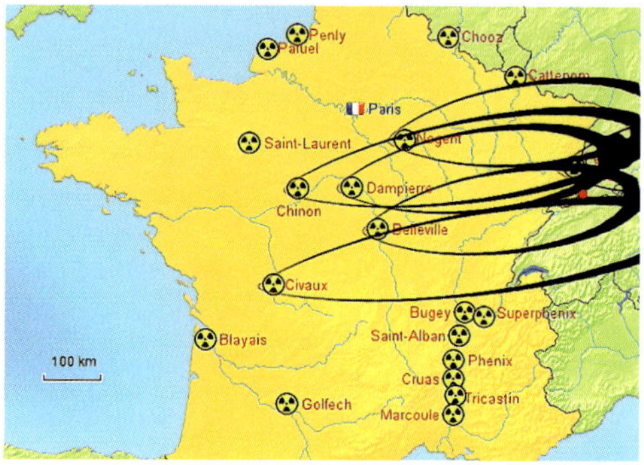

Im besten Fall bläst der Wind im Moment des GAUs mit Hauptwindrichtung WSW (Westsüdwest). Dann wären das Rheinknie und seine Umgebung lediglich in indirekter, aber nicht in direkter Gefahr, die Gegend sollte bei einem GAU also in aller Ruhe evakuiert werden. Ebenso sollte eine ruhige Evakuierung stattfinden, wenn eines der in Windrichtung gelegenen französischen AKWs mit einem GAU aufwartet. Je nach Windgeschwindigkeit kann es jedoch im Rheinknie recht schnell »ungemütlich« werden, wenn der Wind genau im falschen Moment in die falsche Richtung oder mit sehr hoher Geschwindigkeit bläst. Die Karte zeigt die möglichen Auswirkungen, der rote Punkt markiert das Rheinknie.

Merke: Einen Plan für das oder die möglichen Szenarien zur Verfügung zu haben, ermöglicht es, korrekte Vorbereitungen und im Erfordernisfall schnelle Entscheidungen zu treffen.

6 KRISENSITUATIONEN

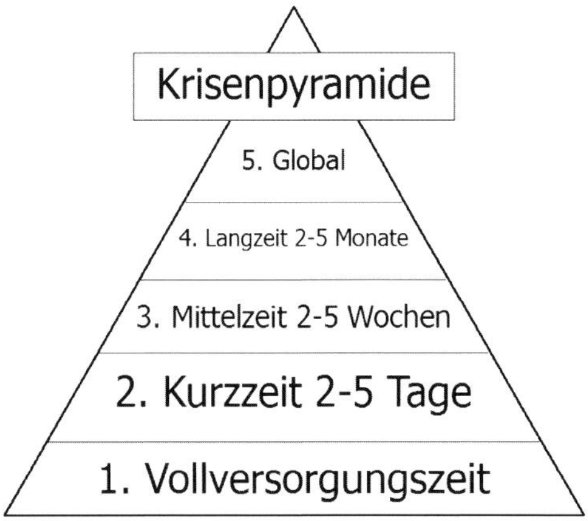
Krisenpyramide
5. Global
4. Langzeit 2-5 Monate
3. Mittelzeit 2-5 Wochen
2. Kurzzeit 2-5 Tage
1. Vollversorgungszeit

Es ist ein Leichtes, sich auf verschiedene Szenarien vorzubereiten. Schauen wir uns einmal die möglichen Krisensituationen an.

Wir hätten da als unterste und stabilste Grundlage die momentane **Vollversorgungszeit** (V-V-Z). Darüber und diese direkt beeinflussend sitzt die **Kurzzeitkrise** mit zwei bis fünf Tagen Ausfallzeit. Zieht sich die Kurzzeitkrise weiter hin, so spricht man von einer **Mittelzeitkrise**, welche bis zu fünf Wochen andauern kann. Ist ein Ende der Krise nach dieser Zeit vorherzusehen, so kann die Krisenzeit eventuell auch mittels eines längeren Urlaubs außerhalb des Krisengebietes überwunden werden. Eine Mittelzeitkrise ist in Großstädten wohl kaum ohne schwere Ausschreitungen und rasanten Anstieg der Kriminalität zu überstehen. Die Krönung der Krisen stellt eine **Langzeitkrise** mit einer voraussichtlichen Dauer von zwei und mehr Monaten dar. Hier kann davon ausgegangen werden, dass danach ein Leben wie vor der Krise nicht mehr möglich ist.

Die **globale**, alles verändernde **Krise** soll hier außen vor gelassen werden. Auf eine Krise dieser Dimension kann man sich nicht ausreichend vorbereiten. Die beste Vorbereitung kann unter Umständen nichts mehr als ein Tropfen auf dem heißen Stein sein.

6.1 Normale Zeiten (Vollversorgungszeit – V-V-Z)

Für die normalen Zeiten benötigst du zumindest das Hab-und-Gut-Päckchen (siehe Abschnitt 8.1) als Vorsorgeeinrichtung. Niemand ist absolut sicher vor einem Wasserschaden oder einem Brand. Die Wiederherstellung aller Daten kann dann unglaublich zeitintensiv und kräfteraubend sein. Ein Hab-und-Gut-Päckchen (HUGP) vereinfacht dir wenigstens hier das Leben: Ein schneller Zugang zur Krankenversorgung sowie die Rekonstruktion und Wiederherstellung deiner Unterlagen und Qualifikationen ist so leicht möglich.

Du benötigst:

- Mini-Notversorgung für zu Hause
- Mini-Sicherheitsrucksack
- evtl. ABC-Box.

Diese drei Dinge solltest du in jedem Fall rechtzeitig zusammenstellen, denn zum Beispiel eine behördliche Evakuierung wird eventuell nicht lange vorher angekündigt werden. Sogar das Bundesamt für Bevölkerungsschutz und Katastrophenhilfe sagt: **»Wenn Sie und Ihre Familie evakuiert werden müssen, können Sie nicht erst beginnen, Ihr Notgepäck zu packen!«**

6.2 Kurzzeitkrise

In die Kategorie Kurzzeitkrise fallen Stromausfälle, Wasserausfälle, Evakuierung aufgrund des Fundes einer Fliegerbombe, Evakuierung aufgrund eines Gasleitungslecks, Schneechaos-Wochenenden, kleine Logistik-Engpässe. Es gibt undenkbar viele Situationen, in denen du dein Heim für einige Zeit verlassen können

musst. Solche Krisen sind zeitlich auf zwei bis maximal fünf Tage begrenzt und danach gibt es eine Rückkehr zur Normalität. Für Kurzzeitkrisen, in denen du dein Heim nicht verlassen musst, brauchst du zumindest die Mini-Notversorgung zu Hause.
Hiermit kommst du drei, mit Engpass bis zu fünf Tage zurecht. Spezielle Vorsorgeschritte wie Verdunkelung etc. sind bis hierher normalerweise noch nicht erforderlich, außer der ganze Stadt-/Ortsteil ist von absoluter Dunkelheit bedroht (Gefahr von Gewaltverbrechen). In solch einem Fall sind die Punkte 7. Tarnung und 8. Verteidigung ebenso einzuhalten. Musst du dein Heim für kurze Zeit verlassen (Evakuierung, Schaden im/am Heim), so brauchst du den Mini-Sicherheitsrucksack. Dieser sollte immer griffbereit und fertig zum Abmarsch sein.

Du benötigst die Vorsorgeeinrichtungen:

- Mini-Notversorgung zu Hause (Abschnitt 23.2)
- Mini-Sicherheitsrucksack
- ABC-Box (Abschnitt 23.3).

6.3 Mittelzeitkrise

In diese Kategorie fällt eine Krise mit einem zwischen drei und fünf Wochen dauernden Ausfall der gesamten Logistik. Ein Warennachschub ist ausgeschlossen, Strom und Wasser sind in dieser Zeit eventuell nicht zu erhalten. Der Handel wird nicht mit Nachschub versorgt, das Tauschgeschäft blüht.
Wir haben sechs Merkmale, die unser zivilisiertes Leben sicherstellen. Diese sind Wasser, Nahrung, Heizung (evtl. Gas), Strom, Müllabfuhr und Kanalisation. Fällt eines dieser sechs Merkmale aus, so können wir dies in der Regel durch entsprechende Maßnahmen kompensieren; fallen zwei Merkmale aus, so sprechen wir von einer Krise, fallen drei Merkmale aus, so stellt dies eine schwere Krise dar.
Dein Vermögen beruht nun für eine gewisse Zeit auf deinen gebunkerten Waren, Edelmetallen und deinen Fertigkeiten. Zeige niemals zu viel – andere, die nichts haben, werden deine Sachen auch haben wollen. Verbrechen, Vandalismus und Diebstahl liegen sehr nahe und nehmen stark zu. Die Polizei ist nicht Herr der Lage.
Du benötigst die Vorsorgeeinrichtungen:

- Voll-Notversorgung zu Hause (Abschnitt 23.2)
- Tarnung nach Bedarf (Abschnitt 8.7)
- Verteidigung nach Bedarf (Abschnitt 8.8)
- Voll-Sicherheitsrucksack, falls das Verlassen des Heims erforderlich ist (Abschnitt 23.3)
- ABC-Box (Abschnitt 23.1).

6.4 Langzeitkrise

Eine Krise, die über einen längeren Zeitraum anhält; eine Rückkehr zur Normalität, wie wir sie heute kennen, ist nicht möglich (Neue Weltordnung, Kriege oder Niedergang des Weltwirtschaftssystems). Der Handel ist ausgesetzt, das Geld ist wertlos, das Tauschgeschäft blüht. Bis eine neue Währung etabliert ist, vergehen einige Wochen bis Monate. Hier sind die Vorsorgeschritte 1 – 5 (siehe Abschnitt 8.1 – 8.5) in jedem Fall einzuhalten. Dein Vermögen beruht nun auf deinen gebunkerten Waren und deinen Fertigkeiten. Zeige niemals zu viel – andere, die nichts haben, werden versuchen, dir deine Sachen wegzunehmen. Sei immer bereit, dich, deine Lieben und dein Vermögen (Haus, Hof, Lebensmittel, Edelmetalle) mit allem, was dir zur Verfügung steht, zu verteidigen. Halte dir Fluchtwege und -möglichkeiten offen. Halte in jedem Fall die Vorsorgeeinrichtungen, wie in Abschnitt 8.7 und 8.8 beschrieben, zum Abruf bereit.

Du benötigst in jedem Fall die Vorsorgeeinrichtungen:

- Voll-Notversorgung zu Hause (Abschnitt 23.3)
- Tarnung (Abschnitt 8.7)
- Verteidigung (Abschnitt 8.8)
- Voll-Sicherheitsrucksack, falls das Verlassen des Heims erforderlich ist (Abschnitt 23.3)
- ABC-Box (Abschnitt 23.1)
- evtl. Depots auf deinem Weg ins Fluchtdomizil/Fluchtziel (Abschnitt 22.2)
- evtl. Fluchtdomizil/Fluchtziel (Abschnitt 22.3).

6.5 Globale, alles verändernde Krise

Hier kommen Situationen wie der Ausbruch eines Super-Vulkans oder das Auftauchen eines Kometen o. Ä. infrage, welche die Erde bedrohen. Die hier im Buch genannten Vorbereitungen beziehen sich auf die Krisensituationen 1 – 4, auf die 5. Krisensituation kann sich niemand vorbereiten. Dennoch hast du mit den Notfallvorbereitungen die bestmöglichen Überlebenschancen für eine Langzeitkrise.

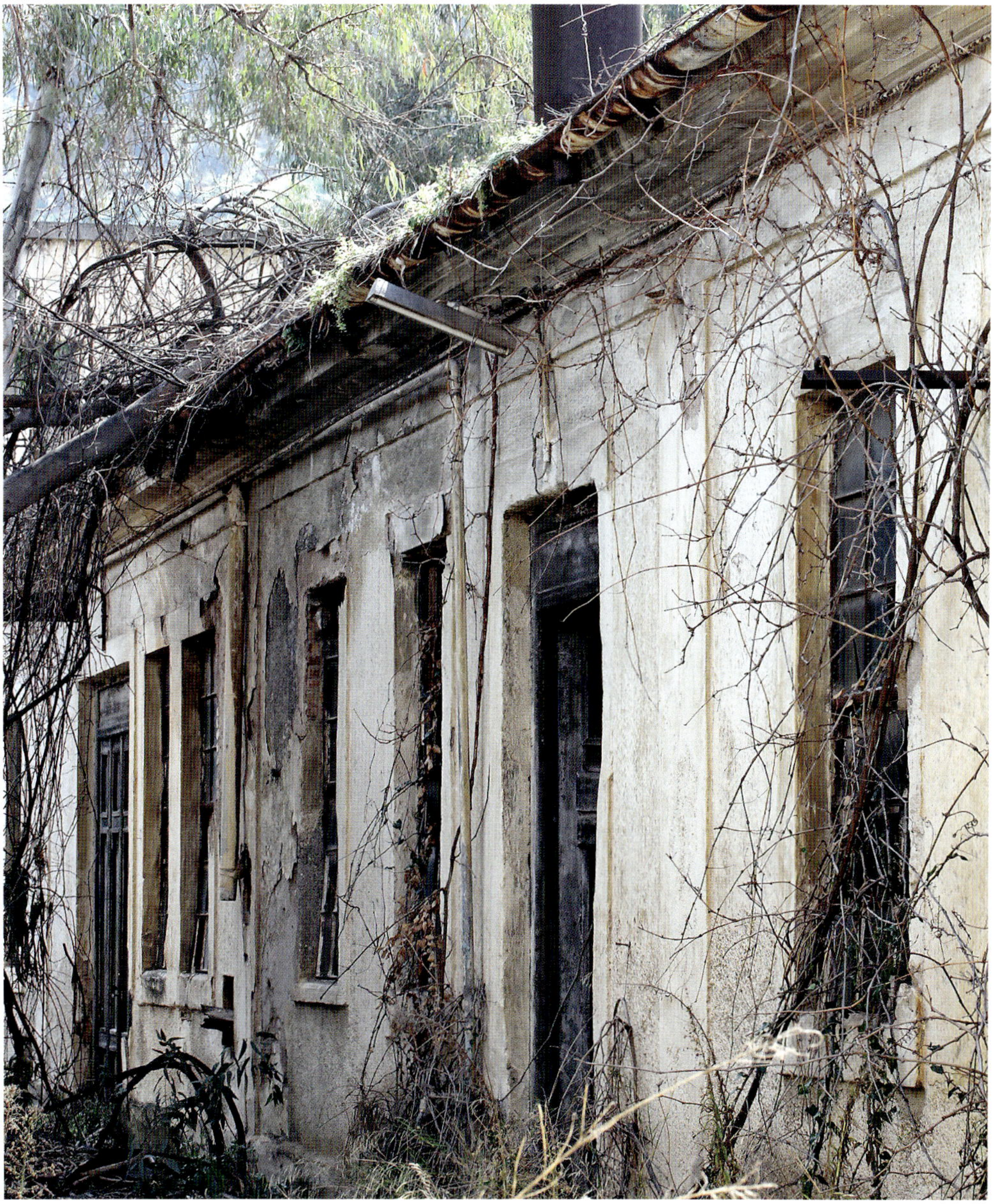

7 WAS KANNST DU TUN?

Es macht zum Beispiel wenig Sinn, in einer kleinen Studentenbude ständig einen Voll-Sicherheitsrucksack in Bereitschaft zu halten. Es sei denn, du erwartest die nächste Zeit eine so schlimme Situation, dass dir nur noch die schnelle Aufgabe deines Heims erfolgversprechend erscheint. Seien wir doch mal ehrlich: Die richtige Notfallversorgung zeigt sich nicht in der Bereithaltung eines perfekt gepackten Sicherheitsrucksacks. Um eine Entscheidung treffen zu können, »was, wann, wo, wie viel, wie oft?«, kannst du die Dreierregel als Grundlage hernehmen. Danach kann es ein Mensch aushalten:

1. drei Minuten ohne Atmen
2. drei Stunden in extremer Wetterumgebung
3. drei Tage ohne Trinken
4. drei Wochen ohne Essen
5. drei Monate ohne soziale Kontakte.

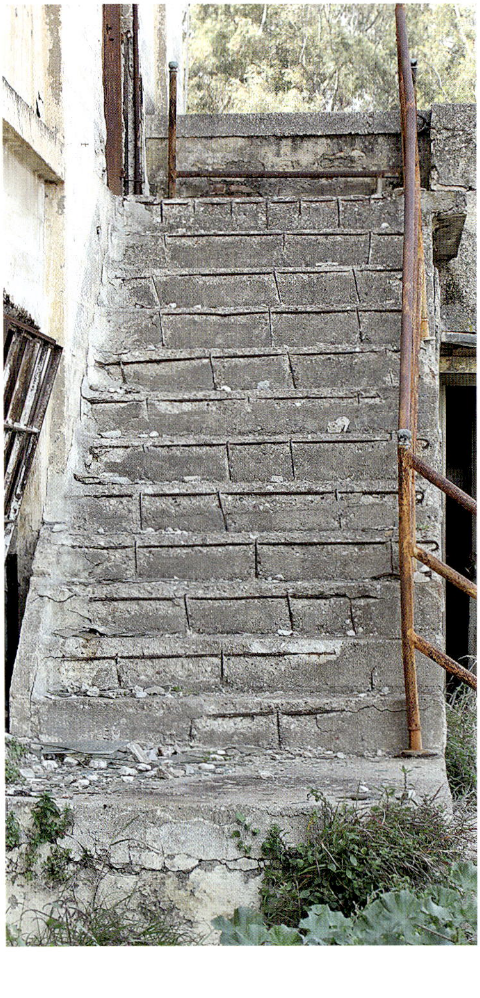

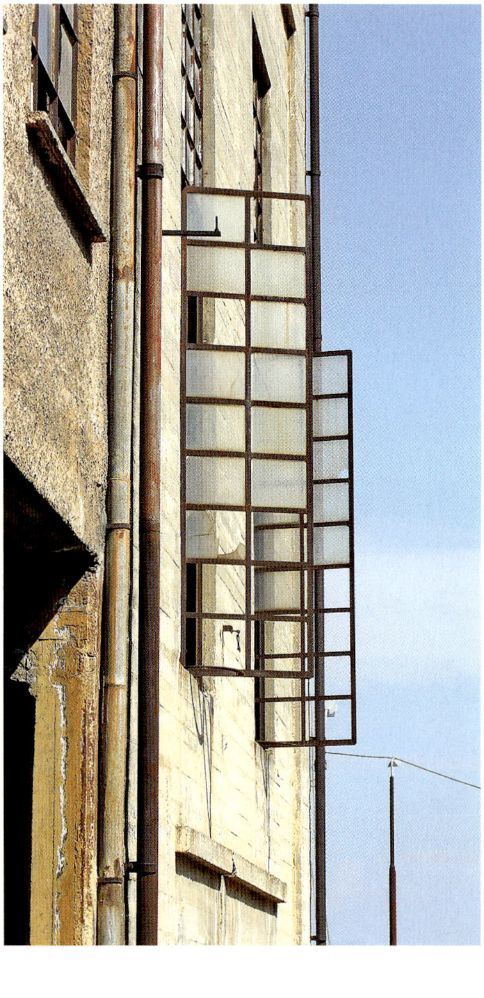

8 ACHT SCHRITTE DER HEIM-VORSORGE

Die Frage, was du als Erstes tun solltest, um deine Situation zu verbessern, ist leicht zu beantworten. Die Grundlagen deiner Existenz sind im HUGP (siehe Abschnitt 8.1, Schritt 1) zusammengefasst. Gehst du nach der Dreierregel vor, so steht das Atmen an oberster Stelle. Mit Atmen ist nicht nur gemeint, was du mit deinen Lungen tust; Atmen bezieht sich auch auf die Zellatmung deines Körpers, sprich Verletzungsbehandlung. So gesehen, stehen also nach Zusammenstellung des HUGP an oberster Stelle der Atemschutz und die Behandlung nach Verletzungen.

Wichtig: Erfülle zuerst »Schritt 1«, bevor du zu »Schritt 2« übergehst. Jeder weitere Schritt darf erst angegangen werden, wenn alle vorhergehenden Schritte komplett erfüllt wurden.

8.1 Schritt 1: Hab-und-Gut-Päckchen (HUGP)

Sichere deine Daten

An erster Stelle steht die Sicherstellung all dessen, was du hast und was du bist. Hast du dein **»Hab-und-Gut-Päckchen«** (HUGP) nach den Empfehlungen hier im Buch zusammengestellt, so sind eventuelle Nachweise für dich kein Problem.

Vielleicht musstest du dein Heim für kurze Zeit verlassen, und nach der Rückkehr ist es den Flammen oder einem Erdbeben oder Vandalismus zum Opfer gefallen. Vielleicht wurden dabei alle deine Urkunden etc. vernichtet. Mach dir die Mühe und halte dich an die Empfehlungen der »HUGP-Checkliste« (siehe Abschnitt 23.1). Dieser Schritt der Selbstversorgung ist sehr leicht zu erreichen und kostet auch nicht viel Geld. Das »HUGP« ist überhaupt der erste Schritt in eine gute Vorbereitung. Hast du keinen eigenen Computer mit Scanner, so lass diese Arbeit in einem Copyshop erledigen. Ist dies auch nicht

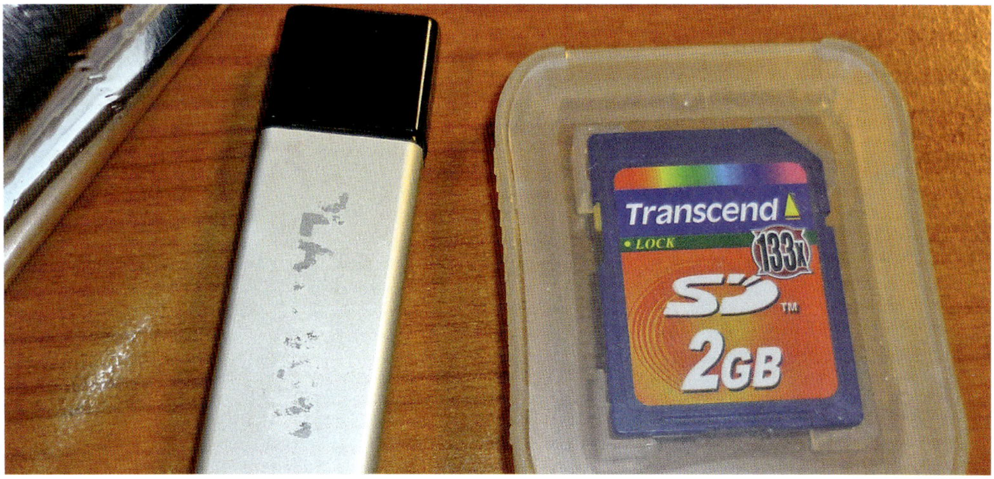

möglich, dann fotografiere wenigstens deine ganzen Unterlagen mit einer Digitalkamera und speichere diese auf Stick und Karte. Das fotografische Erfassen sollte immer zum elektronischen Einlesen hinzukommen. Grund: Sollte im Ernstfall kein funktionierender Computer greifbar sein, so kann es helfen, wenn du deine Daten nicht nur als Datei, sondern auch als Bilder abgespeichert hast. Bilder können mit einer Digitalkamera leicht gesichtet werden.

Doppelte Sicherheit

Natürlich muss dein HUGP doppelt in Alufolie eingepackt und anschließend wasserdicht eingeschweißt werden. Achte bei der Alufolie darauf, dass diese nicht die Kontakte deiner Speicherkarte kurzschließt. Besser ist es, du schützt freiliegende Kontakte, indem du jedes Medium in seiner Schutzhülle unterbringst oder es zuerst mit einer Schicht Papier umwickelst. Der andere Schritt ist der einfachere: Erstelle von deinem HUGP eine Kopie, denn auch hier gilt der Grundgedanke der Redundanz. Deine zwei HUGP deponierst du nun an zwei verschiedenen Orten. Möchtest du noch eine Sicherheitsstufe höher gehen, so erstelle zusätzlich von allen Unterlagen und Nachweisen eine gute Farbkopie. Diese Farbkopien kannst du dann bei deinem zweiten HUGP außer Haus deponieren. Dieses Vorgehen beugt den Auswirkungen eines EMP (Elektromagnetischer Impuls) vor. Denn wenn alle Computer vom EMP betroffen sind, können sie die Daten deines HUGP nicht auslesen. Eine Möglichkeit, die Hartkopien zu umgehen, wäre, dass du, wie erwähnt, eingescannte Daten **und** Bilder deiner Urkunden und Nachweise zusammen auf jedem der Medien speicherst. Zusätzlich deponierst du eine in doppelter Alufolie verpackte Digitalkamera bei einem der HUGP.

8.2 Schritt 2: Schutz

An erster Stelle stehen also Atemschutz und medizinische Versorgung. Orientiere dich an den Listen im Abschnitt 23.1

1. **Medizinbox**
2. **Atemschutz.**

Medizinbox

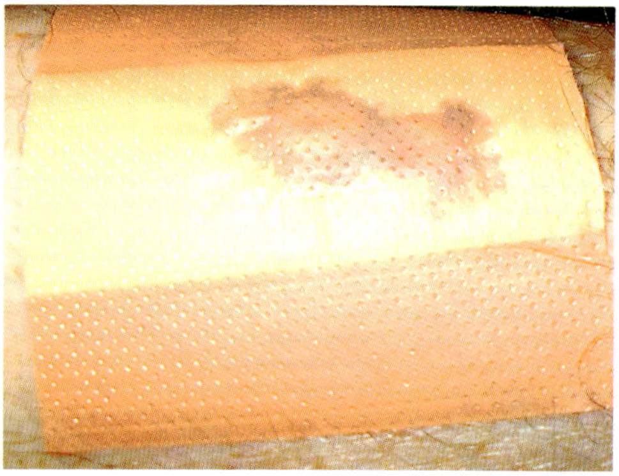

Eine **Mini-Medizinbox** stellt das unterste Niveau für eine eventuelle Notfallversorgung dar. Wenn immer es dir deine finanzielle Situation erlaubt, dann lege dir eine **Medizinbox** zu. Solltest du dich momentan aus finanziellen Gründen nur für eine **Mini-Medizinbox** entscheiden können, so mach dir keine Vorwürfe. Sie stellt die Grundlage dar, die du im zweiten Schritt leicht zur Medizinbox aufrüsten kannst, was in jedem Fall dein Ziel sein sollte. Es bleibt dem Einzelnen überlassen, ob er an seine Medizinbox dann auch die »Erweiterte Medizinbox« dranhängt.

Atemschutz

Ob im Bereich **»Atemschutz«** auch eine Vollgesichtsmaske mit verschiedenen Filtereinsätzen oder nur eine

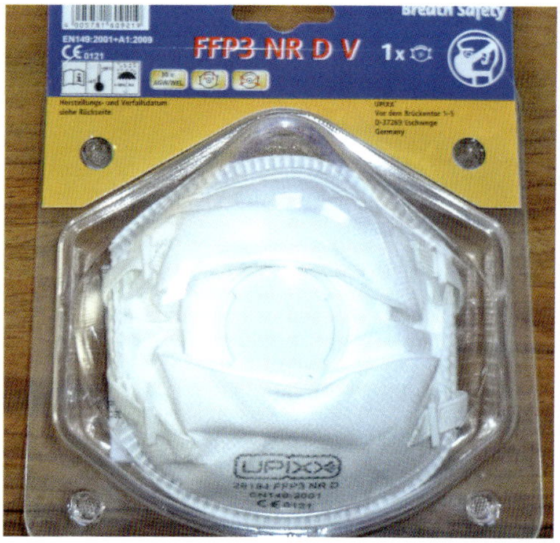

FFP3-Maske zum Einsatz kommt, kannst du selbst entscheiden. Klar bist du bei einer Vollgesichtsmaske mit entsprechenden Filtern wesentlich besser geschützt als nur mit einer FFP3-Maske. Dennoch gilt: Besser eine FFP3-Maske als gar kein Schutz, wenn es erforderlich sein sollte. Lediglich die ganz normalen Atemschutzmasken sind keine Option, da diese zu viele Unsicherheitsfaktoren aufweisen.
Nähere Informationen erhältst du im Abschnitt 23.1 ABC-Box.

8.3 Schritt 3: Wasser

Wasseraufbereitung

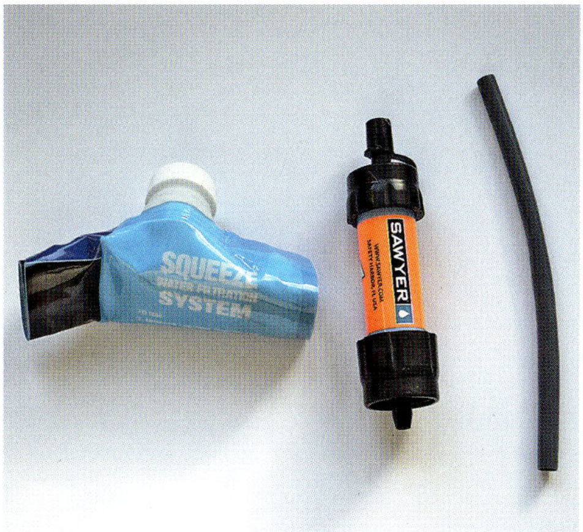

Hier geht es um ein ausreichendes Lager von **Trinkwasser** oder zumindest die Möglichkeit, Wasser entsprechend trinkbar zu machen. Solltest du keine Möglichkeit haben, für mindestens drei Monate **Trinkwasser** zu bevorraten, so halte dich an die Empfehlungen aus dem Kapitel 13.14 »Trinkwasser«.

Wasserlager

Bedenke, dass du bei einer Bevorratung drei Liter Wasser je Person/Tag benötigst, und dies für mindestens drei Monate. Bei zwei Personen sind dies 2 × 3 × 90 = 540 Liter Wasser. Also über eine halbe Tonne Wasser insgesamt. Diesen Platz hat nicht jeder zur Verfügung. Zudem muss das gelagerte Wasser keimfrei und lagerungsfähig gemacht werden. Einfach Wasser in einen Tank zu füllen und es dort unbehandelt zu belassen, würde zum Kippen des Wassers führen. Vielleicht bevorratest du ständig vier Pack Mineralwasser (4 × 6 × 1,5 = 36 Liter) je Person in PET-Flaschen und hältst für den Notfall parat:

1. zwei 20-Liter-Wasserkanister/Person (können auch Faltkanister sein)
2. einen Wasserfilter
3. für mehrere Hundert Liter ausreichende Mengen eines geeigneten Mittels zur Wasserentkeimung.

Hinweis: Mineralwasser hält durch die Kohlensäure sehr lange. In Kohlensäure kann sich kein Leben entwickeln.

8.4 Schritt 4: Wärmesicherung

Im Fall von Energieausfall sollte die Wärmesicherung recht weit oben auf der Liste stehen. In andauernder Kälte lauern Krankheit und Tod. Dies gilt besonders für die kalte Winterzeit. Mit ein paar einfachen Kniffen kannst du dein Heim für solche Fälle maximal vorbereiten.

Fenster und Türen

Bringe an jedem Fenster dichte Vorhänge an. Bei Fenstern, die sich über einem funktionierenden Heizkörper befinden, lass den Vorhang mindestens 10 cm über dem Heizkörper enden. Bei den anderen Fenstern sollte der Vorhang bis zum Boden reichen. Bei Sonneneinstrahlung werden die Vorhänge weit geöffnet, damit sich der Innenraum durch die Scheiben aufheizen kann. Bei fehlender Sonneneinstrahlung werden die Vorhänge geschlossen. Hast du dich an die Empfehlungen im Absatz »Baumaterial und Werkzeuge« gehalten, so verfügst du über die nötigen Hilfsmittel, um den Fenstern eine »weitere Dichtschicht« zu verpassen. Bringe innen am Fenster eine Folie über die ganze Fläche und über die Dichtfalze der Fenster hinaus an. Dichte sie zur Fensterumgebung mit Panzertape oder Dachlatten gut ab. Vergiss aber nicht, zwischen Fenster und Folie etwas Reis oder Kieselgel/Silikagel zu tun, um das Kondenswasser abzufangen. Bringe an Türen im Bodenbereich sogenannte Zugluftstopper an. Schließe immer alle Türen, speziell die der nicht benutzten Räume, dies stellt eine weitere Barriere gegen Kälte dar. Ist die Außentemperatur tagsüber höher als die Raumtemperatur, so öffne sofort alle Fenster und Türen. Schließe diese aber wieder, sobald Außen- und Innentemperatur auf demselben Niveau sind. Einfache undurchsichtige weiße Duschvorhänge vor den Fenstern Richtung Süden halten Blicke draußen und lassen trotzdem die Sonnenstrahlen den Raum aufwärmen.

Personen

Bedenke, dass ein Mensch an den Körperstellen die meiste Wärmeenergie verliert, wo sich wenig isolierendes Hautfett befindet. Dies ist in der Regel der Kopf. Bei Kälte ist es also von immenser Wichtigkeit, sich durch eine geeignete Kopfbedeckung vor Wärmeverlust zu schützen (siehe hierzu auch den Abschnitt 13.11 »Shemagh«). Ansonsten solltest du pro Person das Folgende einplanen:

- zwei gute Decken
- warme Wollkleidung (Wollsocken, Funktionskleidung)
- zwei Strumpfhosen oder lange Unterhosen übereinander tragen
- mit Schlafanzug und Bademantel ins Bett gehen
- Schlafsack im Bett
- Zelt über dem Bett bauen
- Wärmflasche
- warme Schuhe und Felleinlagen
- Strickmütze mit Windstopp oder Shemagh
- Kleidung im Zwiebelprinzip (lieber mehrere Schichten als eine oder zwei).

Raum

Alle Personen sollten sich in einem Raum aufhalten. Durch abgehende Körperwärme wird der Raum auch mit aufgeheizt. Verwende alternative Heizmöglichkeiten. Achte aber auch auf ausreichenden Luftaustausch, Frischluftzufuhr und eine Brandschutzmöglichkeit, wenn die Heizung über eine offene Flamme generiert wird (Petroleum, Gas, Teelichter etc.). Ein Teelicht ergibt eine Leistung von 30 – 35 Watt. Je nach offener Flamme besteht die Gefahr einer Kohlenmonoxidvergiftung, und das bedeutet unweigerlich den Tod, also **Vorsicht**! Auch darf z. B. heiße Restkohle eines Lagerfeuers niemals mit in geschlossene Räume genommen werden. Jedes Jahr ersticken Leute wegen solcher vermeidbaren Fehler.

Lege Teppiche und Läufer auf dem Boden aus, diese geben mehr Wärme als der nackte Boden. Isoliere den Boden der darüberliegenden Etage mit allem, was du zur Verfügung hast. Lass kein Stück des Bodens unbedeckt. Du kannst auch alte Klamotten, Zeitungen und Illustrierte dafür verwenden. Je besser die Decke isoliert ist, umso weniger Wärme entweicht nach oben. Warme Luft steigt auf und kalte Luft sinkt zu Boden.

Heizung

Einfach nur einen Holzofen oder eine Holzheizung einzubauen, ist nicht weitsichtig genug. In dem Fall bräuchtest du auch so viel Platz, um eine entsprechende Menge Holz lagern zu können. Dieses Holz kann dann wieder zur Beute mancher Spitzbuben werden. Dennoch stellt eine korrekt installierte Holzheizung eine prima Alternative dar. Richtig sparen kannst du beim Holz, wenn du dieses selbst zubereitest, es also selbst sägst und spaltest.

Auf den Bildern siehst du einen Teil meines eigenen Holzlagers. Natürlich macht die Verarbeitung zu Brennholz etwas Arbeit, eine sehr gute Vorbereitung auf was auch immer ist Holz aber in jedem Fall. Holz wärmt dreimal: zuerst bei der Verarbeitung, dann beim Heizen, danach bei der Ascheentfernung aus dem noch warmen Ofen.

Soll deine Heizung mit Petroleum oder Ähnlichem laufen, so sorge für ausreichend Brennmaterial in deinem Lager. Eine Heizung ohne Abluftkamin erzeugt im Raum zum einen sehr viel Feuchtigkeit und zum anderen eine Absenkung des Sauerstoffgehalts, im schlimmsten Fall einen Anstieg von CO (Kohlenmonoxid). Kohlenmonoxid ist ein geruchloses, aber tödliches Gas. Ein Anstieg der Feuchtigkeit bei fehlender Durchheizmöglichkeit sorgt für Schimmelbildung und dadurch Gesundheitsgefahr. Je nach Heizart muss also mehrmals am Tag gelüftet werden.

Ein Petroleumofen hat den Vorteil, dass er schnell aufgestellt werden kann und keinen Abluftkamin benötigt. Es gibt Petroleumöfen am Markt, die zusätzlich auch zum Kochen kleinerer Mengen von Speisen zu verwenden sind.

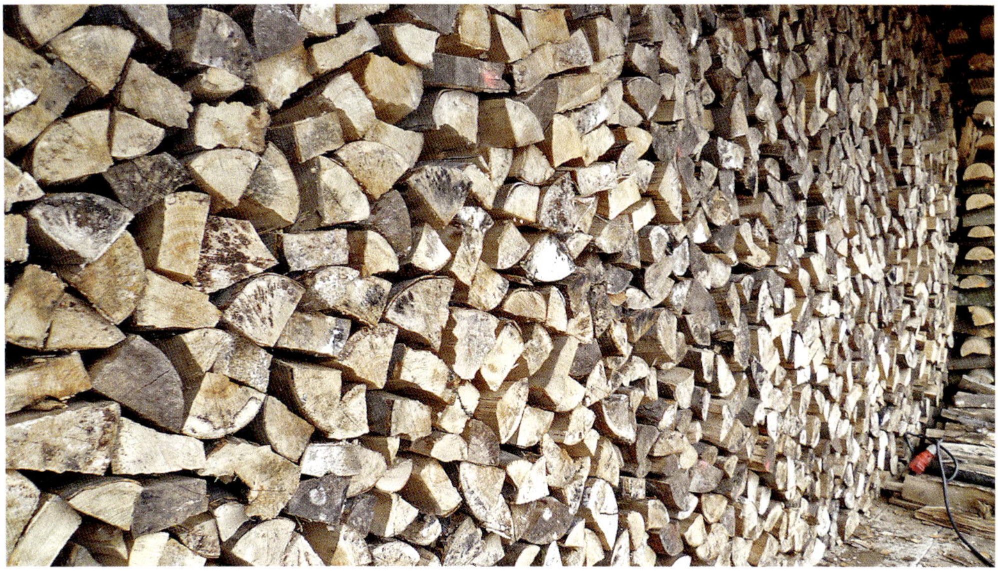

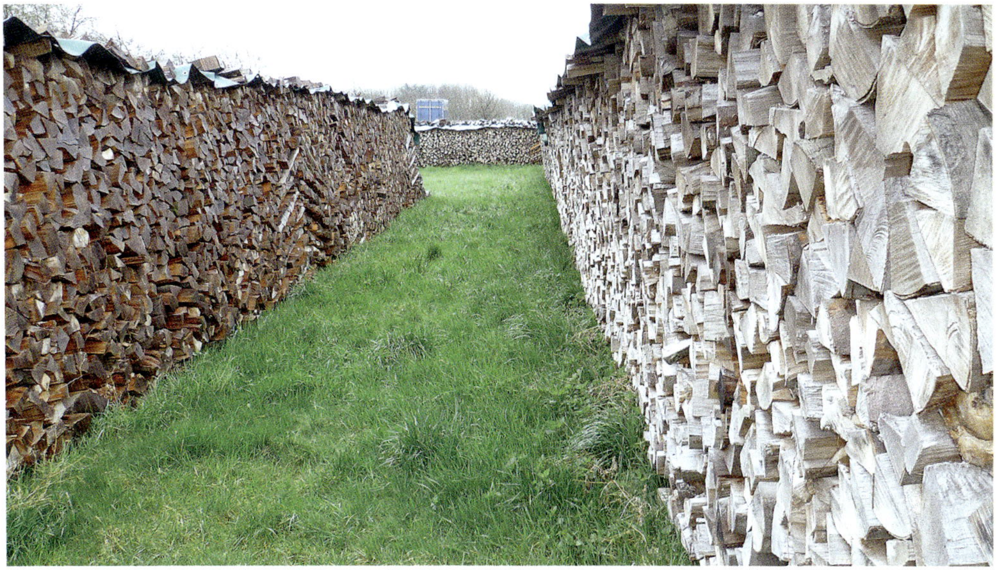

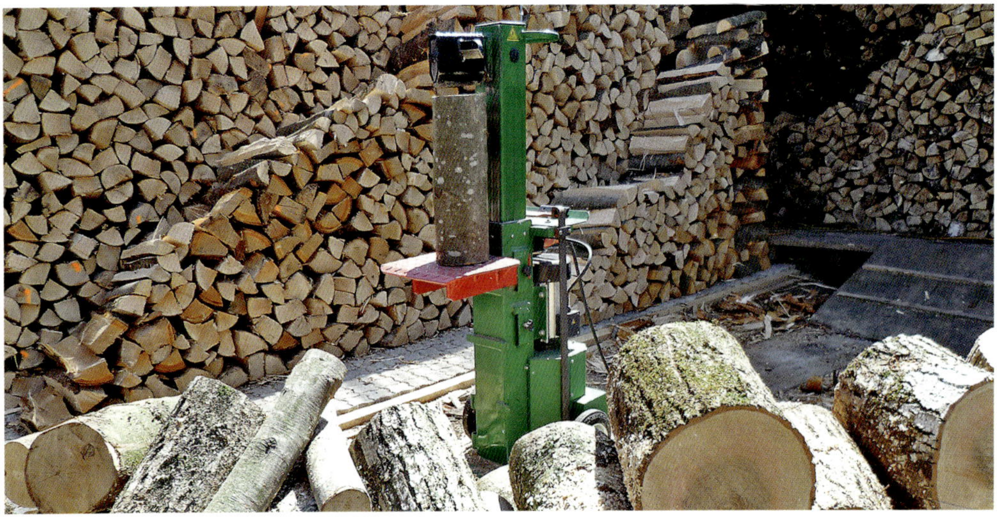

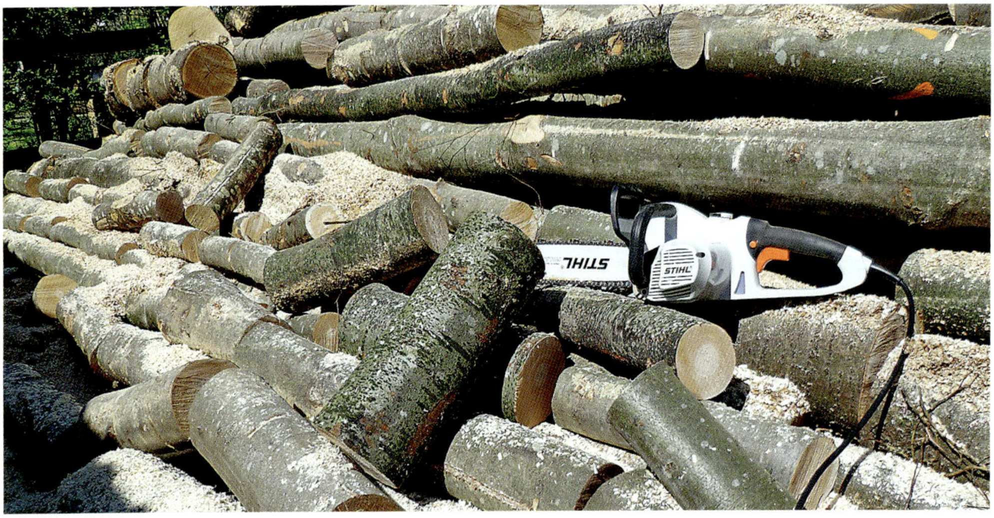

8.5 Schritt 5: Lebensmittel

Je nach finanziellen Möglichkeiten beginne mit der **»kleinen Notfallversorgung zu Hause«** (siehe Abschnitt 23.2). Eine solche zu Hause aufzubauen, ist auch mit schmalem Geldbeutel immer drin. Du musst ja nicht alle Lebensmittel mit einem Mal einkaufen. Nimm bei jedem Einkauf ein wenig mehr mit und baue dein Lager mit der Zeit kontinuierlich aus. Mach dir eine Liste und hake jedes Mal bestimmte Posten ab. Irgendwann hast du deine kleine Notfallversorgung beisammen.

Stück für Stück

Sollte es dir möglich sein, so gehe darauf aufbauend zur **»großen Notfallversorgung zu Hause«** über. Alle Lebensmittel zeitnah einzukaufen oder gar während eines einzigen Einkaufs ruft unnötig den einen oder anderen Beobachter auf den Plan. Unnötige Fragen entstehen, unnötige Risiken werden generiert. Stelle deinen Vorrat portionsweise zusammen. Beachte auch hierzu den Schritt »Tarnung«. Hast du dein Lager bis zur **»großen Notfallversorgung zu Hause«** ausgebaut, kommst du im Fall der

Fälle für lange Zeit zu Hause zurecht, ohne auf andere Personen oder auf Besorgungsfahrten angewiesen zu sein.

8.6 Schritt 6: Kommunikation

Sich im Ernstfall »unsichtbar« machen zu können, ist ein entscheidender Punkt. Bist du gut vorbereitet, so musst du dein Heim für mehrere Monate nicht oder nur sehr selten verlassen. Abgeschnitten von Informationen und Nachrichten, bist du in deinem Heim aber wie auf einer trostlosen, einsamen Insel, nicht wissend, was um dich herum vor sich geht. Es ist wichtig, mit Informationen versorgt zu werden. Vielleicht erlebst du auch eine Situation, in der du auf Hilfe von anderen angewiesen bist und diesen Wunsch nach außen tragen musst (Funk). Ob du dich für eine Einweginformation (Radio) oder eine Zweiweginformation (Funk) entscheidest, bleibt dir überlassen. Ganz ohne Information bist du jedenfalls alleine den Aktionen und der Situation in deiner unmittelbaren, direkten Umgebung ausgeliefert.

Einweginformation

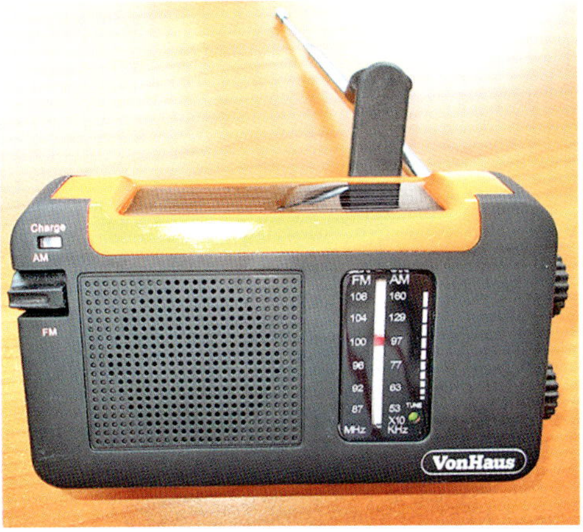

Entscheidest du dich für die Einweginformation, so kommt für dich eventuell ein Weltempfänger infrage. Auf der Suche nach dem geeigneten Radio sollte die Überlegung zur Übertragungsart nicht die geringste Rolle spielen. Einige Länder haben schon jetzt entschieden, den analogen UKW-Bereich abzuschalten und auf DAB+ umzustellen (Norwegen 2017, Schweiz 2024, Deutschland soll 2025 folgen).

Um die Laufsicherheit zu gewährleisten, sollte das Radio mit AA-Batterien betrieben werden können. Das Radio kann auch mit Kurbeldynamo und Solarpanel ausgestattet sein. Der Stromverbrauch ist bei solch einem Gerät zwar sehr gering, aber dennoch kannst du dadurch Batterien sparen. In Verbindung mit einem separaten Akkulader mit Dynamokurbel und einem Solarlademodul für Akkus oder einer Powerbank mit Lademöglichkeit über Solarpanel kannst du ein normales Radio aber auch mit den entsprechenden Akkus betreiben.

Zweiweginformation

Möchtest du, im Fall dass du und deine Familie sich in eurem Heim verschanzt habt, auch mit anderen Personen kommunizieren oder Hilfe herbeirufen, ohne erst das Heim verlassen zu müssen, dann kommt nur ein Funkgerät infrage. Die günstigste und einfachste Art dieser Kommunikation ist ein CB-Funkgerät. Normale CB-Geräte sind genehmigungsfrei zu bedienen. Viele LKW-Fahrer benutzen dieses System zur Kommunikation, die Geräte sind sehr weit verbreitet. Allerdings haben Handys für einen Rückgang der CB-Verbreitung gesorgt. Du kannst CB-Geräte für zu Hause mit deutlich mehr Sendeleistung bekommen oder als Handgeräte (siehe Bild). Die Sendeleistung hängt unter anderem auch von der Größe der Antenne ab.

Sehr praktisch, handlich und klein sind sogenannte PMR-Geräte. Diese haben eine Reichweite von bis zu 5 km bei freier Strecke. Solche Geräte lohnen sich in jedem Fall, um mit Personen, die auf Versorgungstour sind, ständig in Kontakt zu bleiben, oder wenn du ein größeres Grundstück absichern musst. So kann die Streife permanent mit der Basisstation in Verbindung bleiben. Diese Geräte sind in Deutschland und ebenso in vielen anderen Ländern genehmigungsfrei. Bestimmt wirst du manchmal supergünstige Angebote um die

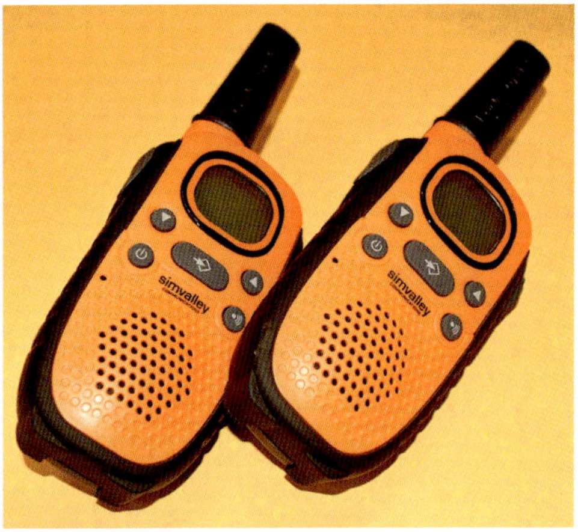

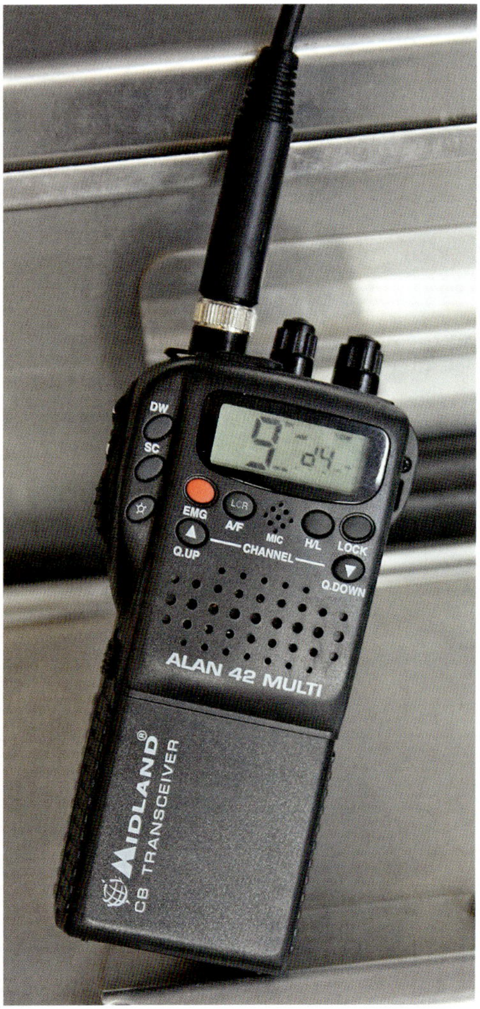

10 bis 20 Euro für zwei solcher Geräte zusammen erhalten. Ein Tipp: Lass sie liegen! Wenn sie gut und zuverlässig sein sollen, kosten solche Geräte derzeit um die 200 Euro pro Gerät – diese sind dann allerdings auch für den Analog- und Digitalbetrieb ausgerüstet. Soll die Reichweite auf ein ca. 1.000 bis 10.000 qm großes Grundstück und etwas drum herum bemessen sein, so genügen auch Geräte um etwa 40 Euro/Stück.

Die nächste Stufe nach dem CB-Funk, diese allerdings nicht lizenzfrei, nennt man Amateurfunk. Per Amateurfunk ist eine Verständigung mit anderen Amateurfunkern weltweit möglich. Möchte man den Amateurfunk lediglich empfangen, so ist dies in Deutschland jedermann gestattet. Kurzwellenfrequenzbänder können einfach mit einem Weltempfänger empfangen werden. Möchtest du die Lizenz für den Amateurfunkdienst erwerben, so ist dies an ein Qualifizierungszeugnis und eine offizielle Rufzeichenzuteilung gebunden. Hierzu ist eine Prüfung bei der nationalen Fernmeldeverwaltung, in Deutschland der Bundesnetzagentur für Elektrizität, Gas, Telekommunikation, Post und Eisenbahnen, erforderlich.

Verbindung austesten: Hast du dich für ein Funkgerät entschieden, so kaufe gleich zwei; vielleicht ein stationäres und ein mobiles. Nun teste verschiedene Varianten aus. Schicke eine Person mit dem Mobilgerät auf Tour. Vergiss aber nicht, dass die Person für den Fall, dass sie sich aus dem Funkbereich entfernt, auch ein Handy mitnehmen sollte. Am Besten ist es, wenn die Person mit dem Mobilgerät per Kfz unterwegs ist. Nun gilt es, den Funkbereich auszuloten. Lege dir dafür eine topographische Umgebungskarte und einen Markierungsstift parat. Die Person mit dem Mobilgerät fährt nun alle von deinem Heim wegführenden Straßen so lange entlang, bis eine einwandfreie Kommunikation über Funk fast nicht mehr möglich ist. Den Punkt markierst du jeweils in deiner Karte. So verfährst du nun auch mit allen Querstraßen. Am Ende hast du einen groben Überblick, wie weit die Funkkommunikation um dein Heim herum möglich ist. Bedenke, dass Witterungsbedingungen ebenso Einfluss auf die Verbindung haben können wie Gebäude.

Um die Leistung der Funkverbindung zu präzisieren, kannst du also diese Vorgänge wiederholen:

1. in Gebäuden
2. bei wechselnden Witterungsbedingungen.

8.7 Schritt 7: Tarnung

Heim-Tarnung

Diese versetzt dich in die Lage, dein Heim aus dem Interesse von Marodeuren zu halten. Die beste Verteidigung ist die Unsichtbarkeit. Etwas, das unsichtbar ist, wird weder geplündert noch angegriffen. Halte dich eng an die hier gegebenen Empfehlungen. Je unscheinbarer oder unwichtiger dein Heim erscheint, umso unbehelligter wird dieses in der Regel bleiben. Lässt dein Heim von außen vermuten, dass es den Bewohnern recht gut geht, so wirst du wohl schnell ungebetenen Besuch erhalten. Bedenke: **Haben alle nichts, wollen alle haben!** Es geht also im Bereich Tarnung nicht nur um den Schutz vor Ganoven und Einbrechern, sondern auch um den Schutz vor dem ganz normalen Bürger und Nachbarn.

Dein Heim tarnen brauchst du nur im Krisenfall. Mit Heim-Tarnung ist nicht gemeint, dass du über das ganze Gebäude nun Tarnnetze hängen sollst. Tarnung bedeutet unsichtbar/unscheinbar machen. Natürlich kann man ein Gebäude oder eine Wohnung nicht tatsächlich unsichtbar machen. Die Maßnahmen sollen dir lediglich aufzeigen, wie du unsichtbarer/unscheinbarer wirst bzw. dein Heim unsichtbarer/unscheinbarer wird. Bedenke: Wenn der Mob tobt, dann helfen auch verschlossene Fenster und Türen nur wenig. Halte für jedes Fenster und jede Türe geeignete Holzplatten und Verstärkungsbalken zur Verfügung, wie es in der Liste »Baumaterial« (siehe Abschnitt 23.2) beschrieben ist. Menschen, die Hunger und Durst leiden, suchen nach Möglichkeiten, diesen Zustand zu beheben. Müssen sie dafür anderen Menschen etwas wegnehmen oder diesen sogar körperlichen Schaden zufügen, so werden sie dies auch tun. Irgendwann werden diese Menschen auf dein Heim aufmerksam werden. Sorge dafür, dass diese Aufmerksamkeit so spät wie möglich entsteht, wenn überhaupt. Wohnst du alleine auf weiter Flur, so kann es von Vorteil sein, deinem Anwesen einen »unbewohnten« Eindruck zu verleihen. Je schlechter ein Gebäude aussieht, umso weniger wird eine suchende Horde darauf aufmerksam werden. Stehen jedoch teure Autos vor dem Gebäude, ist alles sehr schön hergerichtet oder steht eine saubere Sitzgruppe ordentlich vor dem Haus, dann werden marodierende Horden mit Sicherheit auf das Gebäude aufmerksam. Der Gedanke, dass in diesem Gebäude etwas zu holen sei, drängt sich dann kategorisch auf. Selbiges gilt auch zum Beispiel, wenn sich Müll vor dem Gebäude häuft. Wo Müll erzeugt wird, gibt es etwas zu holen. Entstandener Müll und Exkremente sollten abseits vom Gebäude gut vergraben werden. Tief genug vergraben, damit sie nicht von Tieren wieder ausgegraben und in der Landschaft verteilt werden können. Eventuell kann es hilfreich sein, dein Heim optisch so herzurichten, als ob es bereits geplündert worden wäre.

HINWEIS: Die erste Diebstahlwelle während einer länger dauernden Krise wird eine Woche nach Beginn von den Großstädten aufs Land hinaus erfolgen. Alles, was beweglich ist, wird erobert. Zwei Wochen später schwappt die Welle zurück in die Städte und hier speziell in die Vorstädte, also den sogenannten »Speckgürtel«. Solche Aufenthaltsorte sind in dieser Zeit als sehr unsicher zu bezeichnen.

Hast du die Tarnung eingerichtet, so ist die Sicherheitssituation zwar verbessert, aber nicht optimal. Sei dir sicher, dass du von anderen Personen sozusagen »ausspioniert« werden wirst. Andere Personen interessiert es brennend, warum es dir und deiner Familie so gut geht, während sie selbst hungern und darben müssen. Schnell entstehen Fragen wie:

- Warum betteln du und deine Familie nicht um Lebensmittel, während alle anderen dies tun müssen?

- Warum sehen du und deine Familie noch so gesund aus, während allen anderen die Not ins Gesicht geschrieben steht?
- Warum haben du und deine Familie immer saubere Kleidung an, während alle anderen in Lumpen herumlaufen müssen?
- Warum könnt ihr noch mit dem Auto fahren, während alle anderen schon lange keinen Sprit mehr haben?

Solcherart Fragen führen zu Vermutungen. Vermutungen führen zu Geschichten und Geschichten führen zu Lügen. Auch wenn die Hemmschwelle deiner Nachbarn zu Beginn noch hoch sein mag: Das Gerede über dich und dein Vermögen/Lager macht die Runde. Das Gerede wird dabei auch auf Ohren treffen, die nicht zu einem deiner Nachbarn gehören. Nun kann es eng werden für dich und deine Familie. Fremde Gestalten versuchen, an das ranzukommen, was du so mühsam aufgebaut hast – dein Notfalllager.

Persönliche Tarnung

Zur Heim-Tarnung gehört auch die persönliche Tarnung. Diese besteht nicht nur darin, dass niemand aus der Familie über die getroffene Notfallvorsorge sprechen darf, weder in der V-V-Z noch im Notfall direkt, sondern auch darin, dass ihr euch im Verhalten nicht von dem eurer Nachbarn unterscheidet. Achte auch stets auf ungewöhnliche Begebenheiten um dein Heim: Halten sich um dein Heim unbekannte Personen auf, die dort normalerweise nicht hingehören? Unbekannte Personen mit Kind an der Hand? Unbekannte Personen mit Hund? Unbekannte Personen in langsam vorbeifahrenden Fahrzeugen? Unbekannte Personen, die fotografieren? Unbekannte Personen, die herumlungern? Unbekannte Personen, die in ein unbefangen wirkendes Gespräch verwickelt sind? Unbekannte Personen, die sich in einem parkenden Auto aufhalten? Solche Beobachtungen solltest du nicht der zufälligen Entdeckung überlassen. Erforderlich sind entweder ein Wachposten im Wechsel mit anderen Personen in der Wohn-/Haus-/Häusergemeinschaft oder mindestens vier bis acht tägliche Wachgänge rund um die Uhr (morgens, mittags, abends, nachts). Notiere hierbei Beobachtungen und fotografiere diese. Lass dein Heim nicht für längere Zeit unbeaufsichtigt. Ist es erforderlich, dein Heim zu verlassen, so tu dies weder in einem regelmäßigen Turnus noch immer zur selben Zeit. Sorge dafür, dass dein Heim während deiner Abwesenheit bewohnt wirkt. Halte zwar Fenster und Türen geschlossen, lass aber Fernseher oder Radio (falls diese funktionieren) laufen und lösche nie alle Lichter. Hierzu gehört natürlich auch, dass an den Fenstern Jalousien hängen, welche den direkten Blick in den Raum verwehren. Drohnenspionage in dein Heim hinein wird so deutlich erschwert. Auch oftmalige Präsenz außerhalb deines Heims kann Raum für Spekulationen bieten. Verlasse dein Heim nur, wenn es erforderlich ist, und lasse es niemals ganz ohne Aufsicht.
Heutzutage ist es nicht mehr sehr teuer, Drohnen für die Überwachung einzusetzen. Nutze auch diese Technik für deine Sicherheit. Eine Akkuladung der Drohne reicht locker, um einige Wachrunden um dein Heim zu fliegen.
Zur persönlichen Tarnung gehört auch der soziale Kontakt zu deinen Nachbarn. Bewege dich in der Menge, so wirst du in der Menge untergehen. Kleide dich wie sie, verhalte dich wie sie, bilde mit ihnen zusammen Interessen- oder Wehrgemeinschaften.

Die Menge macht's!

Wohnst du alleine, so wirst du eher zum Ziel von Raub und Verbrechen, als wenn du mit anderen Personen zusammenwohnst. Kannst du niemanden davon überzeugen, bei dir zu wohnen, so überlege, deinen Wohnort dahin zu verlegen, wo auch andere Menschen sind. Die Schwächsten sind immer die ersten Ziele.
Für die Gruppe gilt: Je kleiner die Gruppe ist, um so eher wird sie angegriffen; je größer die Gruppe ist, um so eher muss sie straff geführt werden.
Findet ein Übergriff statt, so werden sich die Übeltäter immer die schwächsten Personen aussuchen. Es wird also vermutlich so sein, dass deine Kinder, deine alte, kranke Mutter oder deine Frau/Freundin als Druckmittel verwendet werden. In schwierigen Zeiten ist es

wichtig, die »Außerhauszeiten« auf ein erträgliches Mindestmaß zu reduzieren. Je schwächer eine Person ist (Kinder, alte Leute, Frauen), umso wichtiger ist der alleinige Aufenthalt innerhalb der geschützten Umfriedung. Ob diese geschützte Umfriedung nun die vier Wände der Wohnung sind oder ob es sich dabei um die undurchsichtige und undurchdringliche hohe Hecke um das Grundstück handelt, spielt dabei eine untergeordnete Rolle.

Die Reihenfolge für Angriffe/Übergriffe sieht wie folgt aus:

1. Verlassene Geschäfte/Lager/Firmen
2. Kinder
3. Alte/gebrechliche Personen
4. Alleinerziehende Frauen
5. Frauen
6. Geschäfte mit nur einer Person zur Betreuung
7. Alleinstehende Männer
8. Alleinstehende bewohnte Häuser
9. Kleine Familien
10. Personenverbund
11. Bewohnter Häuserverbund
12. Bewachte Objekte
13. Bewachte und abgeriegelte Objekte.

Befindet sich dein Haus mitten in einer Siedlung, dann kann es sein, dass es besser ist, anstatt der Unsichtbarmachung den Weg zur Größe zu wählen. In dem Fall ist es ratsam, sich mit den Nachbarn zusammenzutun. Einen höheren Zaun um mehrere Gebäude gleichzeitig zu ziehen, wirkt abschreckender. Vielleicht kannst du zusammen mit deinen Nachbarn eine Wache einrichten. Zusammen seid ihr viel stärker. Einzelne Bösewichte nehmen so gleich Abstand.

Hergeben: Strategie

Ist es dennoch einmal unumgänglich, von deinen Vorräten abzulassen, so gib einiges davon her und vermittle die Information, dass nicht mehr da sei. Dazu solltest du aber nicht erst im Akutfall einen Teil aus der gesamten Vorratshaltung herausnehmen. Marodeure sind nicht darauf ausgerichtet, mit dir etwas zu teilen, auch nicht wenn es sich eigentlich um dein Eigentum handelt. Willst du vor ihnen nur teilen, so ist dein Leben und das deiner Liebsten in höchster Gefahr. Für solche Fälle ist es gut, einen gewissen Teil der Vorräte aufgeteilt in drei getrennte Einheiten zu lagern, um im Extremfall je eine Einheit geschlossen hergeben zu können. Ist der Angreifer überzeugt, dass nach Übergabe der ersten Einheit noch mehr da sein muss, so kannst du ihm auch die zweite separate Einheit überlassen, mit der Versicherung, dass jetzt wirklich nichts mehr da sei. Verhandlungen über eine Aufteilung der Vorräte kannst du, wie schon erwähnt, von vorneherein vergessen. Jemand, der so weit geht, dass er dich zwingt, der will alles. Überlässt du ihm »den ganzen Vorrat«, so ist sein Interesse am Auslöschen deines Lebens nicht mehr sehr groß, zumal er vorerst einmal hat, was der Grund seines Angriffs war. Mit viel Glück funktioniert dieser Plan, ansonsten bleibt nur noch die Flucht, wenn du einen Kampf vermeiden willst.

Kampf oder Flucht?

Hilft alles nichts, so musst du dich entscheiden, ob die offene Konfrontation oder das Verlassen des Heims die nutzbringendere Variante ist. Bedenke, dass ein Kampf Verletzte und Tote auf beiden Seiten verursachen kann. Auch ein abgewehrter Angriff bedeutet nicht, dass jetzt wieder alles in Ordnung ist. Der oder die Angreifer können zurückkommen. Wo etwas verteidigt wird, muss es etwas zu holen geben. Entscheidest du dich für die Aufgabe des Heims, so solltest du in jedem Fall einen Sicherheitsrucksack (siehe hierzu die Listen im Abschnitt 23.3) bereitstehen haben, denn die Flucht muss unter Umständen sehr schnell realisiert werden. Auch alternative Möglichkeiten, das Heim zu verlassen, bieten mehr Schutz und Sicherheit. Es ist manchmal lebensverlängernd, wenn man die Flucht ergreift, anstatt sich einer Konfrontation zu stellen. Um auf eine Konfrontation vorbereitet zu sein, muss unbedingt auch eine Verteidigung, wie im folgenden Abschnitt erläutert, installiert werden.

8.8 Schritt 8: Verteidigung

Sei darauf vorbereitet, dass deine Bemühungen in Sachen Tarnung eines Tages nutzlos sind. Je länger ein Notstand anhält, umso intensiver suchen andere Menschen nach Nahrung und lebensnotwendigen Gegenständen. Je länger der Notstand anhält, umso mehr sind andere Menschen bereit, dafür über die Grenzen von Anstand und Menschlichkeit hinauszugehen. Auch das Begehen eines Verbrechens ist ab einem bestimmten Punkt kein Hinderungsgrund mehr. Richte die Empfehlungen aus dem Abschnitt 8.7 »Tarnung« nicht erst ein, wenn du gewisse Tendenzen bei deinen Mitmenschen oder fremden Personen bemerkst. Ein gutes Hilfsmittel, um deine eigene Einstellung zu orientieren, ist die Verwendung des »Cooper-Farbcodes« (siehe Abschnitt 21). Die Handhabung dieses Codes kannst du in jeder Situation üben, auch heute schon, während der V-V-Z. Ständiges Training des »Cooper-Farbcodes« versetzt dich in die Lage, dieses Programm automatisch ablaufen zu lassen.

Wenn du die obigen 7 Schritte eingerichtet und etabliert hast, bist du auf fast alles vorbereitet. Was über diese Schritte hinausgeht, führt entweder in den Bereich »Verteidigung« oder »Flucht« beziehungsweise »Verlassen von Heim und Hof«. Siehe hierzu die Bereiche ab dem Abschnitt 23.3 »Mini-Sicherheitsrucksack« und alle folgenden dazugehörigen Abschnitte.

Jeder, der einmal Opfer eines Einbruchs geworden ist, weiß, welch eine tiefe seelische Verletzung daraus resultieren kann, auch wenn man nicht zu Hause war. Es ist sehr wichtig, das Gefühl von Sicherheit im eigenen Heim zu bewahren. Dies gilt natürlich nicht nur für Krisenzeiten, sondern auch in der V-V-Z. Wenn hier von Heim gesprochen wird, dann bezieht diese Bezeichnung alles ein, was dazugehört. Es kann sich also um eine Studentenbude (WG), ein Einzelzimmer, eine Wohnung, ein Haus und das dazugehörige Grundstück, einen Bauernhof, ein Anwesen oder alles andere handeln, das dein Heim darstellt. Einbrüche sind auch in der V-V-Z an der Tagesordnung, Tendenz steigend.

Die einfachste und kostengünstigste Sicherung beginnt **in** deinem Heim. Es ist wichtig, dass du dir immer vor Augen hältst: **In der Krise ist die GEFAHR dein ständiger Begleiter!**

Du und deine Familie sowie Freunde sind ständig der Gefahr ausgesetzt für

- Leib und Leben
- Hab und Gut.

Die Gefahr ist allgegenwärtig, das solltest du dir und deiner Familie immer wieder vergegenwärtigen. Das Üble an der Gefahr ist, dass man sie nach einer Weile der Gewöhnung nicht mehr sieht. Sobald du sie nicht mehr siehst, wird sie zuschlagen. Zu Beginn richtest du noch Sicherheitsroutinen wie Patrouillengänge etc. ein. Passiert nie etwas Unvorhergesehenes, so schläft die Wachsamkeit ein und die Gefahr kommt näher. Sie wird dort und dann zuschlagen, wenn du am verwundbarsten bist und es am wenigsten erwartest. Sie wird in der Regel auch immer beim Schwächsten zuschlagen (Alte, Kinder, Gebrechliche, Frauen). Andere wissen auch, dass der beste Weg zum Erfolg die Observation ist. Nach ausreichender Observation ist deinem Angreifer bekannt, wo und wann die Schwachstellen bestehen, wann wer an welcher Position und am leichtesten zu überwältigen ist.

Deswegen halte dich eng an die Empfehlungen:

- Vermeide präzise Routinen und Abläufe.
- Sei immer wachsam.
- Lass schwache oder wehrlose Personen nie unbeaufsichtigt.
- Lass die Deckung niemals sinken.
- Lass dein Heim niemals unbeaufsichtigt.

Sicherheitsstufe 1

Bringe Rauchmelder in allen Räumen außer der Küche an. Solltest du über eine Gastherme verfügen, so sind auch Gasmelder erforderlich. In der Nähe einer Kochstelle solltest du jeweils eine Löschdecke bereithalten. Grundsätzlich gilt: Türen und Fenster gegen Einbruch sichern und stets schließen, wenn diese nicht unter Kontrolle gehalten werden können. Um die momentan gegebene Sicherheitsstufe in Erfahrung zu bringen, kann ein Gespräch mit der Polizei helfen. Diese wird dir Tipps geben können, wie du die Sicherheit verbessern kannst. Keller-, Erdgeschoss-, Balkon- oder Terrassenfenster, die im Moment nicht geöffnet werden müssen, sollten zusätzlich abgeschlossen sein. Kauf dir hierzu abschließbare Fenster-/Türgriffe und tausche die bestehenden gegen diese aus. Lass um dein Haus keine Einstiegshilfen wie Leitern, Gerüste etc. offen herumliegen, so sind deine oberen Fenster besser geschützt.

Auf dem Grundstück solltest du Kameras und bewegungsmeldergesteuerte Strahler installieren. Beachte hierbei, dass die Kameras ausschließlich dein Grundstück und Haus erfassen dürfen, den öffentlichen Bereich darfst du weder überwachen noch fotografieren. WLAN-Kameras können leicht manipuliert werden, nutze besser drahtgebundene Kameras. Solltest du Strahler verwenden, so achte in jedem Fall darauf, dass deine Nachbarn durch die Strahler nicht gestört werden.

Sicherheitsstufe 2

Tausche das normale Fensterglas gegen einbruchhemmendes Glas oder sogar kugelsicheres Glas aus. Rollläden verbessern die Sicherheit ebenso wie Gitter an den Fenstern. Türen sollten selbstverständlich mit Sicherheitsschlössern ausgestattet sein. Normale Sicherheitsschlüssel mit Bart sind von jedem Gelegenheitsdieb schnell geknackt. Verwende Zylinder mit höherer Sicherheitsstufe (zum Beispiel beidseitige Löcher und Vertiefungen im Schlüsselbart anstatt gezacktem Schlüsselbart). Ein Panzerriegel an der Türe verbessert die Sicherheit zusätzlich, wenn er aktiviert ist.

Montiere eine gut sichtbare – aber nicht leicht erreichbare – Alarmanlage an deinem Gebäude. Alarmanlagen haben einen abschreckenden Effekt auf viele Einbrecher.

Behindere den Zugang zu deinem Grundstück, so weit es die Bauordnung zulässt. Die Befriedung eines Grundstücks ist immer in den Satzungen festgelegt: Du kannst zum Beispiel nicht eine zwei Meter hohe Mauer bauen, wenn im Bebauungsplan eine maximale Höhe von 50 cm zugelassen ist. Erkundige dich, wie deine Möglichkeiten aussehen. Sollten dir die erlaubten Maßnahmen zu gering erscheinen, so hast du auch die Möglichkeit, einen Ausnahmeantrag zu stellen. Ausnahmeanträge müssen aber nicht zwangsläufig zu einer Genehmigung führen. Da ist ein guter Draht zu Gemeinderat und Bauamt eventuell sehr hilfreich. Gehe nicht eigenmächtig über den erlaubten Bereich hinaus, du würdest den Kampf gegen die Obrigkeit verlieren.

So gesichert, wirst du den größten Teil der potenziellen Einbrecher verscheuchen. Möchtest du die Sicherheit noch erhöhen, so kann dies durch einen bellenden Hund geschehen. Bedenke jedoch: Ein Hund ist kein Ding; er braucht Fürsorge, Pflege, Futter, Zeit. Ein reiner Kläffer, der sich über jedes Geräusch auf der Straße aufregt, ist hier wenig zielführend. Der Hund sollte ausgebildet sein und nur anschlagen, wenn sich jemand an deinem Heim zu schaffen macht. Des Weiteren sollte er von Fremden kein Fressen annehmen, denn Einbrecher vergiften zuerst die Hunde.

Sicherheitsstufe 3

Solltest du die Möglichkeit für eine Mauer- und/oder Zaunbefriedung haben, so bedenke genau, was deine Anforderungen für die Befriedung sind. Möchtest du die Befriedung so ausführen, dass auch ein Fahrzeug (Auto, LKW) diese nicht durchbrechen kann, so muss ein Betonsockel errichtet werden, der mindestens 70 cm in den Boden und 50 cm darüber hinaus ragt, wenn du nicht sogar auf die ganze erlaubte Höhe eine Mauer errichten willst. Die Dicke des Sockels sollte 40 cm nicht unterschreiten. Selbstverständlich ist der Sockel in Stahlbeton-Bauweise auszuführen.

Für sämtliche Fenster und Türen stehen Befestigungsplatten, Verstärkungspfosten und Verdunklungsmaterial bereit. Die Aufnahmen für Befestigungsplatten/-bretter und Verstärkungspfosten in den Fenster- und Türrahmen sind montiert. Bei Erfordernis können Platten und Pfosten leicht und schnell eingebaut werden. Die Platten für die oberen Fenster besitzen Schießscharten, um das Gebäude zu verteidigen. Genügend S-Draht steht zur Verfügung, um das Gebäude oder zumindest die Zugänge damit zu sichern.

Waffen

Ich bin sicherlich nicht der typische Rambo-Typ. Ich brauche keine Dinge wie Multitool, Messer oder Ähnliches ständig am Hosengurt in einem Futteral. Ich bin auch nicht der Typ, der mit einer Waffe oder etwas Waffenähnlichem droht. Es ist gut, dass in Deutschland (und zahlreichen anderen Ländern) die Waffengewalt in den Händen der Exekutive liegt. Ich denke, wenn jeder bewaffnet herumläuft, ist keinem richtig geholfen. Gewalt erzeugt Gegengewalt. Drohung erzeugt Gegendrohung. Der eine zeigt sein Messer, der andere kontert mit einer Pistole. Damit sich ein Dritter sicherer fühlt, fuchtelt er ständig mit seinem Gewehr herum, und dies quittiert ein Vierter mit einer Pumpgun oder einem Schnellfeuergewehr. Diese Spirale wäre nach einiger Zeit unaufhaltbar. Jeder kleine feige Psycho schießt hinter einer Hecke hervor in den Rücken von Leuten, die er für überflüssig hält. Meine Meinung ist: Keine Waffen für kleine feige Psychos – und die anderen brauchen keine Waffen.

Für die Heim-Verteidigung solltest du dir aber die maximal mögliche Waffengewalt zulegen, welche der Staat dir erlaubt. Hier geht es um Verteidigung, nicht um Angriff oder Drohung. Lege dir in keinem Fall Waffen oder Systeme zu, die von Staats wegen verboten sind. Richter sind in dieser Hinsicht absolut nicht flexibel in ihrer Einstellung. Erlaubte Waffen sind in Deutschland z.B. Schreckschusspistolen (Achtung: zum Führen in der Öffentlichkeit ist der sogenannte »Kleine Waffenschein« erforderlich), Pfeil und Bogen, Armbrust, Messer bis 12 cm Klingenlänge, Zwille (Steinschleuder), Baseballschläger. Für die Schreckschusspistole brauchst du eine Genehmigung, die in der Regel jedoch ganz leicht vergeben wird, sofern du volljährig bist und dir nichts zuschulden kommen lassen hast (Verbrechen). Eine einfache, schnelle, leise, wendige und abschreckende Waffe ist in meinen Augen der Baseballschläger. Er verlängert deine Arme, wodurch du auch Angreifer mit einem Messer leicht in die Flucht schlagen kannst. Wenn du etwas geschickt im Umgang mit solch einem Schläger

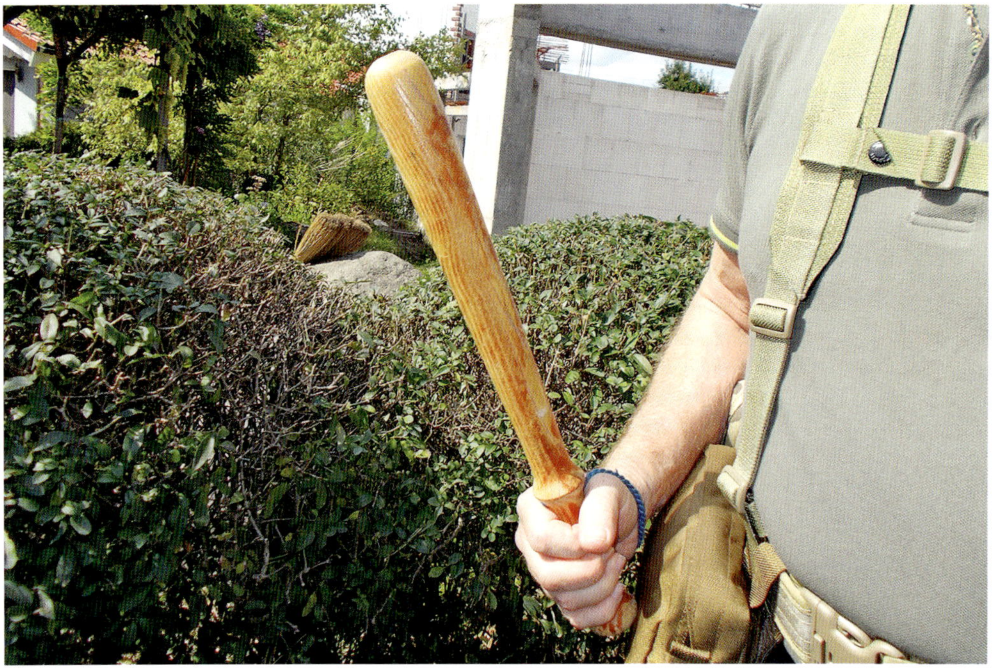

bist, so kannst du damit auch zwei oder drei Angreifer gleichzeitig in die Flucht schlagen.

Ein Messer kann zwar auch als Abschreckungswaffe eingesetzt werden, damit musst du aber quasi auf Tuchfühlung mit dem Angreifer gehen. Ist der Angreifer etwas geschickter im Umgang mit dem Messer, so hast du keine Chance und wirst unterliegen.

Mit einer Schreckschusspistole sieht das Ganze dann schon etwas anders aus. Du bekommst für solch eine Pistole verschiedene Munitionsarten. Du kannst wählen zwischen Knall, Knall und Blitz, CS-Reizgas, Pfefferladung, Pfefferladung mit Knall etc. So hast du die Möglichkeit, z.B. einen Schuss in die Luft abzugeben; der Angreifer weiß nicht, ob es sich um eine Schreckschuss- oder um eine scharfe Pistole handelt. Der nächste Schuss im Magazin kann dann z.B. eine CS-Reizgaspatrone sein. Schreckt den Angreifer der Warnschuss nicht ab, so wird ihn spätestens das CS-Reizgas in die Flucht schlagen. Für die Tierabwehr gibt es auch Patronen mit Pfefferladung, das funktioniert immer. Eine Schreckschusspistole kostet etwa 200 Euro.

Bogen und Armbrust sind ganz hervorragende Abschreckungswaffen, die allerdings auch absolut tödlich sein können. Wer traut sich schon, weiterzugehen oder auf jemanden loszugehen, wenn dieser mit einer Armbrust auf ihn zielt? Bei Verwendung einer Armbrust dauert es nach Abschuss des Pfeils eine gewisse Zeit, bis wieder nachgeladen ist. Deshalb wäre es besser, du arbeitest mit zwei Armbrüsten und im Zweierteam. Einer lädt und der andere schießt. Mit solch einem Armbrustpfeil ist es leicht, einen Menschen zu töten – der Pfeil einer Tenpoint Tactical XLT zum Beispiel fliegt mit fast einem Drittel der Schallgeschwindigkeit. Trifft dieser Pfeil auf menschliches Gewebe, so geht er ebenso hindurch wie eine Kugel. Sei also unbedingt sehr vorsichtig im Umgang mit solch einer gewaltigen Armbrust. Sollte die reine Abschreckung nicht genügen, so reicht in der Regel ein Pfeil in Arm oder Bein, und der Angriff ist beendet.

Immer dann, wenn du etwas beschleunigst, das sich danach mit großer Geschwindigkeit von dir wegbewegt, ist ausreichendes Training absolut notwendig. Ob dies eine Steinschleuder oder eine Armbrust ist, spielt keine Rolle. Du solltest die Auswirkungen der Waffe kennenlernen, um sie besser einschätzen zu können.

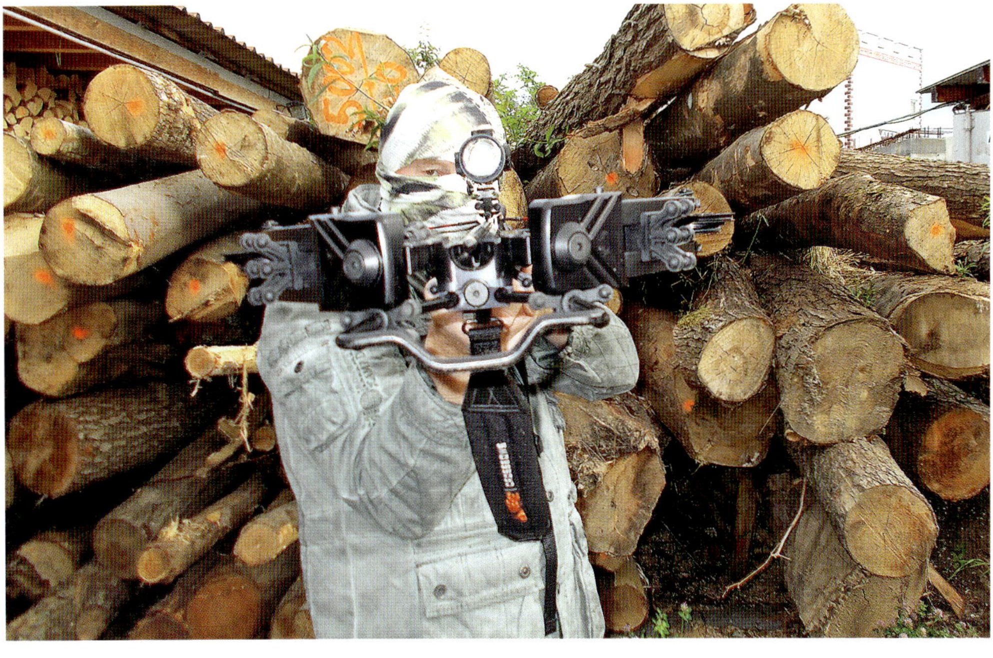

Im Krisenfall halte dich an die Empfehlungen der Abschnitte:

- die Voll-Notversorgung zu Hause (Abschnitt 23.3)
- Baumaterial (Abschnitt 23.2)
- Hygiene (Abschnitt 13.13)
- Wasserreinigung (Abschnitt 13.14)
- Trinkwasser (Abschnitt 13.14)
- körperliche Unversehrtheit (Abschnitt 13.15)
- Gesundheit (Abschnitt 13.16).

Die Liste »Voll-Notfallversorgung zu Hause« ist auf eine lange Selbstversorgungszeit ausgerichtet. Am besten ist, alles zu unternehmen, um das Risiko von Einbruch oder Überfall so gering wie möglich zu halten. Hier geht es direkt um den Schutz des eigenen Heims, der Familie, des eigenen Körpers und des angeschafften Notvorrats sowie der Wertgegenstände. Generell gilt in Deutschland, dass alle Waffen, die dem Waffengesetz unterliegen, genehmigungspflichtig sind. Schaffe dir keine illegalen Waffen wie Pistolen und Gewehre an und keine feststehenden oder einhändig zu öffnenden und feststellbaren Messer oder Messer mit über 12 cm Klingenlänge.

Zur Verteidigung gibt es verschiedene Möglichkeiten, z. B.:

- Pfefferspray für die Tierabwehr
- Gas- und Signalpistole
- Bogen und Pfeile
- Armbrust und Pfeile
- Speer
- Messer
- Axt
- Hammer
- Baseballschläger
- Zwille
- Schraubendreher
- Abwehrnadeln.

Bedenke: Es geht um reine Abwehr, nicht darum, jemanden anzugreifen oder gar zu töten.

Du glaubst nicht, wie wirkungsvoll eine Abwehrnadel einen Angreifer stoppen kann, wenn diese in seinem Auge steckt. Gut, wenn die Abwehrnadel vorher im Hemdkragen versteckt wurde, um im Falle eines Direktangriffs sofort einsatzbereit zu sein. Natürlich ist nicht mit Sicherheit zu sagen, dass der Angreifer sich ebenso an die Waffengesetze hält wie du. Im Extremfall kann es erforderlich sein, Waffen und Munition mit größerem Effekt zu besorgen. Dies kann und darf jedoch erst nach Zusammenbruch von Judikative, Legislative und Exekutive (gesamte Staatsmacht und deren Gesetz) infrage kommen. Hierzu sind dann Edelmetalle als Zahlungsmittel unbedingt erforderlich. Im Ernstfall ist es immer besser, einer direkten Konfrontation aus dem Weg zu gehen. Dies kann geschehen durch eine nicht überwindbare Befestigung oder durch Flucht. Du darfst niemanden verletzen, der z. B. nur Dinge entwenden will. Will dir jedoch jemand ans Leben, so darfst du dich mit allen gebotenen Möglichkeiten wehren. Solch eine Situation fällt unter den Begriff Notwehr.

Trage Waffen nicht offen oder am Gürtel mit dir herum, wenn es nicht unbedingt notwendig ist. So provozierst du nur andere und bringst sie auf dumme Gedanken. Die beste Abwehrwaffe ist die nicht sichtbar getragene, welche dennoch schnell einsetzbar ist. Der Überraschungseffekt ist entsprechend groß, die Effizienz auch.

9 NOTFALLVERSORGUNG

Über Sinn oder Unsinn einer Notfallversorgung kann man sehr lange diskutieren. Für den einen macht sie Sinn, für den anderen nicht. Hast du dich für eine Notfallversorgung entschieden, so sind einige Grundüberlegungen angebracht. Es macht zum Beispiel keinen Sinn, eine Notfallversorgung mit Artikeln zu bestücken, die du im »normalen Leben« niemals essen würdest. Bestücke also deine Notfallversorgung ausschließlich mit Dingen, welche du auch ganz normal benutzt oder isst. Grund dafür ist, dass die Notfalllebensmittel bei Erreichen des Ablaufdatums verzehrt und dann erneuert werden sollten; beachte aber bitte hierzu auch die Informationen aus dem Abschnitt 25.14 »Lebensmittelhaltbarkeit«.

Man kann vielerorts lesen, dass eine Notfallausrüstung mit Langzeitkonserven ausgestattet sein soll. Die EPA (»Einmannpackung«) oder Ähnliches soll hier den Nahrungsersatz darstellen. Es ist aber nicht ratsam, in einer Krise den eh schon gestressten Körper mit noch mehr Stress durch unbekannte Nahrung zu konfrontieren. Eine Notfallversorgung ist nur dann gut, wenn du sie gewohnt bist. Da gibt es in dieser speziellen, zeitlich überschaubaren Zeit dann eben zum Beispiel keine Bananen, Frischobst oder Schnittblumen (kleiner Spaß).

Eine Notfallversorgung sollte bedeuten, dass du die gleichen Dinge wie sonst auch hast, nur etwas abgespeckt. Du ernährst dich ja auch ansonsten nicht von EPA oder Vergleichbarem. Natürlich macht es Sinn, spätestens ab der 2. Stufe »Mittelzeitkrise« mit Langzeitkonserven zu arbeiten. Dennoch müssen dies keine Konserven mit Dingen sein, die dein Stoffwechsel nicht gewöhnt ist. Zudem sind solche Konserven in der Regel recht teuer. Eine richtige Notfallversorgung ist auch in der kleinsten Studentenbude einzurichten. Die Studentenbude verträgt zwar vielleicht keine Notfallversorgung für vier Wochen, aber die Notfallversorgung bis zur 2. Stufe »Kurzzeitkrise« (2 – 5 Tage) sollte immer zu machen sein. Der Spruch »Platz ist in der kleinsten Hütte« sollte sich nicht nur auf die Bewohner beziehen, sondern viel eher noch auf die Notfallversorgung. Gerade die oft sehr verhaltene Lebensmittelbevorratung, wenn jemand in einer kleinen Wohnung oder einem einzelnen Zimmer wohnt, kann in eine unnötige Unterversorgung führen. Bei der Qualität deiner Notfallversorgung solltest du nicht auf den Cent achten. Eine Notfallversorgung ist für den Notfall gedacht. Da sollten Ausfälle durch billiges Zeug von vorneherein ausgeschlossen werden.

Sollte es dennoch erforderlich sein, dein Heim zu verlassen, erfährst du in diesem Buch, wie du diese »Flucht« bestmöglich vorbereiten kannst.

Warnung: Egal wie klein oder groß das Lager für die Notfallversorgung auch werden soll – zeige niemandem, dass du dir ein Lager anlegst. Im Notfall ist sich jeder selbst der Nächste, und er wird sich bei dir bedienen wollen, auch dein vorher bester Nachbar und Freund. Beachte hierzu auch das Kapitel 9.2 »Vorsicht beim Anlegen eines Lagers«.

9.1 Die richtige Reihenfolge

Vielleicht möchtest du einmal mit der kleinsten Ausrüstung nach dem HUGP beginnen, der Mini-Medizinbox, danach Stück für Stück deinen Sicherheitsbereich erweitern. Die Ausrüstungsempfehlungen und -checklisten in diesem Buch bauen immer aufeinander auf. Möchtest du also zum Beispiel **Stufe 3 »Survival-Kit«** (Abschnitt 23.3) erreichen, so musst du in jedem Fall auch die Ausrüstungsteile der **Stufen 1 »HUGP«** und **2 »Mini-Medizinbox«** (Abschnitt 23.1) integrieren. Ansonsten ist deine Ausrüstungszusammenstellung

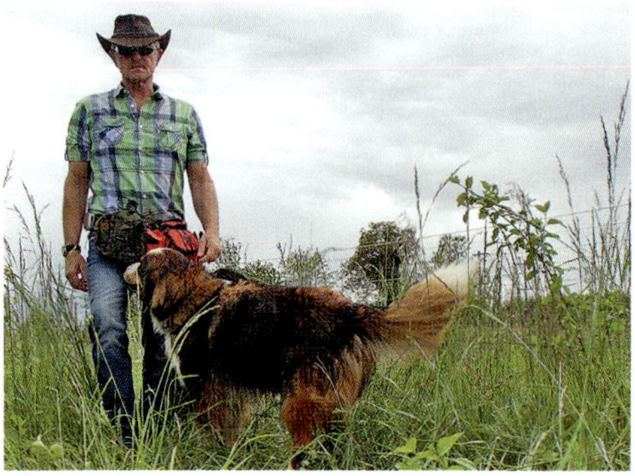

fehler- und lückenhaft. Ich empfehle dir dringend, deine mobile Vorsorge mindestens bis zum Bereitschaftsgürtel zu betreiben. Der Bereitschaftsgürtel beinhaltet, wie du weißt, HUGP, Mini-Medizinbox und Survival-Kit. Ich habe meinen Bereitschaftsgürtel fast immer dabei. In jedem Fall habe ich ihn dabei, wenn ich auf Wanderung oder Erkundungstour gehe. Ich weiß gar nicht mehr, wie oft ich die verschiedenen Teile aus dem Bereitschaftsgürtel schon einsetzen konnte.
Zum Beispiel bei unserer letzten 20-km-Muttertagstour. Einer Begleiterin sind die Finger nach ca. 10 km angeschwollen. Ihr Ring schnitt sich deutlich in die Haut des Fingers ein und tat ihr richtig weh. Sie versuchte verzweifelt, den Ring abzunehmen, nichts half: weder der gute Trick mit der Spucke, noch der Trick mit dem fettigen Schweiß. Ihre Schmerzen verstärkten sich, und ihr war sichtlich unwohl. Wer hat denn schon eine Tube Handcreme in seinem Wandergepäck? Das Erstaunen war groß, als ich einen Feuerstick auspackte, diesen kurzerhand mit dem Taschenmesser aufschnitt und etwas von der darin enthaltenen Vaseline auf Ring und Finger aufbrachte. Nun ging der Ring ab, zwar immer noch sehr schwer (es war höchste Zeit, dass er wegkam), aber zumindest ging er überhaupt ab. Solche »Kleinigkeiten« können den Tag retten und zeigen allen Beteiligten, wie gut eine richtige Vorbereitung wirkt. Mein Bereitschaftsgürtel hat mich schon oft »gerettet«. Im oberen Bild siehst du mich unterwegs mit Hund und Bereitschaftsgürtel. Die Wasserflasche kam schon sehr oft, eigentlich fast immer, zum Einsatz.

Der Bereitschaftsgürtel deiner Wahl sollte sehr bequem sein und dich nicht stören, auch nicht auf längeren Märschen und Wanderungen. Teste die beste Lösung für dich aus. Kannst du einen Marsch von mindestens 10 km absolvieren, ohne dass dich dein Bereitschaftsgürtel im Geringsten stört, so hast du die Lösung für dich gefunden.

9.2 Vorsicht beim Anlegen eines Notfall-Lagers

Spare in der Zeit, so hast du in der Not.

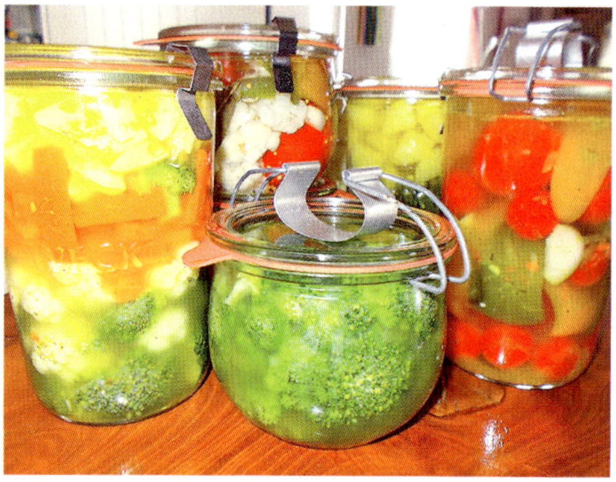

Du bist so weit und hast dich entschlossen, ein Lager für Notfälle anzulegen – sehr gut. Damit gehörst du nicht mehr zu den vielen Europäern, die laut Untersuchung des Deutschen Bundestags völlig unvorbereitet in die nächste Krise schlittern. Was sich andere Personen jedoch einprägen, ist die Tatsache **dass** und **wo** sich jemand ein Lager anlegt. Diese Erinnerung wird jemandem wieder einfallen, wenn ihn Hunger, Durst und andere Dinge peinigen.
Dann ist es dieser Person egal, ob ihr vorher gute Nachbarn oder sogar Freunde wart, sie will deine Vorräte, und sei es mit Gewalt. Deswegen gilt die oberste Regel: **Halte es geheim!**
Für jedermann ganz offensichtlich werden deine Bemühungen, wenn du mit dem Anlegen des Lagers wartest, bis es schon fast zu spät ist. Bedenke: Wenn du Lebensmittel über Lebensmittel in deine Wohnung

trägst, während die anderen Nachbarn schon fürchterlich sparen müssen, so wird dies nicht ohne die entsprechende Aufmerksamkeit geschehen können. Spätestens ab dem Zeitpunkt, wenn dein Nachbar einer dritten Person von deinem Lager erzählt, sind du und deine Familie in Gefahr – in jedem Fall aber dein Lager. Bewahre also Stillschweigen und baue dein Lager schön langsam mit der Zeit auf. Benutze die weiter hinten im Buch aufgeführten Listen und kaufe bei jedem Einkauf etwas mehr ein, so fällt es nicht einmal deinen Nachbarn auf, dass du ein Notlager einrichtest. Die Geheimhaltung gilt natürlich erst recht für auswärts angelegte Bunker und Depots.

Bei der Planung kannst du dich gerne an die Dreier-Survival-Regel halten:

- 3 Minuten ohne Luft
- 3 Stunden in extremer Witterung
- 3 Tage ohne Wasser
- 3 Wochen ohne Nahrung.

Wichtig: Lege dir für deine Notfallausrüstung das bestmögliche Material zu, welches du dir noch leisten kannst. Es grassieren Empfehlungen wie z. B. »Na da sind für mich solche kleinen Lämpchen gerade richtig. Kosten nicht viel und machen auch ordentlich Licht.« Für Spielereien im ruhigen Normalfall sind billige Materialien absolut kein Problem. Problematisch kann es werden, wenn von der Qualität des Materials dein Leben oder dein Durchkommen abhängt. Manche führen in ihren Empfehlungslisten eigentlich eher billiges »Spielzeug«, z. B. ein Klappspatenset mit fragwürdigem Klappspaten, dafür aber einen Minikompass und ein Angelset in einer kleinen Tasche der Spatenscheide. Bei einem Klappspaten kommt es nicht darauf an, was noch an »sinnvollem« Zubehör beigelegt wird. Ein Klappspaten muss sehr stabil sein und z. B. auch als Hammer oder sogar als Waffe eingesetzt werden können. Billige Spielzeuge zerfallen vermutlich nach der ersten richtigen Benutzung in ihre Einzelteile.

9.3 Was da ist, ist da

Natürlich gilt in jedem Fall »Das was da ist, wird auch verwendet«. Das soll heißen: Wenn du dir kein besseres Material leisten kannst, dann tut es auch billiges. Wenn es seinen Geist aufgibt, dann war es das halt. Dasselbe gilt für die Menge an Nahrungsmitteln. Sollte die empfohlene Menge dein Budget sprengen, so reduziere die Menge. Wenn es aufgegessen ist, dann ist es aufgegessen. Wenn du nichts zum Tauschen hast, dann hast du eben nichts zum Tauschen. Die Empfehlungen geben jeweils das erforderliche Maximum an, für deine Reduktionen bist du selbst verantwortlich.

9.4 Wie viel denn nun?

Allgemeine Floskeln wie »Platz ist in der kleinsten Bude« oder »etwas geht immer« helfen dir wahrscheinlich nicht wirklich weiter. Wie umfangreich deine Vorsorge werden soll, hängt tatsächlich davon ab:

1. wieviel Platz du hast
2. ob du im Fall der Fälle dein Heim eher ausbauen oder verlassen wirst
3. wieviel Geld du hast
4. wie weit du zu gehen bereit bist.

Nicht dass ein falscher Eindruck entsteht: Ich bin nicht gegen ein sogenanntes Fluchtdomizil (SO) oder Depots, auch wenn sie in der Aufzählung hier fehlen. Ich möchte mich in diesem Abschnitt aber rein der Grundsicherung annehmen.

Da alle vier aufgezählten Punkte je nach Ausgangslage unterschiedlich gewichtet werden können, beziehe ich meine Gedanken einmal ausschließlich auf die ersten beiden Punkte. Schauen wir uns einmal die unterschiedlichsten Wohnsituationen an, von klein bis groß abgestuft.

Ein- bis Dreizimmerwohnung

Situation »stationär«

Du willst dein Heim nach Möglichkeit nicht verlassen, sondern als Ruhepol in der unsicheren Zeit ansehen.

Eine Aufgabe deines Heims kommt nur im extremsten Notfall infrage. Du benötigst:

1. Mini-Notversorgung zu Hause
2. Baumaterial und Werkzeuge
3. getarnten Spion in der Eingangstüre
4. Bereitschaftsgürtel
5. Verteidigungswaffe/n
6. Keimstation für die Fensterbank
7. Blumentöpfe und -kästen
8. kleines Frühbeet
9. Sedona-Trockenofen
10. Vakuumiergerät
11. Kombuchafarm.

Situation »Bushcraft«

Die Lage deines Heims bietet in Krisenzeiten keine Sicherheit. Die Wohnsituation stellt eher einen sozialen Brennpunkt dar oder dein Heim befindet sich draußen und alleine auf weiter Flur. Eine Wohn- oder Lebensgemeinschaft mit anderen Personen ist ausgeschlossen. Ein Zusammenschluss verschiedener Gebäude zu einem »Wehrhof« ist nicht möglich.

Kannst du dein angestrebtes Ziel **in drei Tagen** erreichen, so benötigst du:

1. Mini-Sicherheitsrucksack
2. Abschreckungswaffe, um dich zu verteidigen.

Kannst du dein angestrebtes Ziel **nicht in drei Tagen** erreichen, so benötigst du:

1. Voll-Sicherheitsrucksack (oder Mini-Sicherheitsrucksack und Depots unterwegs)
2. Abschreckungswaffe, um dich zu verteidigen.

Große Wohnung, Haus oder Eigenheim mit Garten

Situation »stationär«

Du willst dein Heim nach Möglichkeit nicht verlassen, sondern als Ruhepol in der unsicheren Zeit ansehen. Eine Aufgabe deines Heims kommt nur im extremsten Notfall infrage. Du kannst mit Nachbarn zusammen eine »Wehrgemeinschaft« oder mit anderen Personen zusammen eine Wohngemeinschaft bilden.

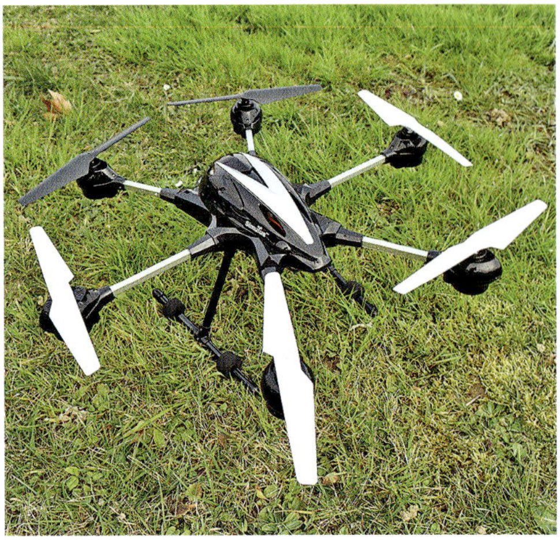

Du benötigst:

1. Voll-Notversorgung zu Hause
2. Baumaterial und Werkzeuge
3. getarnten Spion in der Eingangstüre
4. Kameradrohne zur Überwachung
5. Bereitschaftsgürtel
6. Verteidigungswaffe/n
7. Keimstation für die Fensterbank
8. Sedona-Trockenofen
9. Vakuumiergerät
10. Säuerungstopf
11. Getreidemühle
12. Getreidelager
13. Kombuchafarm
14. Frühbeet
15. Gartenbeet
16. Generator und ausreichend Sprit hierfür
17. kleine Solarstrom-Inselanlage zur Stromerzeugung.

Situation »Bushcraft«

Die Lage deines Heims bietet in Krisenzeiten keine Sicherheit. Dein Heim befindet sich draußen und alleine auf weiter Flur. Eine Wohn- oder Lebensgemeinschaft mit anderen Personen ist ausgeschlossen. Ein Zusammenschluss verschiedener Gebäude zu einer »Wehrgemeinschaft« ist nicht möglich. Das Haus ist zu groß, um es verteidigen zu können.

Kannst du dein angestrebtes Ziel **in drei Tagen** erreichen so benötigst du:

1. Mini-Sicherheitsrucksack
2. Abschreckungswaffe, um dich zu verteidigen.

Kannst du dein angestrebtes Ziel **nicht in drei Tagen** erreichen, so benötigst du:

1. Voll-Sicherheitsrucksack (oder Mini-Sicherheitsrucksack und Depots unterwegs)
2. Abschreckungswaffe, um dich zu verteidigen.

9.5 Immer auf dem Sprung?

Es ist nicht notwendig, in totale Panik zu verfallen und ab sofort immer so zu leben, als ob unverzüglich der schlimmste Fall eintreten würde. Wie sähe das denn aus, wenn nun alle Leute beim Einkaufen oder im Kino mit Bundeswehrhose, wasserdichten Stiefeln, umgeschnalltem Kampfgürtel, um den Kopf gewickeltem Shemagh (»Araberkopftuch«) und Sicherheitsrucksack auf dem Rücken zu sehen wären? Lächerlich, oder?

Anderseits macht es aus Preppersicht sehr viel Sinn, ein GHB oder Tages-BoB immer im Kofferraum mit sich zu führen. Trifft dich eine Situation unvorbereitet, wenn du gerade aus dem Haus bist, so hast du wenigstens alle Hilfsmittel dabei, um schnellstmöglich nach Hause zurückzukommen.

10 VORSORGEPYRAMIDE

Um dich auf fast jede Krisensituation vorzubereiten, wird hier im Buch von aufeinander aufbauenden Vorsorgeeinrichtungen gesprochen. Die einzelnen Stufen der Vorsorgeeinrichtungen bauen aufeinander auf wie die Stufen einer Pyramide. Bevor du die zweite Stufe der Vorsorgepyramide erklimmst, musst du zuerst die erste Stufe gesichert haben und so weiter. Eine Pyramide kannst du auch nicht einfach auf den Kopf stellen und erwarten, dass sie immer noch stabil steht.

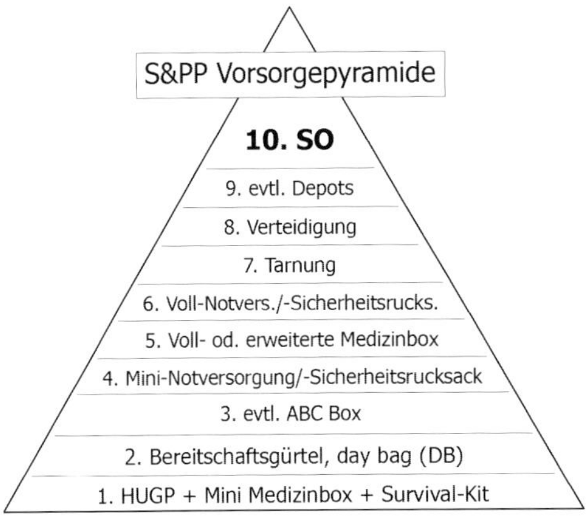

10.1 SO (Sicherer Ort)

Ein SO kann überall sein bzw. eingerichtet werden. Ein SO ist ein Ort, der einer bestimmten Anzahl von Personen gewisse Sicherheit bietet. Ein SO muss verschiedene Kriterien erfüllen, um diese Bezeichnung zu rechtfertigen, z.B.:

a. ausreichend Platz (ca. 100 qm/Person)
b. Lagermöglichkeit für Wasser, Nahrung, Transportmittel und Material
c. Möglichkeit der Abschottung
d. Möglichkeit der Tarnung (Unsichtbarmachung)
e. Möglichkeit der Verteidigung
f. vorhandene Fluchtwege
g. Uneinsehbarkeit von außen
h. Unterteilbarkeit in Sicherheitszonen.

Je weiter ein SO außerhalb der direkten Zugriffs- und Sichtzone liegt, als umso sicherer kann er angesehen werden. Es ist nicht immer möglich, einen SO mit eigener autarker Stromversorgung und eigener autarker Wasserversorgung zu erstellen, wenngleich dies das Optimum wäre.
Erfüllt ein Ort nicht die angegebenen Kriterien oder nur einen Teil davon, so kann er evtl. nicht als SO dienen. Um zu verdeutlichen, wie das gemeint ist, gebe ich hier drei Beispiele:

1. **2-Zimmerwohnung, 45 qm, im 4. Stock eines 10-stöckigen Gebäudes**

a: maximal eine Person
Nach Punkt a. ist die Fläche zu klein, um über längere Zeit einen Aufenthaltsort für mehr als eine Person zu bieten. Müssen verschiedene Personen über längere Zeit auf zu engem Raum »aufeinanderhocken«, so ist Stress bis hin zu tätlichen Auseinandersetzungen unumgänglich.

b: Lagerplatz nur bedingt möglich
Lagermöglichkeit für Wasser, Nahrung und Material für eine Person ist gegeben. Allerdings ergeben sich größere Transportprobleme, um durch eine Person alles über das Treppenhaus in die 3. Etage zu bekommen. Ein Transportmittel in der Wohnung unterzubringen wird schon schwieriger, wenn es sich nicht um ein Fahrrad oder einen Handwagen handelt. Motorisierte Fahrzeuge sind damit automatisch ausgeschlossen; es sei denn, zur Wohnung gehört eine Garage. Diese Garage

muss aber dann ebenso die Kriterien für einen SO erfüllen, ansonsten gilt sie als unsicher. In der Regel kann eine Garage nicht die SO-Regeln erfüllen. Nahrungsmittel sollten unbedingt vor dem Verderb bewahrt werden. Gerade die unteren Etagen in Hochhäusern sind betroffen, wenn die Fäkalien aus den Abwasserrohren zurückdrücken.

c: Abschottung leicht möglich

Eine Abschottung kann recht einfach installiert werden. Da es nur eine Zugangstüre zur Wohnung gibt muss diese entsprechend verstärkt und ausgebaut werden. Ausbau und Verstärkung müssen jedoch »unsichtbar« bleiben. Je stärker ein Zugang als »abgesichert« zu erkennen ist, umso interessanter scheint der Inhalt des dahinterliegenden Raumes, nach dem Motto: »Wo etwas so gut eingeschlossen wird, muss was zu holen sein!« Ein verstärktes Türblatt und innenliegende, über die ganze Türe verlaufende Stahlriegel können auch in »Friedenszeiten« ohne großes Aufheben eingebaut werden. Bei der steigenden Anzahl von Einbrüchen erscheinen solche Maßnahmen keinem der anderen Mieter als auffällig. Gehört ein Balkon zur Wohnung, so muss dieser unbedingt durch geeignete Maßnahmen vor dem »Entern« gesichert werden. Was Türen, Fenster und Balkone angeht, so muss zwingend auf den nächsten Punkt (Tarnung) aufmerksam gemacht werden.

d: Tarnung nur bedingt möglich

Es sollte bei diesem Punkt nicht zu Missverständnissen kommen. Mit Tarnung und Abschottung ist nicht gemeint, sich von allen sozialen Kontakten zurückzuziehen. Selbstverständlich sind ständige Kommunikation und reger Austausch mit den direkten und indirekten Nachbarn dringend erforderlich. Eine Gemeinschaft ist immer stärker als das Individuum. Dies bedeutet aber nicht gleichzeitig auch, dass man jedem »Streuner« Tür und Tor offen hält. Eine marodierende Gruppe wird sich immer das leichteste Ziel aussuchen. Hierzu gehört auch, dass das Ziel als solches erkannt wird. Zur Tarnung gehört nicht nur die Tarnung der Fenster und Türen, sondern auch der Zugangswege etc. – dies ist jedoch in einem Haus mit 10 Etagen nicht möglich. Hier gibt es nur ein Treppenhaus. Andere Zugänge in die 4. Etage sind in der Regel nicht möglich. Diese Tatsache stellt ein großes Problem dar. Beobachter können sehr leicht kontrollieren, zu welcher Zeit wer die Wohnung verlässt. Ebenso leicht kann auf diesem Weg ein Raubüberfall oder gar ein Hinterhalt geplant und durchgeführt werden. Ein einziger, nicht überschaubarer Zugang zum SO stellt ein erhebliches Risiko für die entsprechende Person dar. Ist die Person weiblich, alt oder von schwacher Statur, so wird sie leicht als mögliches Ziel ausgemacht.

Fenster und Türen lassen sich hingegen recht gut tarnen. Zur Tarnung gehört auch, dass der SO von außen in keinem Fall eingesehen werden kann. Unscheinbare geschlossene Vorhänge an den Fenstern sind also ein unbedingtes Minimum an Tarnung. Zur Tarnung gehört auch, dass kein Lichtschein nach außen dringen kann. Entweder muss nach Einbruch der Dunkelheit auf jegliche Lichtquelle verzichtet werden oder Fenster und Türen müssen einen lichtdichten Verschluss erhalten. In der Kombination Tarnung/Verteidigung ist es von Vorteil, entweder dichte Rollladen oder vorbereitete Barrikaden für jedes der vorhandenen Fenster zu haben. Schwierig wird die Tarnung in Sachen Heizung. Rauchentwicklung zeigt auf, wo sich Menschen aufhalten. Wo sich Menschen aufhalten, muss es etwas Lohnendes geben. Die Tarnung ist in jedem Fall der Verteidigung vorzuziehen. Je perfekter die Tarnung, umso geringer die Gefahr, sich verteidigen zu müssen.

e: Verteidigung nur bedingt möglich

Da es nur einen Zugang zur Wohnung gibt, ist eine Verteidigung dieser Engstelle auch durch eine Person realisierbar. Schwieriger wird es, wenn die Angreifer z. B. unter Verwendung von Leitern oder per Abseiltechniken aus den oberen Stockwerken auch über die Fenster angreifen. Geschlossene Rollladen oder gesicherte Barrikaden an den Fenstern sorgen für mehr Sicherheit. Es ist wichtig, eine gute Verteidigung rechtzeitig vorbereitet zu haben, nur dann kann sie wirkungsvoll eingesetzt werden. S-Draht in seine Verteidigung mit einzubauen, ist auch eine Möglichkeit. Diese widerspricht sich jedoch mit dem Punkt »Tarnung«: S-Draht ist sehr auffällig und schreckt eher einzelne Personen ab, nicht jedoch eine Gruppe.

f: Fluchtwege nur bedingt möglich

Die Möglichkeit, den SO auf einem anderen als dem normalen Weg verlassen zu müssen, muss immer eingeplant werden. Eine Wohnung in der 4. Etage bietet zwar einen gewissen Zugangsschutz, macht es aber umgekehrt dem Wohnungsinhaber unmöglich, diese auf einem anderen Weg als durch die Haustüre zu verlassen. Die einzige Alternative böte sich in speziellen Abseiltechniken. Diese müssen aber rechtzeitig vorher trainiert worden sein, um nicht in einem Fiasko zu enden. Das in Filmen zu bewundernde Abseilen mittels zusammengeknoteter Bettlaken kann im realen Leben getrost den Fabeln zugeordnet werden. Ein Absturz kann schlimmste Knochenbrüche bis hin zum Tod bedeuten. Ohne entsprechendes Abseiltraining bleibt diese Option also verwehrt. Für alte, kranke oder sehr junge Menschen gibt es die Option mittels Abseiltechnik sowieso nicht.

g: Uneinsehbar von außen

Diesen Punkt erfüllt die Wohnung in der 4. Etage, wenn Folgendes berücksichtigt wurde:

1. Vorhänge, Rollladen oder Barrikaden an allen Fenstern
2. blickdichte Türe.

h: Unterteilung in Sicherheitszonen nicht möglich

Aufgrund des nur sehr beschränkt zur Verfügung stehenden Raumes ist es nicht möglich, den SO in verschiedene Sicherheitszonen einzuteilen. Es ist auch nicht möglich, z. B. nur einen Teil des SO aufzugeben. Sollte es zu einem Durchbruch kommen, so ist in jedem Fall der SO zu 100 % verloren.

Fassen wir also kurz zusammen
(Rot = schlecht, Blau = gut):

a. Platz zu gering für mehr als eine Person
b. Lagerplatz nur bedingt möglich
c. Abschottung leicht möglich
d. Tarnung nur bedingt möglich
e. Verteidigung nur bedingt möglich
f. Fluchtwege nur bedingt möglich
g. Uneinsehbarkeit von außen
h. Unterteilung in Sicherheitszonen nicht möglich.

Unter diesen Gesichtspunkten sollte also auf einen derartigen SO verzichtet werden.

2. **Bunkerröhre, 45 qm, im Hunsrück in den Hang hineingebaut, Zugang ebenerdig von vorne**

a: maximal eine Person

Nach Punkt »a« ist die Fläche zu klein, um mehr als einer Person einen Aufenthaltsort über längere Zeit zu bieten. Müssen verschiedene Personen über längere Zeit auf zu engem Raum »aufeinanderhocken«, so ist Stress bis hin zu tätlichen Auseinandersetzungen unumgänglich.

b: Lagerplatz ausreichend gegeben

Lagermöglichkeit für Wasser, Nahrung und Material für eine Person ist gegeben. Ein Zweirad lässt sich durch den Eingang innerhalb des Bunkers unterbringen.

c: Abschottung leicht möglich

Eine Abschottung kann recht einfach installiert werden. Da es nur eine Zugangstüre zum Bunker gibt, muss diese lediglich entsprechend verstärkt und gesichert sein. Was den Zugangsweg angeht, so muss unbedingt auf den nächsten Punkt (Tarnung) aufmerksam gemacht werden.

d: Tarnung nur bedingt möglich

Auch hier ist mit Tarnung und Abschottung **nicht** gemeint, sich von allen sozialen Kontakten zurückzuziehen. Selbstverständlich sind ständige Kommunikation und reger Austausch mit Freunden und Bekannten dringend erforderlich. Ein Problem bei nur einem Zugang ist, dass sich mit der Zeit entsprechende Spuren um den Eingang herum nicht vermeiden lassen. Spuren, die alle auf einen Punkt hinauslaufen, können marodierende Gruppen auf diesen aufmerksam machen. Der Tarnung der Umgebung muss also besonderes Augenmerk geschenkt werden. Der Eingangsbereich ist indessen recht leicht zu tarnen. Ausreichend Geäst, Moos und Blätter sowie evtl. ein kleiner Erdwall reichen schon, um die Blicke nicht auf den Eingang zu lenken. Die Tatsache, dass es nur einen Zugang gibt und der SO auch nur von einer Person bewohnt werden kann (zu klein), macht die Sache allerdings recht anfällig. Ist der Eingang einmal identifiziert, so können versteckte Beobachter sehr leicht kontrollieren, zu welcher Zeit der SO verlassen wird. Ebenso leicht kann auf diesem Weg ein Raubüberfall oder gar ein Hinterhalt geplant und durchgeführt werden. Ein einziger, nicht überschaubarer Zugang zum SO stellt ein erhebliches Risiko für die entsprechende Person dar. Ist die Person weiblich, alt oder von schwacher Statur, so wird sie leicht als mögliches Ziel ausgemacht.

Zur Tarnung gehört auch, dass kein Lichtschein vom Bunker nach außen dringen darf. Entweder muss nach Einbruch der Dunkelheit auf jegliche Lichtquelle verzichtet werden oder der gesamte Eingangsbereich muss einen lichtdichten Verschluss erhalten. Schwierig wird die Tarnung in Sachen Heizung. Rauchentwicklung zeigt auf, wo sich Menschen aufhalten. Wo sich Menschen aufhalten, muss es etwas Lohnendes geben. Die Tarnung ist in jedem Fall der Verteidigung vorzuziehen. Je perfekter die Tarnung, umso geringer die Gefahr, sich verteidigen zu müssen.

e: Verteidigung nur bedingt möglich

Da es nur einen Zugang zum Bunker gibt, ist eine Verteidigung dieser Engstelle auch durch eine Person realisierbar. S-Draht in seine Verteidigung mit einzubauen, ist auch eine Möglichkeit. Diese widerspricht sich jedoch mit dem Punkt »Tarnung«: S-Draht ist sehr auffällig und schreckt eher einzelne Personen ab, nicht jedoch eine Gruppe.

f: Fluchtwege nicht möglich

Die Möglichkeit, den SO auf einem anderen als dem normalen Weg verlassen zu müssen, sollte immer eingeplant werden. Ein Bunker bietet zwar einen gewissen Zugangsschutz, macht es aber umgekehrt dem Bewohner unmöglich, diesen auf einem anderen Weg als durch die Fronttüre zu verlassen. Angreifern ist es auch möglich, den Bunker auszuräuchern.

g: Uneinsehbar von außen

Diesen Punkt erfüllt der Bunker in jedem Fall, solange die Fronttüre immer verschlossen bleibt.

h: Unterteilung in Sicherheitszonen nicht möglich

Aufgrund des nur sehr beschränkt zur Verfügung stehenden Raumes ist es nicht möglich, den SO in verschiedene Sicherheitszonen einzuteilen. So ist es auch nicht möglich, z. B. nur einen Teil des SO aufzugeben. Sollte es zu einem Durchbruch kommen, so ist in jedem Fall der SO zu 100 % verloren.

Fassen wir also kurz zusammen
(Rot = schlecht, Blau = gut):

a. Platz zu gering für mehr als eine Person
b. Lagerplatz ausreichend gegeben
c. Abschottung leicht möglich

d. Tarnung nur bedingt möglich

e. Verteidigung nur bedingt möglich

f. Fluchtwege nicht möglich

g. Uneinsehbarkeit von außen

h. Unterteilung in Sicherheitszonen nicht möglich.

Unter diesen Gesichtspunkten sollte also auf einen derartigen SO verzichtet werden. Es kam zwar ein positiver Punkt in der Sicherheitsaufzählung hinzu, dies reicht aber meiner Meinung nach noch nicht, um genügend Sicherheit zu bieten. Sehr teure Umbaumaßnahmen wären erforderlich, um die Sicherheit deutlich zu verbessern. Dies wären Dinge wie:

- Zwei getrennte Bunker miteinander zu verschachteln (für mehrere Personen).
- Jeden Bunker per speziellem luftdichten, in der Mitte angebrachten Schott zur Hälfte abriegelbar zu gestalten. So kann z.B. nur der vordere Teil eines der Bunker aufgegeben werden, der Rest bleibt noch sicher.
- Bei zwei Bunkern mindestens zwei versteckte Fluchttunnel einzubauen. Beide Tunnel sind jeweils auch vom anderen Bunker aus nutzbar.

3. **Großes Gebäude**

700 qm umbauter Raum, auf einem komplett umfriedeten 2.000-qm-Grundstück, Zugang ebenerdig über zwei Seiten. Ort: kleines Gewerbegebiet eines 2.000-Seelen-Ortes, ländlich, in der Nähe einer Autobahnauffahrt. Das Gebäude hat an zwei Seiten jeweils einen dreistöckigen Turm mit guter Sicht auf das Gelände innerhalb und außerhalb des SO. An beiden Seiten jeweils ein großes blickdichtes Tor, um mit Fahrzeugen in die Anlage einzufahren. Auf dem Gelände befinden sich 4 Überseecontainer.

a: Bis zu 20 Personen

Nach Punkt a. ist die Fläche groß genug, um über längere Zeit einen Aufenthaltsort für bis zu 20 Personen zu bieten. Die Fläche ist groß genug, dass sich verschiedene Personen aus dem Weg gehen können. Räume sind ausreichend vorhanden, sodass niemand »aufeinanderhocken« muss. Dennoch sind soziale Kontakte natürlich möglich.

b: Lagerplatz ausreichend gegeben

Lagermöglichkeit für Wasser, Nahrung und Material für alle Personen ist ausreichend gegeben. Innerhalb der Anlage lassen sich mehrere Kraftfahrzeuge unterbringen, Zweiräder und Handkarren für die Gruppengröße fast unbegrenzt.

c: Abschottung leicht möglich

Die Abschottung an zwei Seiten ist bereits durch eine ca. 2 – 3 m hohe Umfriedung vorhanden und kann bei Bedarf ausgebaut werden (S-Draht). Fenster und Türen an den beiden Straßenseiten werden durch verstärkte Holzplatten lichtdicht abgeschottet.

d: Tarnung leicht möglich

Ein großes Gebäude, das an der Straße steht, ist kaum so zu tarnen, dass es nicht mehr auffällt. Mit Tarnung ist in diesem Fall eher gemeint, dass das Gebäude einen verlassenen, abweisenden Eindruck vermitteln soll. Tätigkeiten finden immer innerhalb des Gebäudes/Geländes statt, stärkere Lärmentwicklung wird vermieden, Fahrzeuge bleiben nicht auf der Straße vor dem Gebäude stehen. Auch hier gilt: Die Annäherung an den SO ist frühzeitig immer wieder auf anderen Routen zu bewerkstelligen. Die Tatsache, dass der SO von mehreren Personen bewohnt wird, schreckt Einzeltäter und kleine Gruppen ab. Durch die verschiedenen Eingänge, die auch noch von den Türmen herunter bestens bewacht werden, können Angreifer weder einen Raubüberfall noch einen Hinterhalt unbemerkt durchführen. Der SO ist niemals unbeaufsichtigt. Die Tarnung ist in jedem Fall der Verteidigung vorzuziehen. Je perfekter die Tarnung, umso geringer die Gefahr, sich verteidigen zu müssen.

e: Verteidigung leicht möglich

Das gesamte Gelände ist durch die zwei Türme bestens zu bewachen und zu überblicken. Keine anderen Gebäude stehen dicht am Grundstück des SO.

f: Fluchtwege vorhanden

Die Möglichkeit, den SO auf einem anderen als dem normalen Weg zu verlassen, muss immer vorhanden sein. Das Grundstück kann an allen vier Seiten unbemerkt verlassen werden.

g: Uneinsehbarkeit von außen

Diesen Punkt erfüllt die Anlage in jedem Fall. Es gibt keine offene Stelle in der Umzäunung.

h: Unterteilung in Sicherheitszonen möglich

Aufgrund der vielen Räume und der Gebäudeeinteilung ist es leicht möglich, den SO in verschiedene Sicherheitszonen einzuteilen. Es ist z.B. auch möglich, einen Flügel des SO aufzugeben und sich im anderen Flügel zu verbarrikadieren. Da jeder Flügel auch über einen Turm verfügt, bleibt die restliche Kontrolle aufrechterhalten.

Fassen wir also kurz zusammen
(Rot = schlecht, Blau = gut):

a. Platz ausreichend für mehr als eine Person
b. Lagerplatz ausreichend gegeben
c. Abschottung leicht möglich
d. Tarnung leicht möglich
e. Verteidigung leicht möglich
f. Fluchtwege vorhanden
g. Uneinsehbarkeit von außen
h. Unterteilung in Sicherheitszonen möglich.

Ein SO in dieser Qualität bietet den höchstmöglichen Schutz, sollte aber idealerweise von mehreren Personen bewohnt werden. Eine oder zwei Personen sind mit den Aufgaben eines SO in dieser Größenordnung schnell überfordert. Weitere Vorteile eines solchen SO bestehen in:

- Nähe zur Stadt (Medikamente etc.)
- Nähe zur Landbevölkerung (Nahrung, Wasser)
- guten Zufahrtsstraßen (schneller An-/Abtransport, schnelle Fluchtwege).

Ein SO kann jederzeit wegfallen. Brand, Überschwemmung, Erdbeben, Explosion etc. können einen SO zerstören. So kann aus einem »**S**icheren **O**rt« schnell ein »**U**nsicherer **O**rt« werden. Besser ist es also, zwei SO in petto zu haben.

11 PREPPER-NETZWERK S&PP

Es ist nicht jedem möglich, sich ein Anwesen auf dem Land zu kaufen und ein solches zu unterhalten, um seinen persönlichen SO zu realisieren. Die monatlichen Unterhaltskosten eines solchen Anwesens würden so manches Lohngefüge zum Wanken oder gar Bersten bringen. Aus diesen Grundüberlegungen heraus wurde das S&PP-Netzwerk gegründet. Prepper mit eigenem Anwesen in SO-Qualität (genannt »SO-Vogt«) sind die Grundlage.

Unter dem Namen »Stay & Play Prepper« finden sich Prepper zusammen. Stay & Play Prepper bedeutet in etwa übersetzt: Wir bleiben und verteidigen. Das S&PP-Logo zeigt diese Philosophie: Es symbolisiert das geschützte Haus, das Fadenkreuz im Logo weist auf die Wehrhaftigkeit hin. In Sachen Wehrhaftigkeit werden generell die Landesgesetze eingehalten, militante Gruppen werden durch S&PP nicht unterstützt.

Prepper ohne eigenen SO (»Anwärter«) stellen ihre Monatstonne im S&PP-SO abgeschlossen unter. Je geplante Person wird eine Monatstonne deponiert. Selbst wenn es nie dazu kommen sollte, dass der Inhaber der Monatstonne seinen SO benötigt, so hat er zumindest außerhalb seines Wohnortes ein bewachtes Notfalllager an Lebensmitteln, Material und Kleidung, auf das er jederzeit zurückgreifen kann. Aus dieser Deponierung entstehen keinerlei weitere gegenseitige Ansprüche. Jede der beiden Seiten kann die Vereinbarung sofort zum Monatsende auflösen.

Der SO-Vogt nimmt maximal eine bestimmte Anzahl Monatstonnen (Anwärter) an, welche der Größe seiner Anlage entspricht. Im Bedarfsfall bestimmen SO-Vogt und Anwärter zusammen, wie es sich weiter entwickeln kann/soll. Vielleicht bleibt der Anwärter im Bedarfsfall nur kurz oder für eine Woche. Vielleicht kommen die beiden überein und bilden eine dauerhafte Wohngemeinschaft. Vielleicht nutzt der Anwärter seine Monatstonne aber auch niemals, was immer die beste aller Alternativen ist. Nutzt er sie nicht, so braucht er sie auch nicht. Demzufolge stellt der SO lediglich eine Rückversicherung dar, alles in bester Ordnung.

Um diesen Weg gehen zu können, lernen sich beide Seiten auf verschiedenen Prepper-Treffen zuerst einmal kennen. Nur, weil jemand sagt, er sei Prepper, macht ihn dies nicht gleich zum besseren Menschen. Gerade im Bedarfsfall kann es von eminenter Wichtigkeit sein, sich vorher kennengelernt zu haben. Dieses Kennenlernen ist für beide Seiten wichtig und sollte ausgiebig genutzt werden. In der Regel merkt man schnell, ob »der Funke überspringt« und eine zukünftige Notgemeinschaft denkbar ist.

Der SO-Vogt muss sich auf diese Art nicht wildfremde Leute in sein Heim holen, auf die er sich evtl. nicht verlassen kann. Aber er hat trotzdem die Gewissheit, im Erfordernisfall nicht ganz alleine auf seinem SO ausharren zu müssen. Gemeinsam geht es besser, gemeinsam erreicht man mehr, gemeinsam ist man stark.

Jeder S&P-Prepper ist

1. ausreichend geschult
2. auf Krisensituationen vorbereitet
3. in den Überlebenstechniken in freier Natur bestens trainiert
4. für Krisensituationen ausgerüstet
5. ein zuverlässiger Partner, wenn es darauf ankommt.

12 VORBEREITET SEIN MIT...

12.1 Wasserfilter

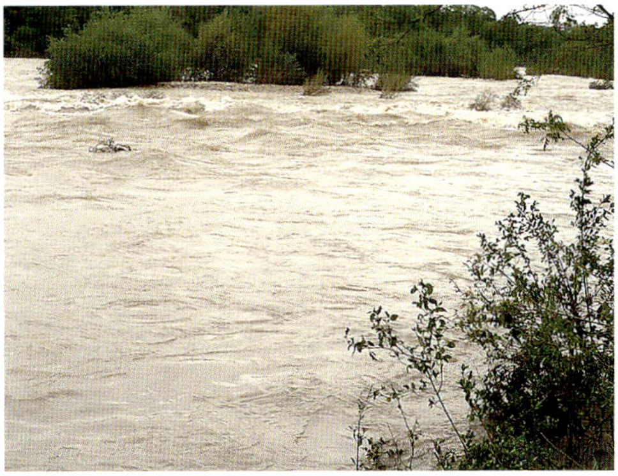

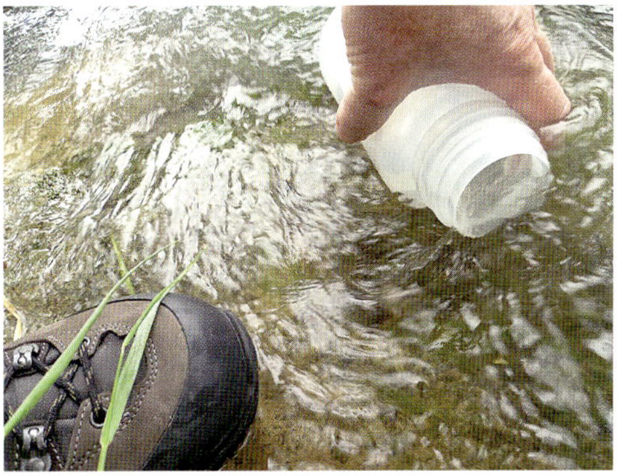

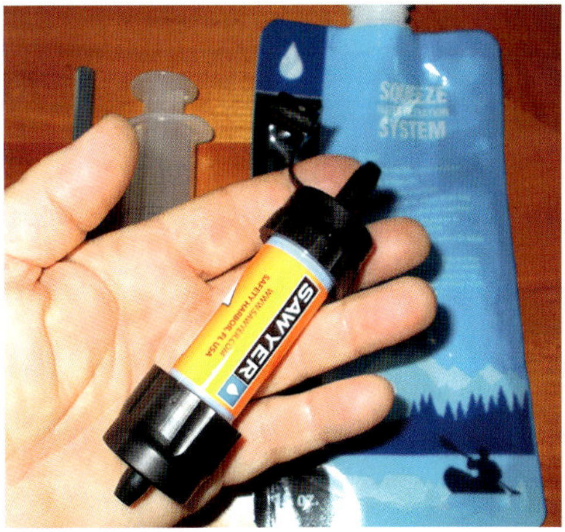

Um bei Bedarf sauberes Wasser zu bekommen, muss dies höchstwahrscheinlich gefiltert werden (im Bild Sawyer Mini). Nicht immer steht eine Felsquelle zum direkten Anzapfen zur Verfügung. Sofern noch nicht bekannt, solltest du alle Wasserschöpfmöglichkeiten in der erreichbaren Umgebung auskundschaften und in eine topographische Übersichtskarte eintragen. Im Bedarfsfall bist du so bestens ausgerüstet. Sollte kein Wasser mehr aus dem Hahn kommen, so kannst du schon lange bevor deine Wasservorräte aufgebraucht sind, neues Wasser besorgen. Solche Informationen noch während der V-V-Z zu besorgen, kann einen entscheidenden Vorteil bieten. Nicht immer kannst du aus allen Wasserstellen Wasser beziehen. Je nach Witterung steigt z. B. die Belastung des Wassers enorm an. Nach starken Regenfällen reißt der Wasserstrom alle angelagerten Giftstoffe aus dem Uferbereich mit und kann dadurch das Wasser eventuell momentan ungenießbar machen. Für solche Fälle ist es gut, wenn du sofort über Alternativplätze/-quellen verfügst. Generell solltest du in Krisenzeiten oder wenn du outdoor unterwegs bist, das Wasser zuerst keimfrei machen, bevor du es trinkst oder zum Zähneputzen verwendest.

Du hast natürlich auch die Möglichkeit, selbst einen Wasserfilter zu bauen. Ob das funktioniert oder nicht, zeigt dir dann deine Gesundheit. Solch ein Vorgehen kann große Risiken bergen und sollte wirklich nur im äußersten Notfall, wenn gar nichts anderes mehr möglich ist, in Betracht gezogen werden. Ein prima Filtersystem ist der Sawyer Mini, der im Paket zusammen mit einigen Dingen geliefert wird. Im Lieferumfang befinden sich der Filter selbst, ein Trinkhalm, die Reinigungsspritze und ein Vorratsbehälter. Ich gehe im Einzelnen noch auf die Dinge und deren Verwendbarkeit ein.

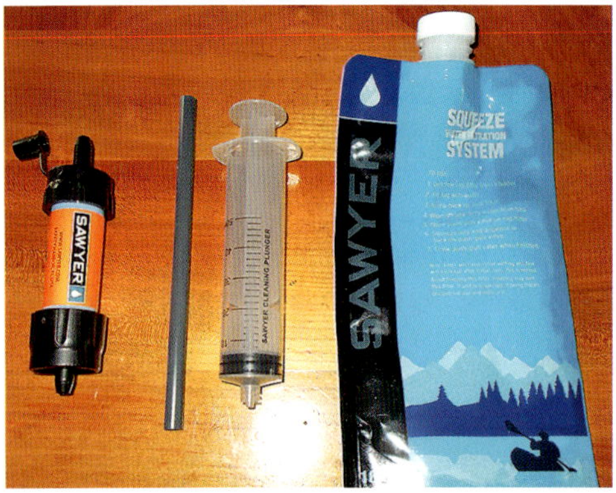

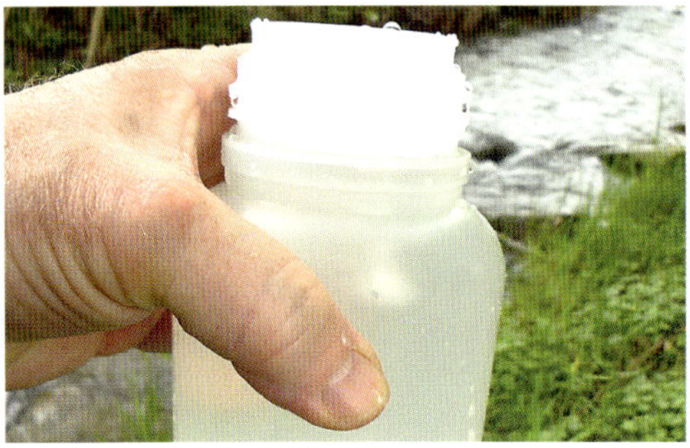

Warnung: Verwende generell kein Wasser aus Flüssen oder Bächen in urbanen Gegenden. Urbane Oberflächengewässer sind belastet mit Chemikalien, Benzin, Diesel, Fäkalien, Schwermetallen etc.; das bekommst du nicht mit einem Wasserfilter herausgefiltert. Wenn schon die Wasserwerke mit ihren tollen Möglichkeiten vor diesen Gewässern teilweise kapitulieren, so tut dies dein Wasserfilter in jedem Fall. Generell solltest du dich an die Regel halten: **Nur direkt aus der Quelle filtern!**
»Wozu dann einen Wasserfilter mitschleppen?«, wirst du dich vielleicht fragen. Es gibt unterwegs und etwas abseits der Zivilisation immer mal wieder kleine Wasserläufe, welche zur Filterung genutzt werden können – aber ausschließlich diese. Sobald sich zwischen dir und der Quelle menschliche Behausungen, landwirtschaftliche Flächen oder industrielle Anlagen befinden, lass unbedingt die Finger weg von dem Wasser.

Der Filter kann auf verschiedene Arten eingesetzt werden und hält sehr lange. Er filtert bis zu 0,1 Mikron und hält demzufolge auch Bakterien und die sich in und auf diesen befindlichen Viren, welche für den Menschen sehr bedenklich werden können, zurück. Dass sich ein Filter mit solch einem Filtervermögen bei schmutzigem Wasser schnell zusetzen kann, dürfte wohl jedem klar sein. Ist das Wasser also sichtbar verunreinigt, so muss zuerst eine Vorfilterung stattfinden. Diese kann mittels verschiedener organischer und mineralischer Schichten passieren oder durch Stoff, Tücher, Filterpapier etc. Wie du an den Bildern sehen kannst, ist das Wasser aus dem Bach alles andere als sauber, eine Vorfilterung ist aber noch nicht erforderlich.
Durch den mitgelieferten Strohhalm kannst du mittels des Filters auch direkt aus dem Wasser trinken. Lässt dies jedoch die Uferböschung nicht zu, so füllst du ein Gefäß und trinkst dann per Strohhalm aus diesem. Selbstverständlich kannst du auch den mitgelieferten Beutel füllen, den Filter auf diesen aufschrauben und dann daraus trinken.

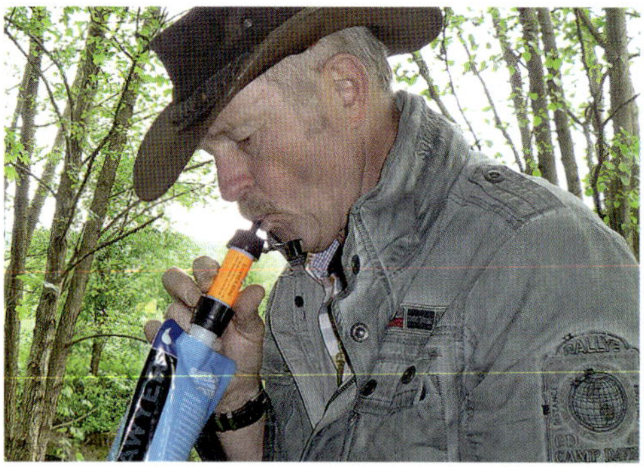

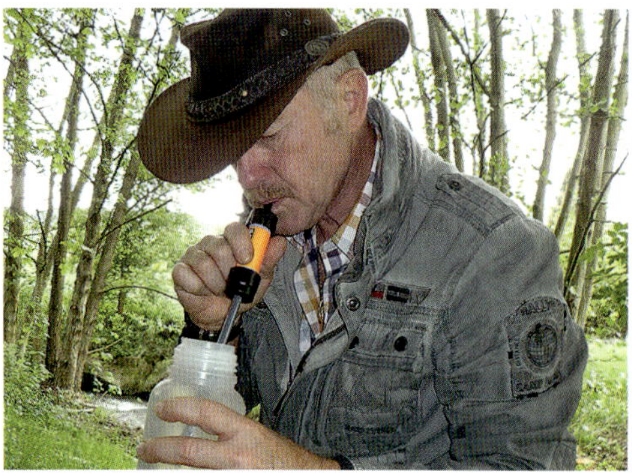

Auf diese Art kannst du den Beutel zur Trinkunterstützung noch etwas quetschen. Das Gewinde des Sawyer Mini passt sogar auf handelsübliche PET-Flaschen. Damit hast du eine Option mehr. So kannst du mehrere

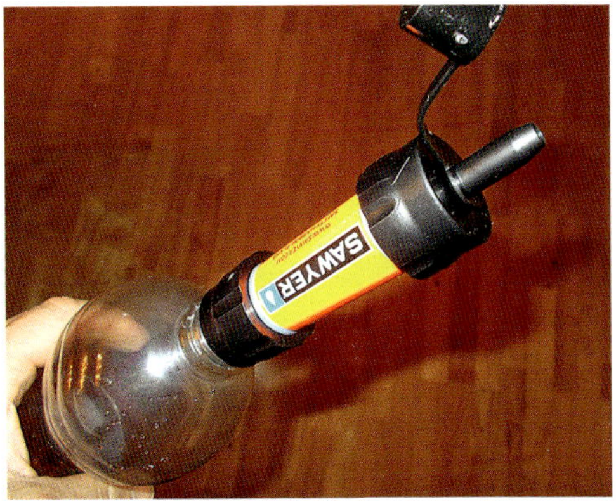

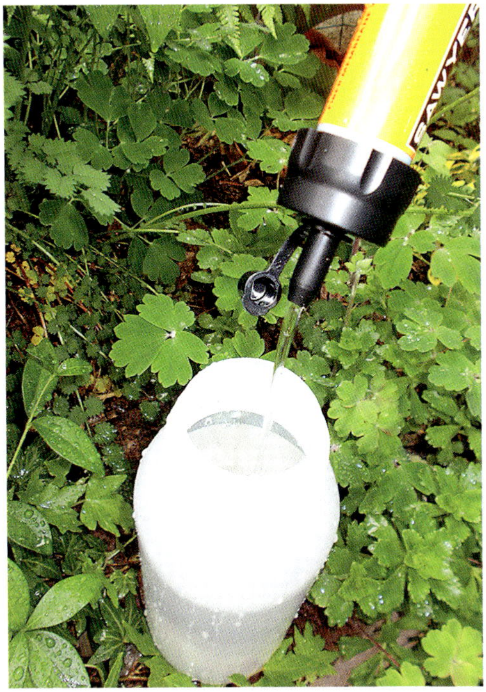

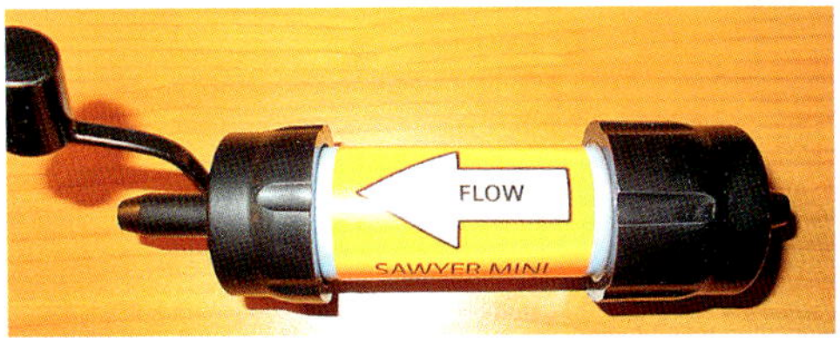

Flaschen am Ort des Geschehens füllen, sie nach Hause oder in dein Lager bringen und dort das Wasser in aller Ruhe auf Vorrat reinigen und filtern.
Hast du entweder den mitgelieferten Beutel oder eine PET-Flasche mit Schmutzwasser in das Gewinde des Sawyer Mini eingeschraubt, drückst du nun den Beutel oder die Flasche mit Schmutzwasser dosiert. So kannst du andere Gefäße mit Sauberwasser befüllen. Durch den Druck wird das Wasser durch den Filter gepresst und kommt auf der anderen Seite sauber heraus. Kommt nur noch schwer Wasser durch den Filter, so ist das ein Zeichen dafür, dass der Filter »zu« ist. In dem Fall füllst du die Reinigungsspritze mit sauberem Wasser und steckst diese auf die Saugseite (Sauberwasserseite). Drücke nun den Spritzeninhalt durch den Filter. Damit drückst du die Verunreinigungen und Bakterien auf der schmutzigen Seite wieder hinaus.
Achte immer darauf, dass du die saubere und die schmutzige Seite des Filters nicht verwechselst. Dasselbe gilt natürlich auch für Flaschen, Beutel und Gefäße. Der Filter sollte nach Benutzung gemäß Herstellerangaben desinfiziert und eingelagert werden.

12.2 Vorratsflaschen

Eine recht praktische Vorratshaltung kann in sogenannten Vorratsflaschen realisiert werden. Solche Flaschen sind sehr günstig zu haben (Getränke) und halten mechanischer Belastung recht gut stand. Die Lebensmittel sind in diesen Flaschen absolut luft- und wasserdicht verpackt. Das Material ist von vorneherein lebensmittelecht. Durch die Materialbeschaffenheit kann der Inhalt leicht kontrolliert werden, ohne die Verpackung öffnen zu müssen. Wichtig ist natürlich, dass der Inhalt auf der Flasche recht zuverlässig beschrieben ist und das MHD notiert wurde. Obwohl man natürlich sagen muss: Was soll ein MHD auf Zucker, Reis, Nudeln etc.? Nach dem Ablauf des MHD sind die Lebensmittel ebenso gut wie vor dem Ablauf.
Es handelt sich bei den Flaschen im Bild um die üblichen 1,5 Liter Getränkeflaschen. Nach dem Austrinken

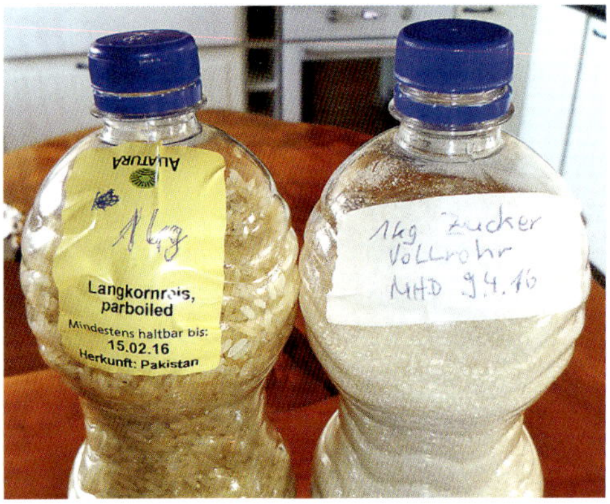

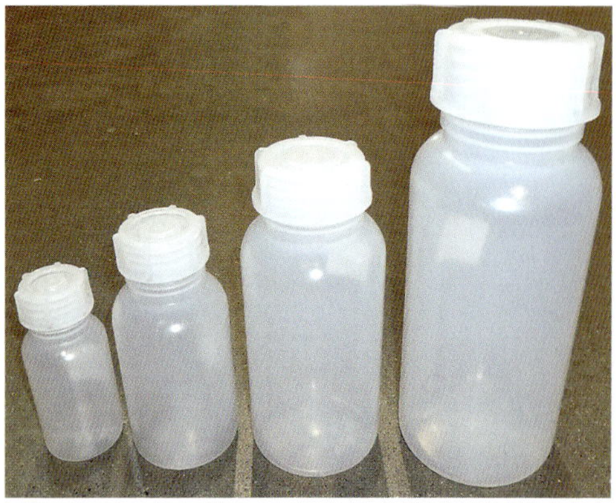

müssen die Flaschen innen entkeimt und dann sehr gut getrocknet werden. Es darf nicht der kleinste Rest Feuchtigkeit zurückbleiben, da ansonsten die Lebensmittel in der Flasche beginnen zu schimmeln. Der große Vorteil dieser Verpackungen ist, dass man auch nur einen kleinen Teil entnehmen und danach die Flasche ganz einfach wieder luft- und wasserdicht verschließen kann.

Eine weitere Möglichkeit in dieser Richtung bieten dir PE-Flaschen. PE-Flaschen sind lebensmitteltauglich und bis 80 °C stabil. Sie enthalten keine Weichmacher und geben auch kein Bisphenol-A ab. PE-Flaschen sind zwar etwas teurer als die PET-Getränkeflaschen, haben aber dafür die genannten gesundheitlichen Vorteile. Weithals-PE-Flaschen wie hier im Bild gibt es in den Größen 0,125 ml, 250 ml, 500 ml und 1 l. Gerade die 1-Liter-Flaschen lassen sich auch gut im Rucksack einsetzen, sie schließen das Gut zu 100 % wasser- und staubdicht ein. Die PE-Flaschen haben eine große Öffnung, können also auf dem Marsch auch mit allerlei Dingen gefüllt werden, die nicht nass werden sollen. Lebensmittelechte PE-Flaschen kannst du am aufgedruckten Code erkennen. Die »04« im Dreieck verrät dir, dass es eine PE-LD-Flasche ist. Hier steht PE für das Material Polyethylen und LD für Material geringer Dichte. PE mit höherer Dichte (Code »02«) wird für andere Anwendungen (Lebensmittel, Fenster, Fässer etc.) verwendet. Code »07« oder »7« steht für andere Kunststoffe wie Acrylglas, Polycarbonat, Nylon, ABS, Fiberglas und Polylactide (PLA) oder Tritan ohne Bisphenol A (z. B. für Trinkflaschen ohne Weichmacher).

12.3 Tauschartikel

Wie sich in der Vergangenheit gezeigt hat, entsteht in schlechten Zeiten immer ein reger Tauschhandel. Nur durch Tauschhandel war es manchen Leuten möglich zu überleben, einen Arztbesuch oder dringend benötigte Medikamente zu bekommen. Verfügst du über ausreichend Platz in deinem Heim, dann kannst du natürlich alle möglichen Dinge horten und lagern, in der Hoffnung, dass du dir damit in der Krise notwendige Dinge ertauschen kannst.

Solch ein Vorgehen kostet aber unter Umständen ein Vermögen. Ein Vermögen, das vielleicht niemals abgerufen wird. Zudem sind nicht alle Dinge über längere Zeit lagerbar. Viele verlieren nach einiger Zeit ihre Funktion oder sind nicht mehr verwendbar. Eine ständige Nachinvestition wäre unvermeidbar, wenn du dieses Lager up to date halten willst. Was in Krisenzeiten immer gebraucht wird, sind die kleinen Dinge des Lebens. Dinge, die nicht mal so einfach schnell hergestellt werden können, die aber jeder braucht. Dinge, die nicht dein ganzes Vermögen »auffressen«, weil sie günstig zu erhalten sind. Dinge, die sehr, sehr lange haltbar sind.

Möchtest du dir ein kleines Tauschlager mit langer Haltbarkeit anlegen, so statte es aus mit z. B.:

- Einwegfeuerzeugen
- Streichhölzern
- Nähnadeln
- Sicherheitsnadeln
- Rasierklingen (ganze Klingen)
- Rasierklingenhaltern
- Rasierklingenköpfen
- Griffen für Rasierklingenköpfe
- Zahnbürsten
- Haarbürsten
- Kämmen
- Läusekämmen
- Skalpellen
- Erste-Hilfe-Kits
- Lesebrillen/-hilfen
- synthetischer Schnur
- Pinzetten
- Scheren
- Leuchtmitteln (Lampen, 12-V-Birnen etc.)
- Alufolie
- Backpulver
- Backfolie/-papier
- Kerzen
- Teelichten
- Alkohol, neutral und mindestens 70 %
- Trinkalkohol (kleine Flaschen)
- Vaseline
- Lampenöl
- Dochten
- Watte
- Nylonfaden
- Seife/Kernseife
- Akkus + Ladegeräten
- Trockenhefe
- Salz
- Zucker.

Etwas beschränkter in der Haltbarkeit, aber immer sehr begehrt sind:

- Panzerband
- Gummiband (für Hosen, Kleider etc.) und Gummiringe
- Kondome
- Saatgut (keine F1-Hybriden!).

Mein von der Bundeswehr erhaltenes Gewebe-Klebeband klebt heute noch recht gut. Und das, nachdem es **vierzig** Jahre lang unbehandelt und ungeschützt in der Werkstatt herumlag.

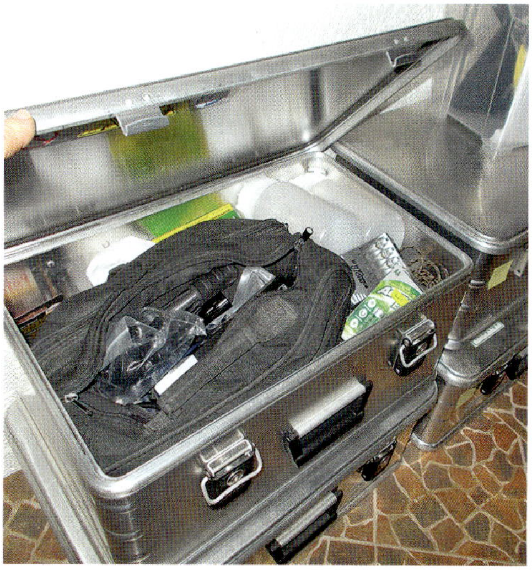

Um dein Tauschlager vor Witterungseinflüssen und Verfall zu schützen, kannst du es portionsweise einvakuumieren. Ein geeigneter Aufbewahrungsplatz für dein Tauschlager wäre zum Beispiel eine dicht schließende Alukiste. Da die aufgeführten Dinge nicht sehr viel Platz einnehmen, reichen eine oder zwei Alukisten für dein ganzes Tauschlager. Generell ist die Lagerung in Alukisten zwar eine kostspielige, aber sehr gute Möglichkeit für viele Dinge deines Notfalllagers. Der luftdichte Deckelabschluss verwehrt Insekten den Zugang auf sichere Weise. Obendrein ist der Kisteninhalt bestens vor Witterungseinflüssen wie UV-Strahlung, Wasser, Staub, kleineren EMP etc. bestens geschützt.

12.4 Drohnen

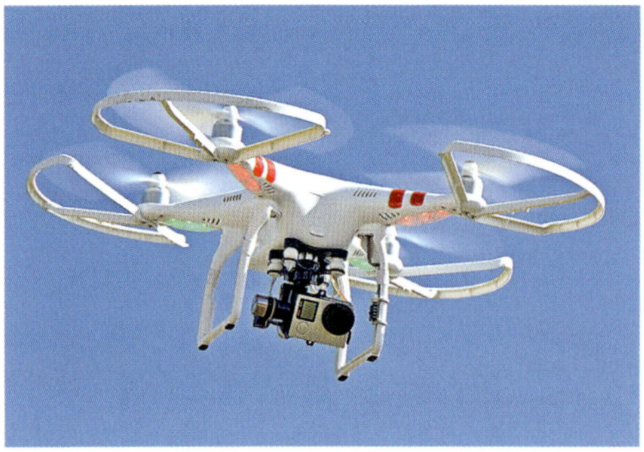

Freizeit-Drohnen sind Hightech-Spielzeuge. Sie sehen zwar harmlos aus, fallen aber als Luftfahrzeuge unter die Luftverkehrsordnung. Kleinere Geräte unter fünf Kilogramm Gewicht und ohne Verbrennungsmotor, die nicht gewerblich genutzt werden, darfst du ohne spezielle Erlaubnis betreiben. Verkaufst du beispielsweise die per Drohne geschossenen Fotos, gilt das allerdings schon nicht mehr als private Nutzung. Die Folge: Dein Gerät darf nur mit behördlicher Erlaubnis in die Luft gehen. Aber unabhängig von der Genehmigung benötigen alle Luftfahrzeuge, also auch Spielzeugdrohnen, eine Luftfahrthaftpflichtversicherung. Deine private Haftpflichtversicherung greift hier in der Regel nicht. Grundsätzlich haftest du als Besitzer der Drohne für alle Schäden, die durch den Betrieb des Gerätes angerichtet werden. Für Start und Landung der Drohne brauchst du immer das Einverständnis des entsprechenden Grundstückseigentümers. Auf öffentlichem Grund kann ein Uniformierter den harmlosen Freizeitspaß als Ordnungswidrigkeit einstufen, und dies kann teuer werden. Also immer gut kommunizieren mit den staatlichen Institutionen. Ganz schlecht für Starts und Landungen sind Segel- oder Sportflugplätze – die sind juristisch normalen Flughäfen gleichgestellt. Wenn du einen Mindestabstand zum Flugplatz von 1,5 Kilometern einhältst, bist du auf der richtigen Seite.

Wie hoch deine Drohne steigen darf, solltest du vor Ort nachfragen. Zumindest ist immer Sichtkontakt erforderlich. Achte auch darauf, dass du andere Menschen mit dem Gerät nicht unnötig gefährdest oder belästigst – solche Dinge sind verboten. Beachte, dass du z. B. nicht in Nachbars Garten oder Haus per Drohne filmen darfst. Ebenso darfst du Personen auf öffentlichen Plätzen nicht gezielt ablichten, dies verstößt gegen deren Persönlichkeitsrechte. Es ist untersagt, dass du Personen mittels einer Drohne verfolgst (auch wenn es sich bei der Person um deine Partnerin handelt, die auf dem Weg zu einem Schäferstündchen mit einem anderen Mann ist).

12.5 »Rohrbomben«

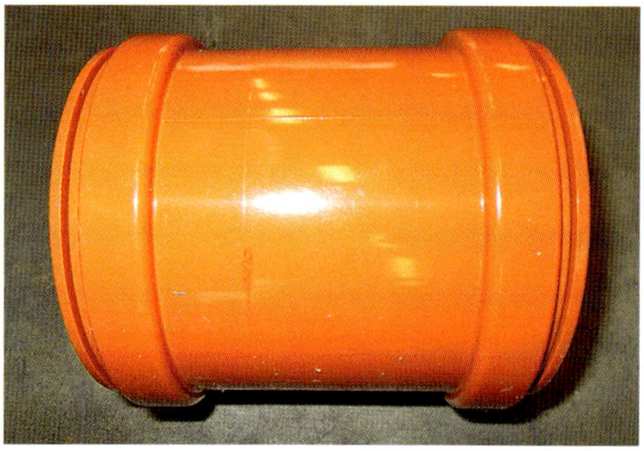

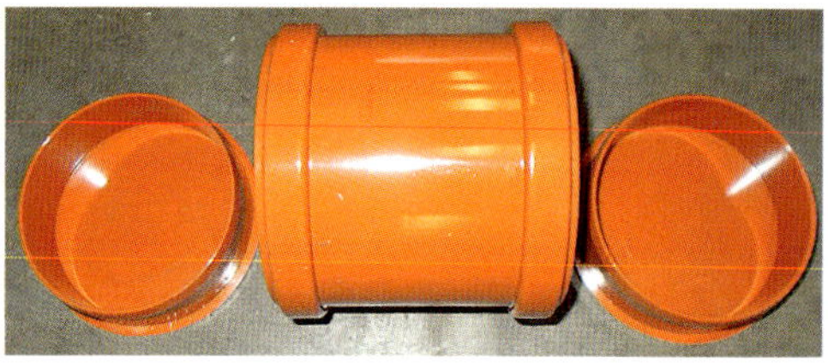

Eine simple Möglichkeit, um kleinere Dinge sicher, sauber und wasserdicht zu bunkern, ist die Rohrbombe. Hierzu verwendest du einfach Teile von Abwasserrohren. Diese bekommst du in jedem Baumarkt zu günstigen Preisen. Der hier zu sehende kleinstmögliche Behälter mit einem Durchmesser von 10 cm hat eine Länge von ebenfalls ca. 10 cm. Hierzu verwendest du zwei Abdeckkappen und eine Doppelmuffe, wie im Bild zu sehen. Durch die Dichtungen in der Doppelmuffe sind alle gebunkerten Teile staub-, wasser- und luftdicht ab-

geschlossen. Du musst die Dichtungen gut einfetten, sonst bekommst du den Behälter später nicht wieder auf. Ebenso solltest du an mindestens einer Stirnseite ein Loch bohren, welches du anschließend mit Panzertape verklebst. Wenn du die Rohrbombe schließen willst, so muss die überschüssige Luft irgendwo raus. Wenn du sie anschließend wieder öffnen willst, so geht das nicht, ohne dass zusätzliche Luft einströmen kann.
Dieses System lässt sich natürlich auch erweitern. Hierzu nimmst du einfach ein 50-cm-Rohr derselben Dimension, wie im Bild unten, und kombinierst die Teile entsprechend.

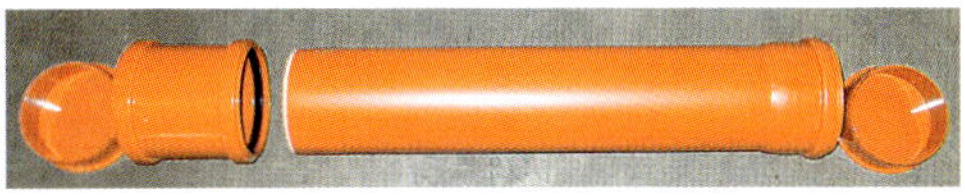

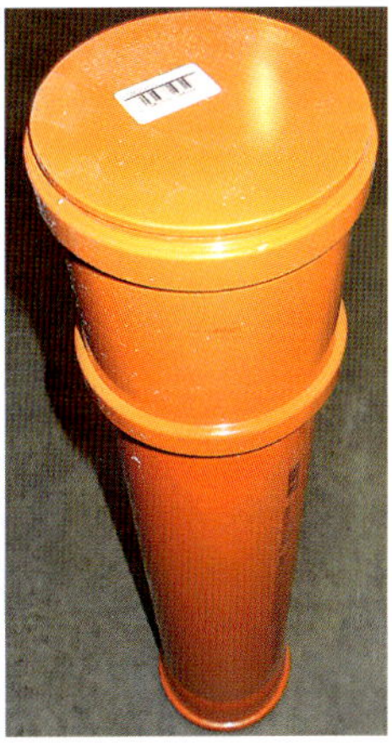

So erhältst du einen Bunker mit den Maßen 10 × 60 cm. Das 50-cm-Rohr lässt sich natürlich auch im gewünschten Maß kürzen.
Brauchst du etwas mehr Platz, so kannst du auch dickere Rohre verwenden. Im Baumarkt gibt es Rohre bis zu 15 cm Durchmesser, beim speziellen Baustoffhändler bekommst du auch noch größere Durchmesser. Ebenso erhältst du auch kleinere Rohre mit 4 oder 5 cm Durchmesser und Dichtungen, um z. B. HUGP, Schmuck, Edelmetalle etc. zu deponieren.
Vergräbst du eine solche Rohrbombe im Garten, so grabe etwas tiefer. Lege ganz unten die Rohrbombe rein, danach 20 cm Erde drauf, auf diese einen Metallstreifen oder Metallstab und darauf dann noch mal 10 cm Erde. Sollte jemand mit Metalldetektor dein Grundstück absuchen, so wird er beim Graben auf den Metallstreifen kommen und dann höchstwahrscheinlich seine Bemühungen einstellen. Dein Depot ist auf diese Weise sicherer.

12.6 Sticks

Du kannst aus Kunststoffstrohhalmen ganz einfach luft- und wasserdichte Behälter schaffen, um allerlei Dinge darin aufzubewahren. Natürlich eignen sich ausschließlich die dicksten erhältlichen Kunststoffstrohhalme mit etwa 11 mm Durchmesser.

Um nun dichte Behälter herzustellen, benötigst du:

1. ein Feuerzeug (Bunsenbrenner o. Ä. tut's auch)
2. eine Schere
3. eine Flachzange.

Klemme mit der Flachzange die eine Seite des Strohhalms ganz flach zusammen, lasse aber etwa 1 mm über die Zangenkanten hinausschauen.

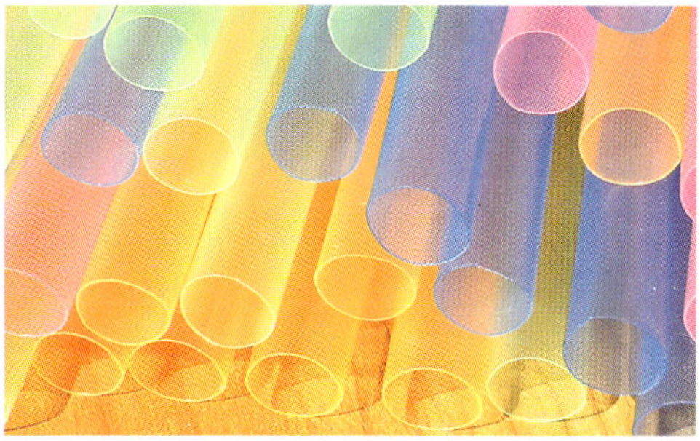

Erhitze nun das zusammengequetschte Strohhalmende mit dem Feuerzeug so lange, bis es miteinander verschmilzt. Lass die Stelle abkühlen und löse dann die Zange. Jetzt hast du ein Ende verschweißt.
Entscheide dich nun, wie lang dein Behälter werden soll, und schneide den Strohhalm entsprechend ab. Füll dann dein Material in das Röhrchen. Ob du einen Minitrichter zum Abfüllen verwendest oder nicht, spielt keine Rolle, es geht mit und ohne. Nun verschweißt du das zweite Ende genauso wie das erste. Jetzt hast du einen luft- und wasserdichten Portionsbehälter. Solche Sticks eignen sich ganz hervorragend, wenn man kleine Portionen sicher abpacken will. Eine gute Möglichkeit, um kleine, leichte Behälter für das Survival-Kit, die Erste-Hilfe-Box oder den Bereitschaftsgürtel zu bauen.

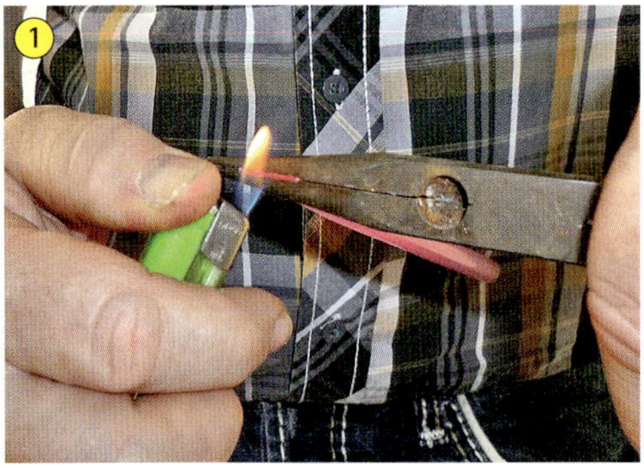

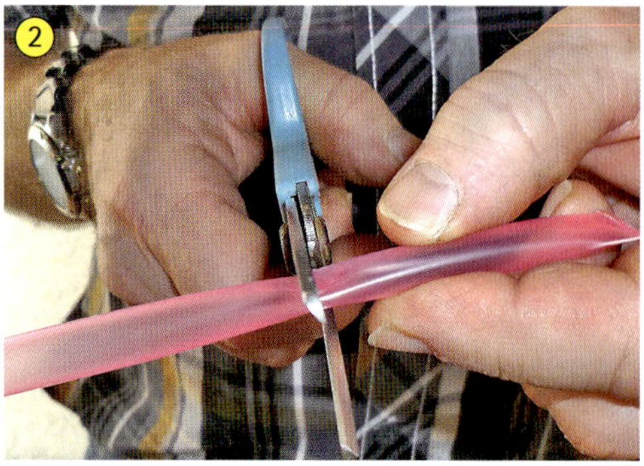

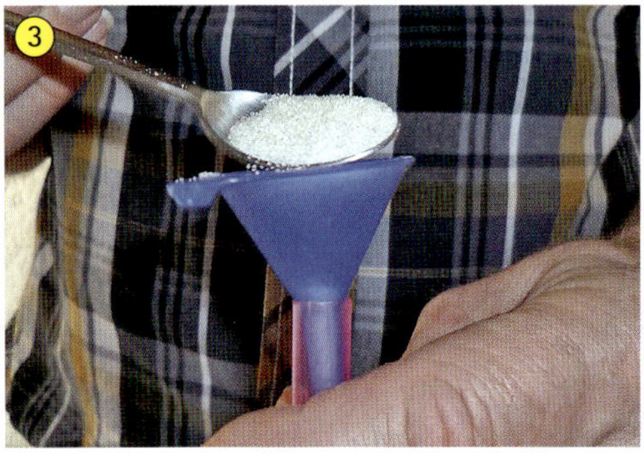

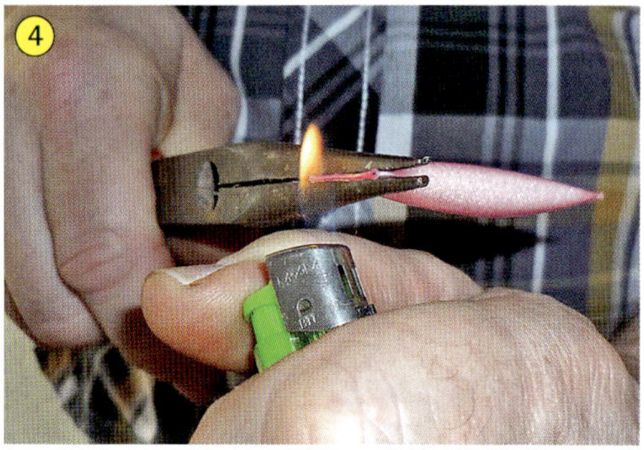

Natürlich kannst du nicht alle Dinge in solch kleinen Sticks unterbringen. Es eignen sich aber zum Beispiel:

- Watte
- Zunder
- Seife
- Zahnpasta
- Streichhölzer + Reibefläche
- Docht
- Grillanzünder
- Vaseline
- Öl
- Zucker, Salz, Gewürze
- Angelhaken und -schnur, Blinker, Bleigewichte
- Flüssigkeiten
- Nadel + Faden
- Kaffee
- Tee
- Milchpulver.

Anschließend sollten die Sticks gleich mit wasserfestem Stift entsprechend ihrem Inhalt markiert und beschriftet werden. Aber auch Beschriftungen mit Permanentmarker halten auf den Sticks nicht sehr gut. Überklebe das Geschriebene danach einfach mit einem Stück Tesafilm, dann kann nichts mehr verwischen.

Durch die unterschiedlichen Farben der Strohhalme kannst du bei Bedarf zum Beispiel auch farblich einteilen in:

- Feuermaterial
- Medizinbereich
- Hygiene
- Lebensmittel.

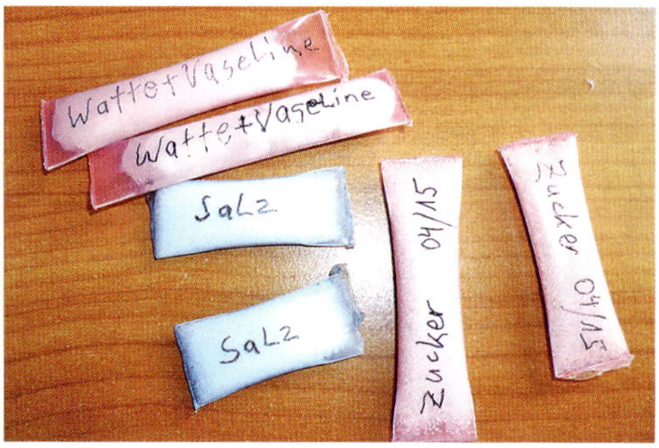

Feuerstick

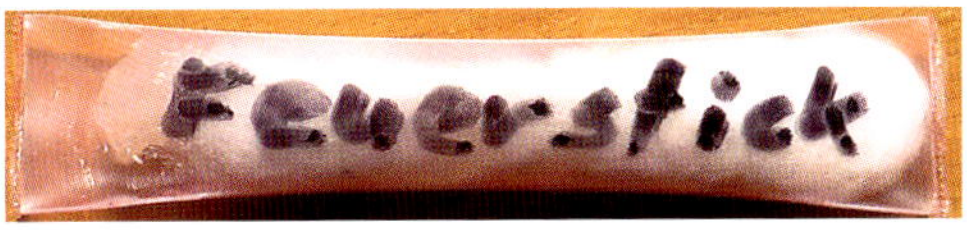

Um einen Feuerstick herzustellen, wälzt du einen Wattebausch in Vaseline, das Ganze wird in einen Stick gefüllt und zugeschweißt. Um die richtige Menge abzuschätzen, befüllst du zuerst einmal einen vorbereiteten Stick mit Watte. Danach nimmst du die Watte wieder heraus. Du wirst dich wundern, wie viel Watte in so einen kleinen Stick reinpasst. Watte alleine in dieser Menge ist in wenigen Sekunden abgefackelt, die Feuersticks brennen ganze fünf Minuten mit einer ca. 10 cm hohen Flamme. Wenn du Feuerzeug oder Streichholz benützt, kannst du einfach den ganzen Stick anzünden, bei Verwendung eines Feuerstahls schneidest du den Stick auf und zündest den Inhalt direkt an. So bekommst du mit Sicherheit jedes Feuer zum Brennen.

Nähstick

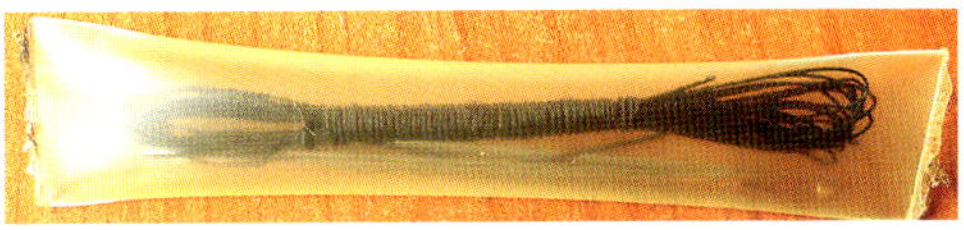

Baue einen Stick, der groß genug für die Nadeln ist. Nun steckst du zwei Nähnadeln und etwa einen Meter Sternfaden hinein. Die Farbe spielt zuerst einmal keine Rolle, aber wenn du solche zur Verfügung hast, entscheide dich lieber für eine gedeckte Farbe (Schwarz, Braun etc.). In diesem Nähstick hier im Bild befinden sich zwei Meter Sternfaden, eine normale Nähnadel und zusätzlich eine sehr starke Nähnadel für dickes Material.

Angelstick

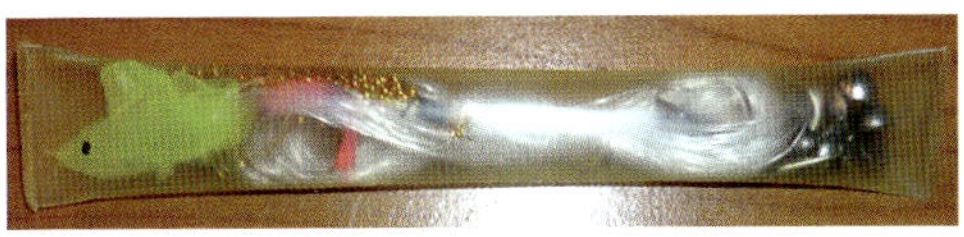

Baue einen Stick, der groß genug für die in Schlingen gelegte Angelschnur ist. Nun schiebe zwei Angelhaken, Angelschnur, Blinker sowie zwei kleine Bleikügelchen als Gewichte hinein. Diese Dinge suchst du am besten direkt im Angelgeschäft unter Zuhilfenahme des vorbereiteten und mitgebrachten Sticks aus, damit du dich in der Größe von Haken, Blinker und Schwimmer nicht verschätzt. In dem Angelstick im Bild befinden sich vier verschiedene Angelhaken, zwei Köder, vier Quetschbleigewichte, zwei Angelwirbel und 10 Meter Angelschnur. Der Schwimmer wird aus einem Stück des Korkens im Survival-Kit hergestellt.

Salzstick

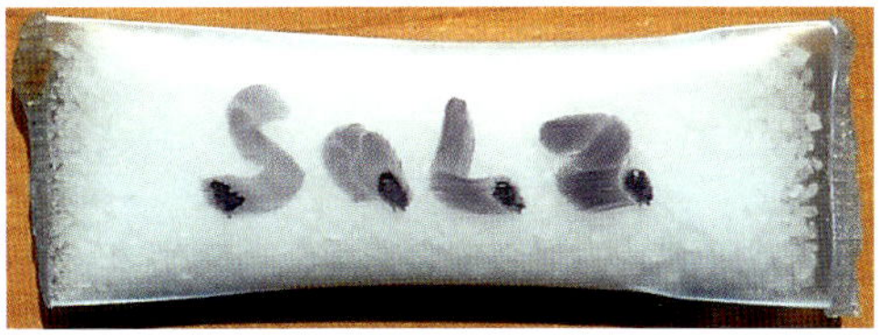

Salz ist fast so wichtig wie Wasser. Wenn du nach einer längeren Anstrengungsphase erschöpft bist, so kann dies nur an einem von drei Dingen liegen: Entweder hast du zu wenig Wasser im Körper oder du hast zu wenig Energie für deine Zellen zur Verfügung oder du hast durch eine Schwitzstrecke zu wenig Elektrolyte. Unsere Zellen arbeiten mit Strom, zwar in winzig kleinen Bereichen, aber dennoch mit Strom. Damit Strom fließen kann, bedarf es einer bestimmten Leitfähigkeit. So wie du ein angeschlossenes Stromkabel an der Isolierung bedenkenlos anfassen kannst, nicht aber am blanken Draht. Fehlende Elektrolyte im Stoffwechsel wirken wie die Isolierung am unter Strom stehenden Draht, da fließt nichts. Um den Strom wieder zum Fließen zu bekommen, müssen die Elektrolyte aufgefüllt werden. Wir brauchen nicht viel davon, ein Viertel-Teelöffel auf ein Glas Wasser ist schon absolut ausreichend. Natürlich lässt sich Salz auch prima zum Würzen einer Speise einsetzen, hier darf es dann unter Umständen auch etwas mehr als ein Viertel-Teelöffel sein. Bestücke deine Salzsticks mit je einem Viertel bis einem halben Teelöffel Salz, so bist du für alle Eventualitäten bestens gerüstet. Benötigst du nur etwas Elektrolyt, so verwirfst du die Hälfte des Sticks einfach.

Zuckerstick

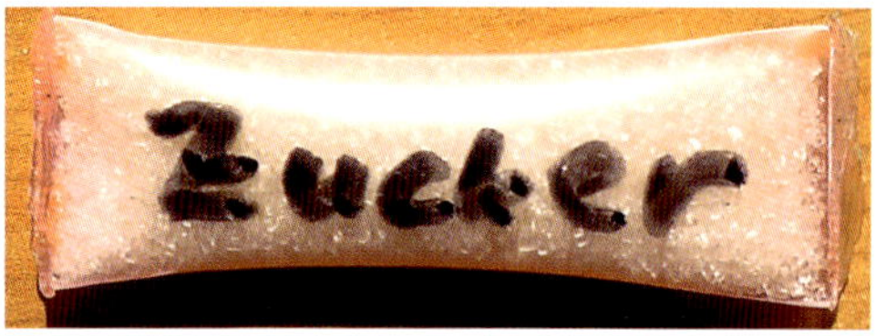

Zucker bedeutet Energie. Dein Gehirn gibt ohne Zuckerversorgung seine Arbeit auf und verweigert sich. Die gesamte Energieversorgung unserer Körperzellen läuft ausschließlich über Zucker. Es gibt zwar auch noch andere, untergeordnete Abläufe im Stoffwechsel, aber auf diese einzugehen, würde den Rahmen dieses Buches sprengen. Jede Zelle speichert Zucker, um etwa 1,5 Stunden anstrengende Tätigkeiten zu absolvieren (Marschieren, Klettern, Schwimmen, Bauen, Rennen). Unsere Leber hält auch etwa 500 g Zucker zur Ausschüttung bereit, aber dann ist Ebbe. Eine länger andauernde körperliche Belastung raubt dir sämtliche zur Verfügung stehende Energie (Zucker) und lässt dich hoffnungslos erschlaffen. Du kannst nicht mehr. Um aus deinem gespeicherten Körperfett Energie zu generieren, braucht dein Stoffwechsel zu lange, als dass er deine Zellen schnell und ausreichend damit versorgen kann. Zucker ist für uns also der wichtigste Punkt der Energieversorgung. Es gibt, wie du bestimmt weißt, verschiedene Zuckerarten. Im Endeffekt gehen sie alle aus dem Magen-Darm-Trakt ins Blut über. Möchtest du »die schnellste« Zuckerart wählen, so konzentriere dich auf Traubenzucker. Traubenzucker bekommst du lose oder in Täfelchen gepresst zu kaufen. Diabetiker haben in der Regel immer einige Täfelchen Traubenzucker dabei, um den spürbar zu geringen Zuckeranteil im Blut schnell zu erhöhen. Traubenzuckertäfelchen im Survival- oder Notfallgepäck können aber bei Wassereinbruch schnell unbrauchbar werden und zudem alle Ausrüstungsteile klebrig machen. Losen Traubenzucker kannst du leicht in einen Stick abfüllen. Baue Sticks, in welche etwa ein Teelöffel Zucker hineinpasst, dies ist eine gebräuchliche Menge. Es spielt eigentlich für dich keine Rolle, ob normaler Haushaltszucker oder Traubenzucker. Der normale Haushaltszucker besteht aus zwei Molekülen, welche in der Darmwand in einzelne Moleküle aufgespaltet werden. Traubenzucker besteht nur aus einem Molekül und braucht nicht erst aufgespalten zu werden, geht also minimal schneller ins Blut. Dieser minimale Geschwindigkeitsvorteil bringt uns aber nicht wirklich etwas.

Kaffee-/Teestick

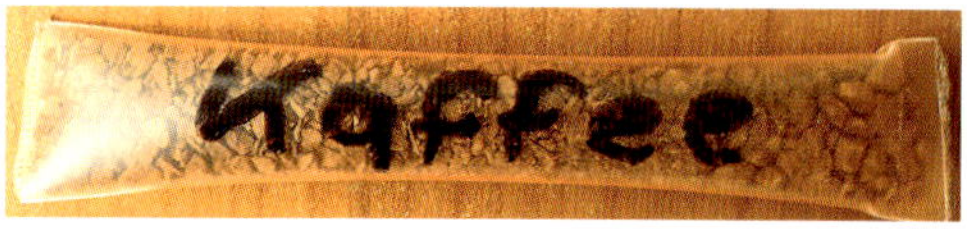

Bei Kaffee- und Teesticks verfährst du wie bei den Zuckersticks. Es sollte je etwa ein Teelöffel Kaffee oder Tee in einem Stick abgepackt sein. Trinkst du gerne deinen Kaffee oder Tee mit Milch, so bietet es sich an, die entsprechenden Sticks gleich mit einer Mischung aus Kaffee und Kaffeeweißer oder Tee und Kaffeeweißer zu befüllen. Ein reiner Kaffeestick hat etwa eine Länge von 9 cm. Benötigst du also zwei Löffel Instantkaffee für eine Tasse Wasser, so solltest du lieber zwei Kaffeesticks herstellen anstatt einen langen Stick. Je länger der Stick, umso anfälliger wird er.

Vaselinestick

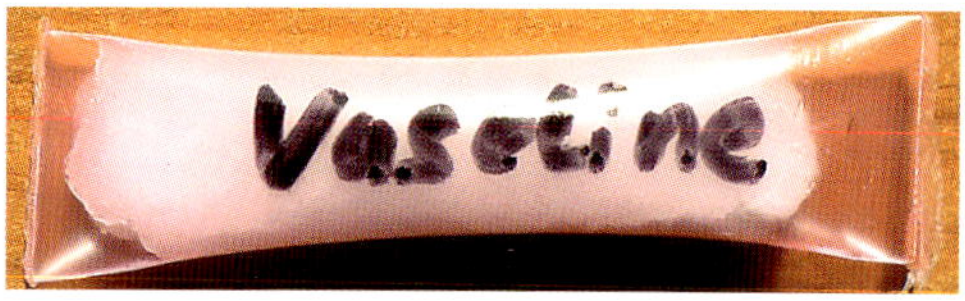

Vaseline ist sehr ergiebig. Die Sticks können deswegen auch recht klein ausfallen. Kleiner als die Salzsticks sollten sie jedoch nicht sein. Um Vaseline in den Strohhalm besser hineinzubekommen, kannst du eine Spritztülle (Backutensilien) verwenden. Eine andere Möglichkeit besteht darin, die Vaseline mit Heißluftfön oder im Wasserbad zu erhitzen und dadurch zu verflüssigen. In flüssigem Zustand lässt sich Vaseline sehr leicht abfüllen. Diesen Tipp mit der flüssigen Vaseline durch Erwärmen kannst du dir auch merken, wenn du später nur einen Teil aus dem Vaselinestick benötigst.

12.7 Energieversorgung

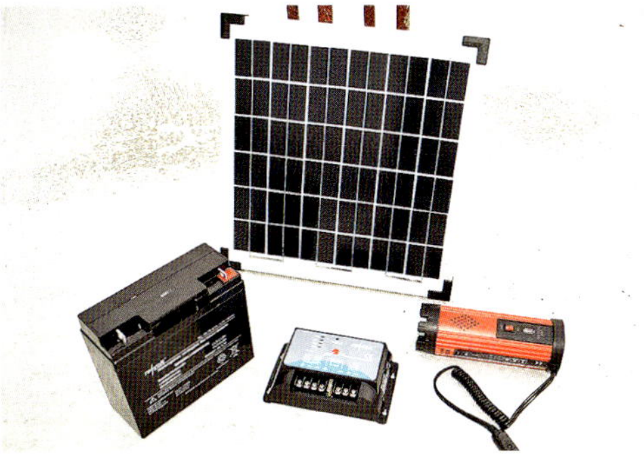

Energie ist für uns zu Hause wie auch unterwegs einer der wichtigsten Punkte. Ohne Energie wird das Leben und Überleben recht schwer, ist aber nicht unmöglich. Alles ist einfacher mit Energie.

Zu Hause

Ist zu Hause der Strom nicht ausgefallen oder zumindest zeitweise vorhanden – super. Alles andere lässt sich irgendwie regeln. Mit Energie hast du auch Wärme, Licht und die Möglichkeit, Nahrung zu kochen. Die Hygiene wird unterstützt (elektrische Zahnbürste, Haarfön, Rasierapparat), und Lebensmittel können besser bevorratet werden (Kühl-/Gefrierschrank). Nicht zuletzt ist Energie auch ein sicherheitstechnischer Aspekt. Fällt der Strom jedoch ganzzeitig aus, so muss man schon vorher Vorsorge betrieben haben. Denn sobald der Strom ausfällt, sind schlagartig alle Stromerzeuger in den Geschäften ausverkauft. Falls du die Möglichkeit zur Anschaffung und Lagerung eines kleinen Notstromaggregats hast, so solltest du diese ergreifen. Solche Aggregate benötigen nicht viel Sprit. Lege dir einen Vorrat für vier Wochen Dauerbetrieb zu. Im Notfall kannst du dann immer noch das Aggregat täglich nur ein paar Stunden laufen lassen, um mit dem gebunkerten Sprit länger auskommen zu können. Eine andere Möglichkeit der Energieversorgung stellen Sonnen- und Windkraft dar. Es gibt Anlagen dieser Art in jeder Größenordnung, gerade Sonnenstromanlagen (Photovoltaik). Du kannst diese schon als Taschengeräte zum Aufladen von Handys oder Akkus bekommen. Im Wohnwagenzubehör gibt es etwas größere Anlagen, die schon deutlich mehr Leistung aufweisen und auch zum Laden einer Autobatterie geeignet sind. Solche Anlagen kann man leicht überall aufstellen (z. B. auf dem Balkon oder der Terrasse). Es ist nicht unbedingt notwendig, dass du dir große und teure Anlagen auf dein Dach montieren lässt. Anlagen wie die abgebildete bringen 300 Watt bei 12 Volt und sind inklusive 220-Volt-Wechselrichter schon für unter 700 Euro (2015) zu haben. Überprüfe alle deine Haushaltsgeräte auf deren Strombedarf. Lokalisiere die Geräte, welche du auch bei Stromausfall unbedingt einsatzbereit haben willst, stelle das Gerät fest, welches den meisten Strom verbraucht, und entscheide dich dann für eine Stromerzeugungsanlage, die diesem Bedarf gerecht wird. Manche Geräte benötigen einen etwas höheren Anlaufstrom. In dem Fall ist es besser, du addierst zum ermittelten Maximalstrombedarf 50 % hinzu. Auf diese Weise kannst du dann zwar vielleicht immer nur ein Gerät gleichzeitig in Betrieb nehmen, dies aber immerhin bei geringstmöglichen Investitionen. Informiere dich rechtzeitig – wenn es zu spät ist, dann ist es zu spät. Zu spät ist es spätestens, wenn der Strom wegbleibt, was, wie du nun weißt, sehr schnell geschehen kann.

Hast du deine Photovoltaikanlage ganz normal im Netz mit eingebunden, so wird diese bei Stromausfall nicht mehr funktionieren – das sieht die Schaltung der Anlage unbedingt so vor. In dem Fall wäre es sinnvoll, wenn du schon rechtzeitig vorher vom Elektriker deine Anlage hast so modifizieren lassen, dass du sie im Extremfall per Handumschaltung oder gar per Automatik zur Inselanlage umstellen kannst. Eine Inselanlage wird so genannt, weil sie völlig autark arbeiten kann. Sie erzeugt Strom durch die Sonnenenergie, speichert diesen in einem angehängten Akku oder stellt ihn gleich zum Verbrauch zur Verfügung. Der kritische Punkt einer Inselanlage sind die Akkus. Diese sind teuer und verbrauchen sich mit der Zeit. In der V-V-Z brauchst du keine Akkus, danach bekommst du vielleicht keine mehr. Was tun? Vielleicht legst du dir Trockenakkus zu, die erst bei Bedarf aktiviert werden. Trockenakkus bleiben viele, viele Jahre einsatzbereit und verbrauchen sich nicht.

Unterwegs

- **Apollo3 Poweradd:** Unterwegs bist du natürlich auf kleine, leichte Lösungen angewiesen. Ein Solarpanel für das Wohnwagendach ist viel zu groß. Allerdings gibt es auch kleine Solarpanels (Bild), die es dir ermöglichen, unterwegs Handys oder Lampenakkus aufzuladen. Das »Apollo3« von POWERADD eignet sich perfekt für Outdoor-Aktivitäten aufgrund des Solarpanels, welches den Li-Polymer-Akku mit maximal 5V/150mA auflädt. Die Powerbank kann aber auch per Stromnetz aufgeladen werden. Die Kapazität des Akkus beträgt 8000 mAh, womit man zum Beispiel ein Handy fünfmal komplett aufladen kann. Dank der schnellen In- und Outputs (Input: 2A, Output: USB1 = 1A USB2 = 2A) ist die Powerbank mit einem Netzteil per Steckdose in knapp 4 Stunden komplett aufgeladen. Mit den Maßen 15 × 8 × 2 cm passt die Powerbank in jede Hosentasche und fällt aufgrund des leichten Gewichts von knapp 200 g kaum auf. Praktisch ist auch die Taschenlampenfunktion. Eine LED zwischen den beiden Ladebuchsen geht an, wenn man lange genug auf den Power-Button drückt. Drückt man wieder längere Zeit auf den Button, so geht das Lämpchen aus. Ein schönes Notlämpchen, welches ich aber nicht zu meinen Lampen zähle. Das Modul lässt sich leicht während einer Wanderung aufladen, wenn man es oben auf dem Rucksack montiert.

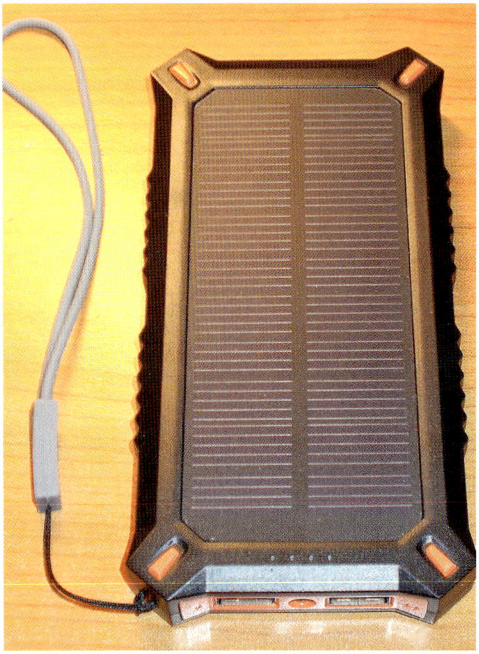

- **Revolt Dynamolader:** Ein recht sinnvolles Zubehörteil, das sich nahtlos in die Powerbank einfügt, ist der Revolt Dynamolader. In diesen werden drei AA-Akkus eingelegt. Die Akkus können per Handkurbel oder per Mini-USB-Anschluss über das Solarpanel geladen werden. Auch im Revolt befindet sich eine LED-Lampe, die ich ebenfalls nicht zu meinen Lampen zähle. Dennoch reicht die LED aus, um sich ausreichend in der näheren Umgebung zu orientieren. Die beiden beschriebenen Geräte sind natürlich nicht ausschließlich der Outdooranwendung vorbehalten. Sie lassen sich auch prima zu Hause anwenden.

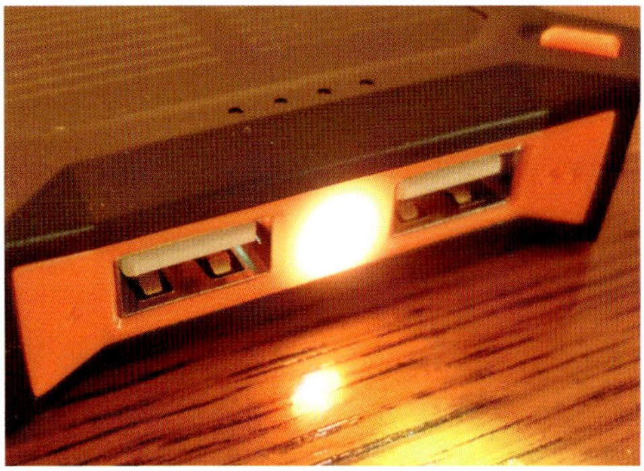

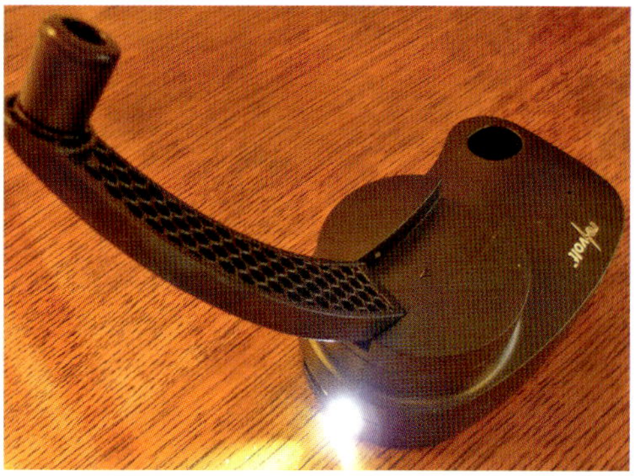

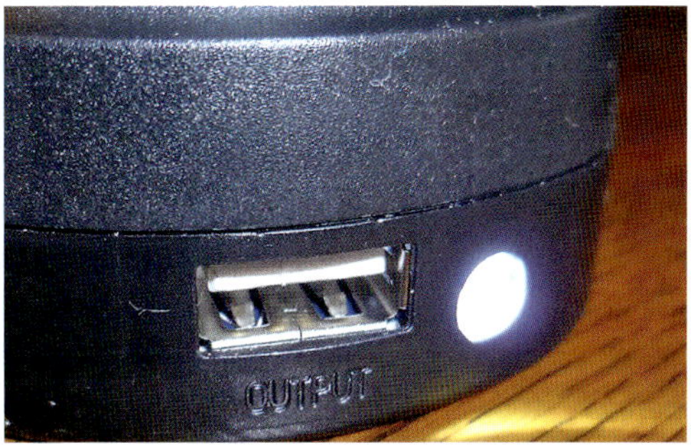

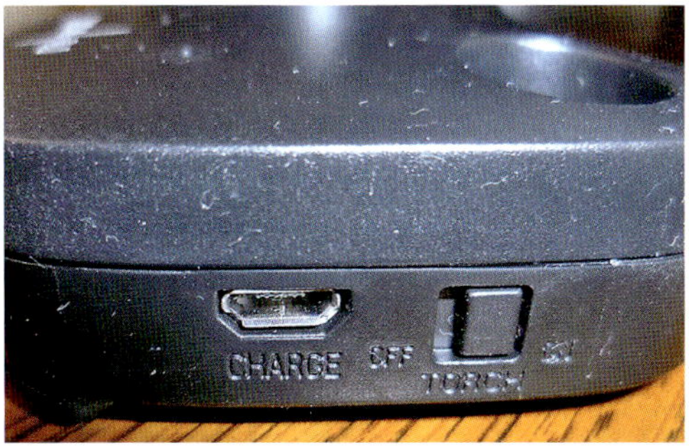

Die normalen USB-Buchsen der Geräte sind dazu bestimmt, Strom abzugeben, egal welches Gerät oder welcher Akku angehängt wird; die Mini-USB-Buchsen der Geräte sind dazu bestimmt, Strom aufzunehmen, egal aus welcher Quelle. So ist es also zum Beispiel bei fehlendem Sonnenschein möglich, mit dem Revolt durch den eingebauten Dynamo die Powerbank aufzuladen. Hierzu wird das USB-Kabel so eingesteckt, dass der normale USB-Stecker im Revolt steckt und der Mini-USB Stecker in der Powerbank. Nun musst du nur noch tüchtig kurbeln, und die Powerbank wird geladen. Ebenso ist es umgekehrt möglich, die im Revolt eingelegten Akkus nicht durch anstrengende Kurbelei aufzuladen, sondern durch die Akkus oder Solarzellen der Powerbank. In dem Fall steckst du den normalen USB-Stecker in die Powerbank und den Mini-USB Stecker in den Revolt. Diese austauschbare Unabhängigkeit kann dir viele Vorteile bieten, abgesehen von den beiden in den Geräten verbauten LED-Leuchten.

Da du nicht einfach an die nächste Steckdose gehen kannst, um dort deine Akkus aufzuladen, bleibt dir, falls du nicht über die beschriebenen Geräte verfügst, noch die Mitnahme von Batterien. Es macht sehr viel Sinn, die mitzunehmenden Geräte auf ein und denselben Batterietyp auszurichten. Kleine handliche Geräte bekommst du nicht, wenn die Geräte mit dicken Babyzellen versorgt werden müssen. Die Lösung lautet also AA-Batterien oder AAA-Batterien. AA-Batterien sind von ihrem Volumen in der Lage, mehr Energie vorzuhalten als AAA-Batterien. Der Sinn derselben Batteriegröße kommt spätestens bei der Menge der mitzunehmenden Reservebatterien zum Tragen. Hast du Geräte mit zwei oder sogar drei verschiedenen Batteriegrößen, so musst du die dreifache Menge an Batterien mitnehmen. Das kostet Volumen, das kostet Gewicht. Hast du ein Solarpanel im Gepäck, so kannst du einige der Reservebatterien gegen Akkus austauschen. Es macht keinen Sinn, ausschließlich mit Akkus zu arbeiten. Wenn die Sonne an mehreren Tagen hintereinander nicht scheint, hast du ein Problem. Hast du zum Beispiel drei Lampen dabei, die zusammen sieben AA-Batterien benötigen, so solltest du diese sieben Batterien und 21 weitere Reservebatterien mit in deinem Sicherheitsrucksack haben, also insgesamt 28 AA-Batterien. Hast du ein Solarpanel, so kannst du auf sieben AA-Akkus plus sieben AA-Batterien reduzieren. Im Normalfall verwendest du die Akkus, die Batterien nur dann, wenn nicht genug Sonne zum Tanken vorhanden ist. Checke die Batterien deiner Notfallversorgung alle zwei Jahre und Akkus jährlich. Entlade und lade deine Akkus mindestens einmal jährlich. Tausche deine Batterien alle vier Jahre komplett aus.

12.8 Morsecode

Es ist durchaus denkbar, sich mit Morsezeichen verständigen zu müssen. Ob du dich als Verschütteter mit Rettern verständigen können musst (oder umgekehrt) oder ob du über längere Strecken mit deinem Spiegel Informationen übertragen musst – die Verwendung des Morsecodes kann dir dein Leben sehr vereinfachen. Der hier abgebildete Morsecode ist international gültig und für alle verständlich.

MORSECODE NACH SAMUEL MORSE

Morse	Zeichen	Deutsch	International
·–	A	ANTON	ALPHA
–···	B	BERTA	BRAVO
–·–·	C	CÄSAR	CHARLIE
–··	D	DORA	DELTA
·	E	EMIL	ECHO
··–·	F	FRIEDRICH	FOXTROTT
––·	G	GUSTAV	GOLF
····	H	HEINRICH	HOTEL
··	I	IDA	INDIA
·–––	J	JULIUS	JULIET
–·–	K	KAUFMANN	KILO
·–··	L	LUDWIG	LIMA
––	M	MARTHA	MIKE
–·	N	NORDPOL	NOVEMBER
–––	O	OTTO	OSCAR
·––·	P	PAULA	PAPA
––·–	Q	QUELLE	QUEBEC
·–·	R	RICHARD	ROMEO
···	S	SIEGFRIED	SIERRA
–	T	THEODOR	TANGO
··–	U	ULRICH	UNIFORM
···–	V	VIKTOR	VICTOR
·––	W	WILHELM	WHISKY
–··–	X	XANTHIPPE	X-RAY
–·––	Y	YPSILON	YANKEE
––··	Z	ZEPPELIN	ZULU
–·–·–	START		
–···–	PAUSE		
·–·–·	ENDE		
··––··	?		
·––––	1		
··–––	2		
···––	3		
····–	4		
·····	5		
–····	6		
––···	7		
–––··	8		
––––·	9		
–––––	0		

12.9 Baumaterial und Werkzeuge

Das Wort »Baumaterial« wird den einen oder anderen etwas erstaunen. Im Zusammenhang mit Notfallvorsorge ist damit aber nicht als Ziel die korrekte Erstellung eines Bauwerks oder die fachgerechte Reparatur eines Gerätes gemeint. Auch Leute mit zwei linken Händen können mit den empfohlenen Materialien umgehen. In erster Linie sind die in diesem Abschnitt und der entsprechenden Liste für Baumaterialien (siehe Abschnitt 23.2) aufgeführten Dinge für Ausnahmefälle gedacht. So dürfte es z.B. auch für handwerklich sehr ungeschickte Personen möglich sein, eine Verdunkelungsdecke vor einem Fenster anzubringen. Es ist nicht erforderlich, dass du dir eine ganze Werkstatt zulegst.

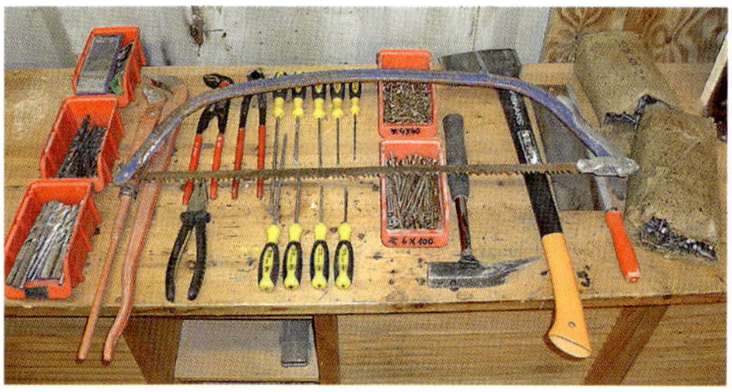

Die empfohlenen Materialien beziehen sich in erster Linie darauf, Kälte und böse Menschen draußen sowie Wärme drinnen zu halten. Zu den Baumaterialien gehören natürlich auch einige Werkzeuge, die ohne Strom funktionieren müssen. Wie groß dein Lager an Baumaterialien sein soll, kannst du selbst bestimmen. Dies wird in der Regel von dem dir zur Verfügung stehenden Raum und den maximal zu erwartenden Aufgaben abhängen. Was aber in keinem Fall reduziert werden sollte, ist die Art und Anzahl der empfohlenen Werkzeuge laut Checkliste »Baumaterial und Werkzeuge«. Die benötigst du, ob du eine Einzimmerwohnung hast oder eine 10-Zimmer-Villa.

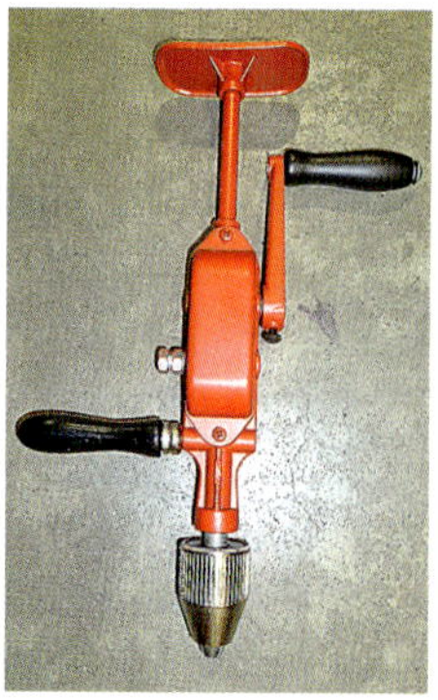

Im Bild auf Seite 84 siehst du die erforderlichen Werkzeuge, das ist nicht viel.
Verfügst du nicht über ein Notstromaggregat plus Bohrmaschine oder Akkuschrauber, so gehört zum Notfallwerkzeug unbedingt auch eine Handbohrmaschine wie im Bild. Diese kannst du schon für knapp 30 Euro (2015) im Baumarkt bekommen. Nach oben hin gibt es bei den Werkzeugen keine Grenzen. Verfügst du über ein Notstromaggregat, so kannst du die Palette der Werkzeuge dahingehend erweitern, das spart Ärger und Frust. Bedenke aber dann auch die Bevorratung von ausreichend Treibstoff.

12.10 Medikamente

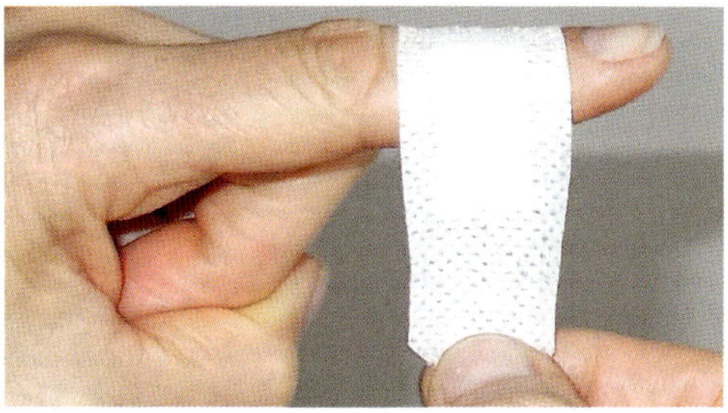

Verletzen tut sich niemand absichtlich. Dennoch passieren Verletzungen – vorzugsweise dann, wenn man sie überhaupt nicht brauchen kann. In der V-V-Z stellen Verletzungen kein allzu großes Risiko dar. Kleinere Verletzungen bekommen ein Pflaster und vielleicht noch eine Salbe, mit größeren Verletzungen geht man zum Arzt oder gleich ins Krankenhaus und lässt sich versorgen. Dort stehen dann alle Instrumente, Materialien und Medikamente in Hülle und Fülle zur Verfügung. Ist in Extremfällen aber kein Arzt oder medizinisches Personal erreichbar, dann kann eine Verletzung schnell zum Problem werden, wenn du nicht weißt, wie damit umzugehen ist. Unsere Haut ist eine prima Schutzbarriere und hält so manchen Erreger, Bakterie, Parasit oder Schmarotzer, von unserem Innenleben fern. Unsere Hautoberfläche ist zum Beispiel über und über belegt mit den verschiedensten Bakterien. Diese stören uns normalerweise nicht; es ist einfach egal, ob sie da sind oder nicht. Bakterien, die durch deine Körperhygiene zerstört werden, sind nach wenigen Stunden in gleicher Anzahl wieder zurück. Wird dieses unüberwindliche Bollwerk »Haut« jedoch verletzt, so können Bakterien und anderes sehr leicht in deinen Körper eindringen und die Zellen schädigen. Sind viele Zellen geschädigt, kann dieser Vorgang schnell lebensbedrohlich werden. Ist die Hautbarriere also verletzt, so musst du, wenn kein Fachpersonal erreichbar ist, schnell handeln. Die Reinigung und Desinfektion der Wunde sollte immer sehr zeitnah geschehen. Es ist also falsch zu denken: »Na, so einen kleinen Kratzer kann ich auch am Abend nach dem Marsch noch versorgen, ich bin schließlich stark.« Du kannst stark sein, wie du willst, Bakterien sind stärker. Sie sind so winzig, dass du sie mit bloßem Auge in keinem Fall erkennen kannst. Trotzdem sind sie in der Lage, auch den stärksten Mann in kurzer Zeit zu »fällen« oder sogar zu töten.
Chlordioxid, das unter anderem für die Trinkwasserentkeimung zugelassen ist, verwende ich in stärkerer Dosierung für die Oberflächen- und Wunddesinfektion. Chlordioxid ist der stärkste bekannte Viren- und Bakterienkiller. Ich verwende solche Mittel zeitnah, um die Wunde zu desinfizieren. Die Wundauflage tränke ich ebenso leicht mit der Mischung, so baue ich einen sehr wirkungsvollen Schutz gegen alle üblichen Angreifer auf.

Chlorreiniger zur Desinfektion

Immer wieder höre ich in Prepperkreisen von der Wasserdesinfektion mittels handelsüblicher Chlorreiniger. Der Name des immer wieder empfohlenen Chlorreinigers spielt in dem Zusammenhang keine Rolle. In der V-V-Z käme aber niemand auf die Idee, sich Chlorreiniger in sein Trinkwasser zu schütten – warum soll dies also in Krisenzeiten dann mit einem Mal o.k. sein? Besagter Chlorreiniger enthält Natriumhypochlorit, aus dem sich in saurer Umgebung (Magensäure) giftiges Chlor löst, unter anderem als Gas. Damit diese Entwicklung etwas gedämpft wird, ist dem Reiniger die sehr starke Base (11,5 pH) Natriumcarbonat beigefügt. Hinzu kommt, dass Chlorreiniger mittels technischer Stoffe hergestellt wird. Technische Stoffe müssen nicht die hohen lebensmitteltauglichen Anforderungen erfüllen und dürfen deutlich verunreinigt sein; sie sind eben nicht für den Verzehr gedacht/geeignet. Um es etwas deutlicher aufzuzeigen, möchte ich hier einige Zeilen verschiedener Fachrichtungen anführen.

Gewinnung/Darstellung

Natriumhypochlorit wird durch Einleiten von Chlorgas in Natronlauge oder durch Elektrolyse einer Natriumchlorid-Lösung hergestellt.

$$2\ NaOH + Cl_2 \rightarrow NaCl + NaClO + H_2O$$

Diese Reaktion verursacht erhebliche technische Probleme. Da es sich formal um eine Hydrolyse des Chlors handelt nach:

$$H_2O + Cl_2 \rightarrow HCl + HClO$$

mit nachfolgender Neutralisation der so entstehenden Salzsäure bzw. Hypochlorigen Säure, ist leicht erkennbar, dass die Reaktionsenthalpien dieser Reaktionen zu einer starken Erwärmung führen, gegen die alle Hypochlorite empfindlich sind.

Tatsächlich wird der gleiche chemische Prozess dazu verwendet, Chlorat herzustellen, jedoch durch Reaktion in heißer Lösung. Aus diesem Grunde enthalten alle technischen Hypochlorite **wechselnde, manchmal große Mengen von Chlorat.** Auch die Reaktion von bei der Herstellung entstandenem Hypochlorit mit Chlor führt schließlich zu Chlorat. Chlorate sind Salze der Chlorsäure $HClO_3$. Sie enthalten als Anion das Chlorat-Ion (ClO_3–). Chlor weist dabei die Oxidationszahl +5 auf.

Schmerzmittel

Das Thema Schmerzmittel behandle ich nur mit »Schmerzen«. Normalerweise wende ich keine Schmerzmittel an. Schmerz ist zwar keine Verletzung und es droht dadurch auch kein Tod, aber er ist unangenehm. Schmerz ist lediglich ein Gefühl. Ist das Gefühl jedoch so stark, dass es sich auf die Psyche auswirkt, mag der Einsatz eines Schmerzmittels sinnvoll sein.

Soll ein Schmerzmittel eingesetzt werden, so muss es wirkstark sein; ich muss es auch bekommen bzw. mit

Stellungnahme Nr. 028/2014 des BfR (Bundesinstitut für Risikobewertung) BfR vom 12. Mai 2014

Chlorate sind Salze der Chlorsäure $HClO_3$. Natrium- und Kaliumchlorat wurden in der Vergangenheit zur Unkrautbekämpfung eingesetzt. In der EU sind heutzutage keine Anwendungen von chlorathaltigen Pflanzenschutzmitteln oder Biozidprodukten mehr gestattet. Chlorat kann jedoch bei der Verwendung von chlorhaltigen Substanzen zur Reinigung oder Desinfektion als Nebenprodukt entstehen. Die Aufnahme von Chlorat kann eine Schädigung der roten Blutkörperchen sowie eine Hemmung der Jodidaufnahme in die Schilddrüse bewirken.

Als Chlorite werden die Salze der Chlorigen Säuren $HClO_2$, als Chlorate die Salze der Chlorsäure $HClO_3$ bezeichnet. Beide Verbindungen sind starke und spontan reagierende Oxidationsmittel. Im Wasser dissoziieren sie leicht und vollständig als starke Säure unter Bildung ihrer Anionen. Die Desinfektion mit Chlor beruht auf der Bildung von desinfizierend wirkenden Hypochloriten bzw. unterchloriger Säure, unabhängig davon, ob Chlorgas oder Natrium- bzw. Calciumhypochlorit zugegeben wurde. **In wässriger Lösung zerfallen Hypochlorite in Abhängigkeit von den Reaktionsbedingungen in einer zweistufigen Reaktionsfolge zu Chloraten.** Dieser Reaktionstyp wird als Disproportionierung bezeichnet, da das Chloratom nach der Reaktion formal zwei unterschiedliche Oxidationszahlen aufweist. Die Disproportionierung von Hypochloriten zu Chlorit und Chlorat wird begünstigt durch:

- hohe Hypochlorit-Konzentrationen
- Wärme
- UV-Strahlung (Sonnenlicht)
- pH-Werte $< 10{,}55$
- Katalysatoren wie z. B. Schwermetallionen.

mir mitführen dürfen. Unter Einhaltung dieser Kriterien werden die Auswahlmöglichkeiten an Schmerzmitteln recht klein: Viele Leute nehmen ASS (Acetylsalicylsäure), das jedoch eine negative Eigenschaft hat: Es verhindert/verzögert die Blutgerinnung. Dies kann bei einer Verletzung zu deutlichen Problemen führen. Paracetamol wäre auch zu nennen, allerdings kann dieses Mittel Leberschäden verursachen. In meinen Augen ist Diclofenac (selbst erprobt) das probateste Schmerzmittel, wenn es mal nicht mehr ohne geht. Tabletten mit kleineren Mengen an Wirkstoff (25 mg) bekommst du auch ohne Rezept in der Apotheke. Allerdings brauchst du für starke Schmerzen 150 mg Wirkstoff. Lässt du dir von deinem Arzt Diclofenac verschreiben, so wären Tabletten mit 75 mg eine gute Wahl. Auf längere Zeit sollten nicht über 150 mg Diclofenac täglich eingenommen werden. Zudem schädigt Diclofenac bei längerer Anwendung die Magenwand, ein Magengeschwür ist dann recht wahrscheinlich.
Für weniger starke Schmerzen hast du die Möglichkeit, Ibuprofen anzuwenden. Hier liegt die maximale Tagesdosis bei 2.000 mg. Allerdings wirkt Ibuprofen auch wieder gerinnungshemmend, jedoch nicht so stark wie ASS. Ich persönlich konzentriere mich auf Diclofenac, da Situationen, für die ich im normalen Leben Schmerzmittel benötige, auf maximal eine oder zwei im Jahr begrenzt sind. Hierbei komme ich dann mit einer Einmaleinnahme von höchstens 150 mg prima hin.
Ist für schlimme Schmerzen ein Lokalanästhetikum erforderlich, so kommt hier meiner Meinung nach ausschließlich Lidocain infrage. Ein Lokalanästhetikum brauchst du aber nur dann, wenn du die erweiterte Erste Hilfe mit der Versorgung von Knochenbrüchen oder der Vernähung von Wunden praktizieren willst. Da solche Praktiken in diesem Buch nicht näher beleuchtet werden, ist dieser Hinweis auch schon ausreichend. Trainierst du diese erweiterte Erste Hilfe in einem Kurs, so wirst du dort auch erfahren, wie du lokal und unter Zuhilfenahme von Lidocain betäuben kannst. Dennoch kann es richtig sein, Lidocain im Reisegepäck zu haben. Bei Bedarf kann es auf die Haut aufgetragen oder in eine Wunde hineingeträufelt werden.

Antibiotika

Ich persönlich bin zuerst einmal gegen den zu schnellen Einsatz von Antibiotika. Von der Wortbedeutung her heißt es *anti* = gegen, *bios* = Leben.
Wir Menschen brauchen Bakterien wie die Luft zum Atmen. Ohne Bakterien wären wir in kürzester Zeit tot. Antibiotika töten Bakterien. Sie töten nicht nur die »schlechten« Bakterien, sondern auch die für uns sehr wichtigen und nützlichen. Es gibt viele Möglichkeiten, um unerwünschte Bakterien zu vernichten, bevor sie uns gefährlich werden können. Das ist alles eine Frage der Desinfektion.
Haben es Bakterien aber trotz aller Vorsicht geschafft, in größerer Anzahl in deinen Körper einzudringen und wird dadurch dein Immunsystem überfordert, können fast nur noch Antibiotika helfen. Nun ist es nicht einfach, sich für den Erfordernisfall die richtige Art oder Arten von Antibiotika zuzulegen. Zum einen kommt man in der Regel nicht leicht an wirkungsvolle Antibiotika ran, zum anderen hält das Mittel nicht ewig.
Der Survivalist und Buchautor Joe Vogel beschreibt in seinem Buch »Outdoor- und Survivalmedizin« z. B. Doxycyclin als Antibiotikum seiner Wahl, da dieses einen recht großen Bereich abdeckt und zur Not auch als Malariaprophylaxe eingesetzt werden kann.

- **Doxycyclin**: Kann eingesetzt werden zur Behandlung von Atemwegserkrankungen, Gallenwegsinfektionen, Akne, Infektionen des Urogenitaltrakts, Infektionen des Magen-Darm-Trakts, Chlamydieninfektionen, Borreliose, Rosazea, Pest und Milzbrand. Einige Fachgesellschaften empfehlen Doxycyclin auch zur Malariaprophylaxe. Doxycyclin ist auch wirksam gegen »atypische« Pneumonieerreger (Chlamydien, Mykoplasmen, Legionellen). Dies dürfte für Tropenreisende nicht uninteressant sein. Jedes hochwirksame Mittel hat aber leider auch Nebenwirkungen. Es kann eine Photosensibilisierung beim Anwender auftreten. Dadurch kann sich nach Sonnen- oder UV-Strahlung in kurzer Zeit ein ausgeprägter bis sehr starker Sonnenbrand entwickeln. Doxycyclin kann zu Zungen- und Kehlkopfschwellungen, Atemnot und sogar zu einem lebensbedrohlichen Schock führen. Es können sich Entzündungen der Mund- und Rachenschleimhaut entwickeln, Kopfschmerzen, Bauchspeicheldrüsenentzündung, Übelkeit und/oder Erbrechen. Auch kann es in seltenen Fällen zu Verlust oder Veränderung des Geruchs- und Geschmackssinns kommen, unter Umständen nicht rückbildbar. Bei Überdosierung können Leber- und Nierenschäden die Folge sein. Doxycyclin wirkt lediglich bakteriostatisch, nicht bakterizid. Das bedeutet, dass die Bakterien lediglich an ihrer Vermehrung gehindert werden, nicht aber abgetötet. Hier muss also anschließend das Immunsystem ran, um die Bakterien zu vernichten. Ist dieses zu schwach, dann sieht's nicht gut aus für den Patienten. Doxycyclin weist eine zunehmende Resistenz bei Pneumokokken auf.

- **Amoxicillin:** Ein Antibiotikum, welches z. B. eingesetzt wird bei Mittelohrentzündungen, Harnwegsinfektionen und Atemwegsinfektionen. Ein recht gut verträgliches Antibiotikum, welches oft verschrieben wird. Leider wird Amoxicillin durch Resistenzbildungen immer unwirksamer.
- **Bacampicillin:** Ein Breitbandpenicillin, das den Krankheitserreger zwar nicht eliminiert, seine Mitose (Zellteilung) jedoch unterbindet. Bacampicillin wirkt sich nur begrenzt auf die Darmflora aus, weil das antibiotisch wirksame Ampicillin normalerweise erst nach der Darmpassage frei wird. Eingesetzt wird Bacampicillin z. B. bei Prostataentzündung, Blasenentzündungen, Harnwegsinfekten, akuter und chronischer Bronchitis sowie bei bakteriellen Infektionen der Gallenblase und im HNO-Bereich. Als Nebenwirkungen können großflächige Hautausschläge, Hautrötungen und Juckreiz auftreten.
- **Streptomycin:** Zeigt zwar ein breites Wirkungsspektrum, wird aber in der Regel aufgrund seiner geringen therapeutischen Breite bei gleichzeitig rascher Resistenzentwicklung nur ganz speziell eingesetzt bei Infektionen wie Tuberkulose, Streptokokken-Endokarditis, Enterokokken-Endokarditis, Pest, Brucellose und Tularämie. Streptomycin schädigt vor allem gram-negative Erreger. Es wird nur bei Tuberkulose und den wenigen genannten speziellen Erregern und nur als Kombinationstherapie angewendet. Der große Vorteil von Streptomycin (in Deutschland als Strepto-Fatol – oder ein entsprechendes Generikum – vertrieben) ist, dass es ganz hervorragend gegen Mykobakterien wirkt.

Generell ist zu sagen, dass eine Antibiotikakur immer für die gesamte Zeit durchgeführt werden muss, ansonsten kann es zum Bumerangeffekt kommen. Die Bakterien nehmen wieder »Fahrt« auf und sind jetzt nicht mehr durch die bisher verwendeten Antibiotika zu stoppen, denn diese werden durch Resistenzbildung beim Anwender unwirksam. Antibiotika können nach Resistenzbildung von den Bakterien sogar als Kohlenstoffquelle genutzt werden und fördern somit Wachstum und Vermehrung resistenter Keime. Antibiotika auf reinen Verdacht einzunehmen, kann mehr schaden als nutzen.

Er gibt drei wichtige Grundsätze für den Einsatz von Antibiotika:

1. nur auf Anweisung eines Arztes einnehmen
2. immer in erforderlicher Menge einnehmen
3. immer über die erforderliche Zeit einnehmen.

12.11 ABC-Box

Man kann über Atemschutz geteilter Meinung sein. Beobachtet man Polizisten und Fußgänger in verschiedenen Großstädten dieser Erde, so kann man eine deutliche Tendenz zum Tragen einer Atemschutzmaske erkennen. Allein schon die ständige Feinstaubbelastung innerhalb der Städte würde in kurzer Zeit zu Bronchial- und Lungenschäden führen. Hier handelt es sich um Staubschutzmasken, oder besser noch FFP3. Mit einer FFP3 bist du vor der Einatmung von Stäuben recht gut gewappnet, auch vor radioaktiv kontaminierten Stäuben.

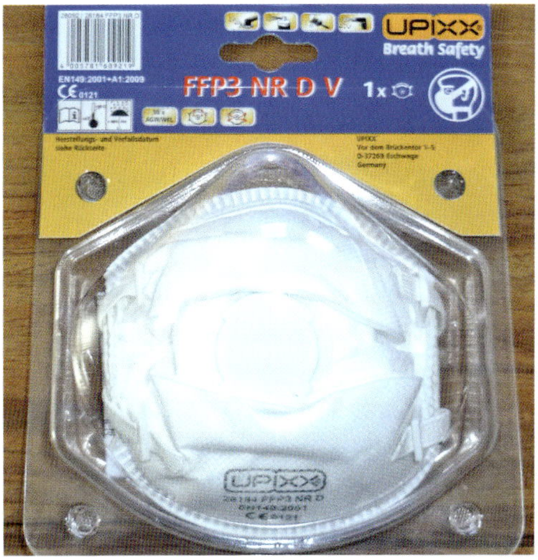

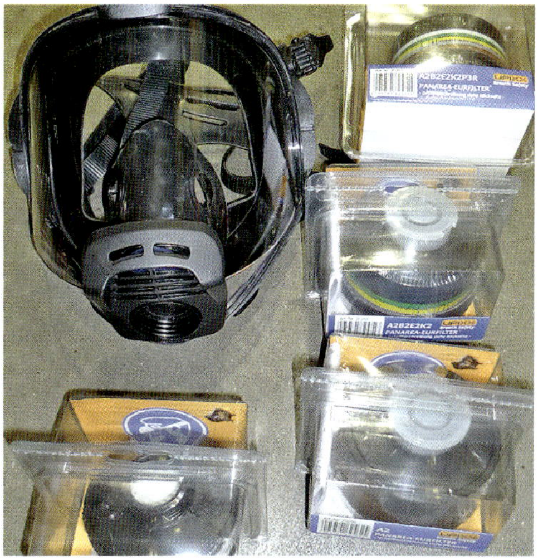

Auch benötigst du eine solche Maske, wenn du dich zum Beispiel vor Ansteckung (Pandemie) schützen möchtest, oder außerhalb der Gefahrenzone bei einem Atomunfall. Eine FFP3 ist aber oft nicht zu 100 % dicht zu bekommen. Die Maske kann zwar mittels eingearbeiteter Metallstäbchen an die Nasenflügel angepasst werden, das funktioniert aber nur bedingt. Eine FFP3-Maske schützt nicht vor Gasen und Aerosolen. Sie schafft auch nur (8 Stunden lang) den 30-fachen Grenzwert, welcher bereits in Städten zu ganz normalen Hauptverkehrszeiten bis zum 900-Fachen überschritten wird. Nach 16 Minuten in einer solchen Großstadtsituation ist der »Durchbruchspunkt« der FFP3-Maske erreicht. Eine FFP3-Maske wäre also bei hoher Belastung schnell überfordert. Eine ABC-Box geht noch einen oder zwei Schritte weiter. Die ABC-Box sollte auch über eine Vollgesichtsmaske mit auswechselbaren Filtern verfügen. Mittels solcher Filter können wesentlich mehr Stoffe oder sogar Gase aus der Atemluft gefiltert werden.

Der Partikelfilter einer Vollgesichtsmaske ist zum einen zu 100 % zuverlässig, zum anderen erreicht er die 300-fache Leistung einer FFP3-Maske. Im Bild siehst du eine PANARERA-Vollgesichtsmaske mit verschiedenen Filtern. Je nach Aufgabengebiet oder Anforderung kannst du solch eine Maske bestücken. Wohnst du bis 50 km um ein Atomkraftwerk (also in vielen Gebieten Deutschlands), so sollte auch ein P3R-Filter für Radioaktivität in deinem Bestand sein. Für organische Lösungsmittel reicht ein A2-Filter, für organische Dämpfe, Lösungsmittel, Ammoniak und Gase sollte es dann schon ein A2B2E2K2-Filter sein. Sind die Filter einer Vollgesichtsmaske am Ende ihrer Leistungsfähigkeit angelangt, so wird man dies durch einen erhöhten Atemwiderstand und einen »chemischen Geschmack« erkennen. In diesen Fällen ist der Filter umgehend auszutauschen. Verwende niemals ausgemusterte Masken, sondern nur voll funktionstüchtige. Eine korrekt bestückte ABC-Box hilft dir, sogar durch eine kontaminierte Gegend zu marschieren, ohne selbst kontaminiert zu werden. Lediglich vor der direkten Strahlung kann dich auch der Inhalt der ABC-Box nicht schützen. Musst du ein kontaminiertes Gebiet durchqueren, so ist es von elementarer Bedeutung, dass dein gesamter Körper lückenlos eingeschlossen ist. Aus diesem Grund beinhaltet die ABC-Box auch einen Einmalanzug, Gummihandschuhe und -stiefel sowie Panzertape. Alles zusammen erlaubt es dir, dich richtig gut und dicht einzupacken.

Die in der ABC-Box enthaltenen Kaliumjodid-Tabletten bewirken eine Jodblockade und führen zu einer Verminderung der Aufnahme von radioaktivem Jod 131 in die Schilddrüse um den Faktor 90 und darüber. Jod 131 wird über die Nahrung und durch die Atmung aufgenommen. Ist ein Reaktorunfall gegeben, so sollte die Jodblockade sofort aufgebaut werden, spätestens jedoch innerhalb von zwei Stunden. Später kann Kaliumjodid die Verweildauer von Radiojod im Körper nur noch verkürzen, später als einen Tag nach der Aufnahme von radioaktivem Jod sollte keine Jodblockade mehr aufgebaut werden, da sonst die Ausscheidung des Radiojods verzögert und die Verweildauer im Körper erhöht werden kann.

Legst du dir Kaliumjodid-Tabletten zu, so achte darauf, dass sie entsprechend stark zusammengestellt sind. Die in Deutschland für manche Behandlungen zur Vorbeugung von Jodmangelkrankheiten erhältlichen Jodtabletten enthalten oft etwa 1/1000 (100 bis 200 Mikrogramm) der bei einem Reaktorunfall notwendigen Dosierung, diese nutzen also für das geplante Ziel nichts.

Kaliumjodid-Tabletten für die ABC-Box sollten jeweils 65 mg Kaliumjodid (entsprechend 50 mg Jodid) oder gar 130 mg Kaliumjodid (entsprechend 100 mg Jodid) enthalten. Die geschmacksneutralen Jodtabletten sind rezeptfrei über Apotheken erhältlich. Sie können zur leichteren Aufnahme auch in etwas Flüssigkeit aufgelöst werden.

In Baden-Württemberg ist nach den Empfehlungen der Strahlenschutzkommission eine Vorhaltung beziehungsweise Verteilung bei einem AKW-GAU vorgesehen:

- **Im Bereich von 0 bis 25 km um ein Kernkraftwerk** erhalten alle Personen bis 45 Jahre Kaliumjodidtabletten.
- **Im Bereich von 25 bis 100 km um ein Kernkraftwerk** erhalten Kinder und Jugendliche bis 18 Jahre sowie Schwangere Kaliumjodidtabletten.

Erwachsene über 45 Jahre sollten nach den Empfehlungen der Strahlenschutzkommission keine Kaliumjodidtabletten einnehmen, da hier das Risiko für Nebenwirkungen größer ist als der Schutz vor möglichen Strahlenschäden.

Dosierung (65-mg-Tabletten) nach Empfehlung des BfR:

Säuglinge unter einem Monat	¼ Tablette
1 bis unter 36 Monate	½ Tablette
3 bis 12 Jahre	1 Tablette
13 bis 44 Jahre	2 Tabletten
45 Jahre und älter	–

Es bleibt in der Regel bei einer einmaligen Einnahme. Durch die Einnahme soll die Schilddrüse mit »normalem« Jod überladen werden, so kann sie kein weiteres (radioaktives) Jod mehr aufnehmen.

Durch die Schilddrüsenüberladung kann es zu heftigen Reaktionen des Körpers kommen. Dies kann sogar bis zur andauernden Schilddrüsenüberfunktion führen. Deswegen sollten Jodtabletten nur nach Anweisung des Arztes oder der Behörden eingenommen werden. Bald nach der Einnahme von Jodtabletten sollte ein Arzt aufgesucht werden, der die Schilddrüse überprüft.

Wichtig: Beachte, dass Kaliumjodid-Tabletten nicht rein prophylaktisch eingenommen werden sollten. Die möglichen Gesundheitsschäden überwiegen einen eventuell erforderlichen Schutz.

12.12 Bereitschaftsgürtel

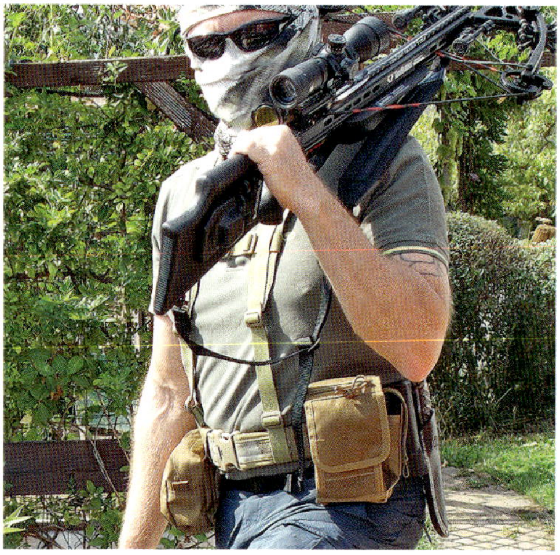

Schon die Bezeichnung Bereitschaftsgürtel sagt aus, wofür er existiert. Deinen Bereitschaftsgürtel solltest du **immer** einsatzbereit halten und nie mit verbrauchten oder teilverbrauchten Dingen bestückt haben. Einen Bereitschaftsgürtel kannst du auch mit einem erweiterten EDC (»Every Day Carry«) gleichsetzen. Dein Bereitschaftsgürtel sollte immer bei dir oder zumindest in deiner Nähe sein. Bist du unterwegs mit dem Auto, so ist sein Platz im Kofferraum. Im Erstfall wird der Bereitschaftsgürtel **immer** direkt an der Person getragen. Du hast ihn dann also umgeschnallt oder für den direkten Zugriff nahe bei dir liegen. Ein Bereitschaftsgürtel muss nicht zwangsläufig aus einem einzigen Bag bestehen. Es gibt auch die Möglichkeit, einen sogenannten »taktischen Gürtel« (Systemgürtel, evtl. mit Träger wie im Bild) mit unterschiedlichen Taschen zu bestücken.

Ein Bereitschaftsgürtel beinhaltet auch:

1. HUGP
2. Mini-Medizinbox
3. Survival-Kit.

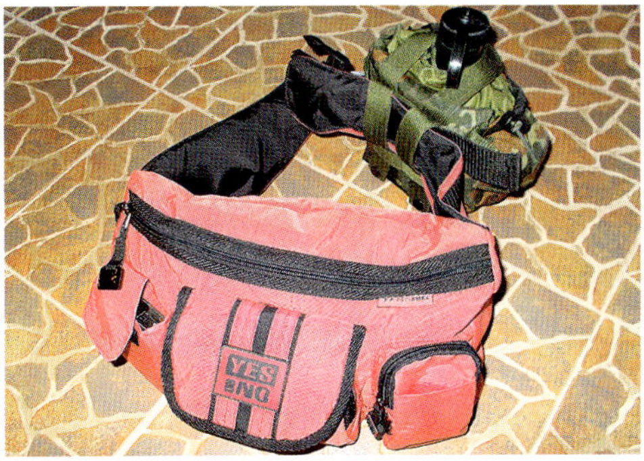

Dein Bereitschaftsgürtel beinhaltet alles, was du für einen Eintagesmarsch benötigst. Je nach Situation ordne ich den Inhalt meines Bereitschaftsgürtels etwas um. Bei Nachtmärschen, wenn ich alleine unterwegs bin, liegt im großen Fach ganz obenauf, direkt unter der Klappe, mein Wenger Rangerwood-Messer. Die Mag Lite-Lampe steckt mit dem Kopf nach oben so im Bag, dass nur noch der Kopf herausschaut und ich die Lampe bei Bedarf ganz schnell mit einem Griff herausziehen kann.

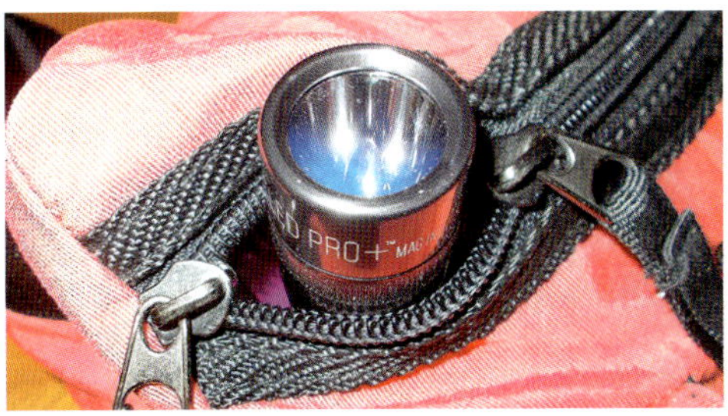

Ich marschiere auch bei Nacht sehr gerne ohne Lampenschein. Die Augen gewöhnen sich an die Dunkelheit, und du siehst mehr als mit Lampe. Die einzige Ausnahme bilden hier Neumondnächte oder total bewölkter Himmel. Dann ist die Nacht wirklich dunkel. Das Gleiche kann natürlich auch in einem sehr dichten Wald passieren. Ein wichtiges Augenmerk ist auf das Survival-Kit zu richten. Dieses wird generell auf dem Marsch nicht im Bereitschaftsgürtel getragen, sondern in einer der Oberschenkeltaschen oder auf beide Oberschenkeltaschen verteilt. Sollte man dir während eines Überfalls den Bereitschaftsgürtel abnehmen, so hast du immer noch alles am Körper, um schnellstmöglich dein Heim oder dein Ziel zu erreichen.

Musst/willst du den Bereitschaftsgürtel einmal ablegen, so lass ihn immer in deiner Nähe, also unter deiner direkten Sichtkontrolle. Bist du outdoor unterwegs, so lege den Bereitschaftsgürtel besser nicht auf den Boden. Eine prima Lösung in Baumnähe ist diese wie im Bild: Binde den Bereitschaftsgürtel um den Baum und schließe die Schnalle. Nun stellst du auf der gegenüberliegenden Seite des Stammes einen Stock (gerne mit kleiner Astgabel) dagegen und sicherst den Bereitschaftsgürtel. Auf diese Art kannst du dich bequem aus dem Gürtel bedienen oder dessen Inhalt neu ordnen.

Der Bereitschaftsgürtel, oder besser dessen Inhalt, half mir schon unzählige Male, wenn ich unterwegs war.

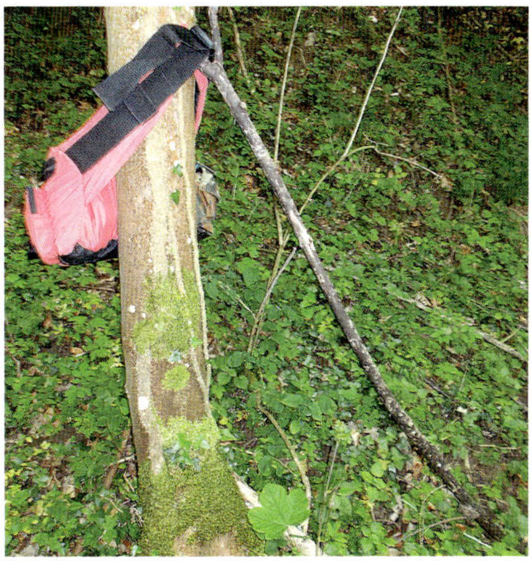

13 NICHT NUR OUTDOOR-HILFSMITTEL

Musst du dein Heim verlassen, so bist du auf Hilfsmittel angewiesen. Ein Überleben ohne jegliche Hilfsmittel ist für uns Menschen in der heutigen Zeit nicht mehr möglich. Die folgenden Stufen der Outdoor-Ausrüstung bauen aufeinander auf, von einfach bis komplex, von billig bis teuer, von kurzem bis Langzeit-Outdooraufenthalt. Du kannst mithilfe der Listen deine ins Auge gefassten Ziele leicht verwirklichen. Die Ausrüstungszusammenstellung bezieht sich auf unser mitteleuropäisches Klima. Outdoor-Aktivitäten in der Wüste, im Gebirge, auf dem Wasser oder im Eis erfordern eine angepasste Ausrüstung.

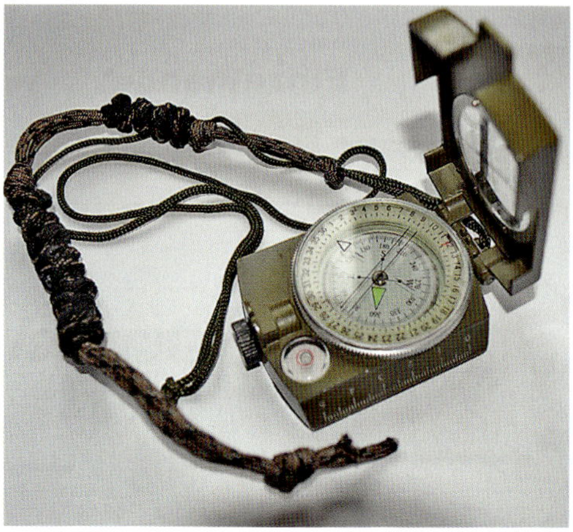

BEACHTE: Je nachdem, wie lange eine Outdoor-Aktivität geplant ist oder wohin dich die Tour führt, benötigst du mehr oder weniger Ausrüstungsgegenstände. Passe die Ausrüstung den Anforderungen an.

13.1 Kompass

Ein Kompass ist ein unverzichtbarer Gegenstand, um eine bestimmte Richtung einhalten zu können. Selbstverständlich ist auch eine Navigation mit Navigationsgeräten (Navi), der Natur oder den Sternen möglich. Aber Navis können ausfallen oder stromlos sein, die Natur steht nicht jederzeit zur Verfügung. Sternnavigation ist nur bei klarem Nachthimmel möglich und die Navigation nach dem Baumbewuchs auch nur in Gegenden mit Baumbestand. Mit einem Kompass kannst du jederzeit und ohne Fremdenergie zu benötigen die Himmelsrichtung bestimmen. Die für uns wichtigen Kompasse sind Magnetkompasse. Unter Einwirkung des magnetischen Erdfelds in Nord-Süd-Richtung stellt sich eine Magnetnadel entsprechend ein. Mithilfe der so genannten Windrose (auch Kompassrose) und deren Kreiseinteilungen sowie Himmelsrichtungen kannst du die gesuchte Richtung ablesen. Bei manchen Kompassen ist die Windrose auf der Magnetnadel oder dem Magnetteller befestigt, bei manchen teilweise auf einem äußeren Drehring.

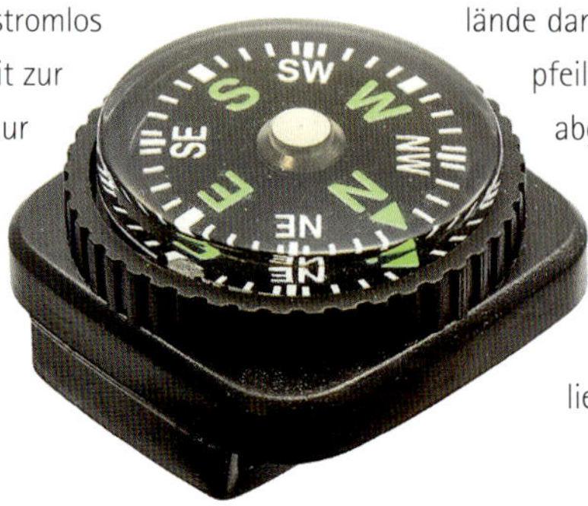

Im oberen Bild siehst du einen Marschkompass. Bei einem Marschkompass ist die Drauf- und Durchsicht ein entscheidender Faktor, um möglichst fehlerfrei im Gelände damit arbeiten zu können. Der Nordpfeil des Kompass zeigt (sofern er nicht abgelenkt wird) immer grob nach Norden. Der magnetische Nordpol und der geografische Nordpol liegen allerdings einiges auseinander, um genau zu sein liegen sie derzeit etwa 2.000 km voneinander entfernt. Die Magnetlinien wandern und somit auch der magnetische Nordpol (Deklination). Die Verbindungslinie der magnetischen Pole ist gegenüber der Erdachse um ca. 11,5° geneigt. Solange du dich nicht auf einem Schiff auf einem der Ozeane, in Amerika oder in der Nähe des Nordpols befindest, kannst du die Deklination aber vernachlässigen. Als Wanderer können wir bei uns in Europa von einer relativen Deckungsgleichheit der beiden Nordpole (magnetischer und geografischer) ausgehen. Ein Kompassteller sollte immer flüssigkeitsgedämpft gelagert sein und leicht laufen. Dazu gehört, dass du ihn immer absolut horizontal hältst. Um die korrekte Haltung des Kompasses zu überprüfen, haben manche Modelle eine Wasserwaage mit eingebaut. Der hier abgebildete Kompass (Huntington MG1) bietet sogar eine zweite Gradkontrolle mit Dioptrienausgleich an, das Gehäuse ist komplett in stabilem Metall gehalten.

Ablenkung:

In den Bildern siehst du drei flüssigkeitsgedämpfte Kompasse, alle zeigen mit dem Nordpfeil etwa in dieselbe Richtung. Bei richtiger Handhabung ist es also auch möglich, mit sehr kleinen Kompassen den richtigen Weg oder sein Ziel zu finden. Solange die Kompasse deutlich voneinander getrennt sind, passiert nichts, kommen sie sich allerdings näher, so zeigt sich bei den kleinen Kompassen ihr Manko.

Ihr Nordpfeil zeigt nun in eine x-beliebige Richtung, nur nicht mehr nach Norden. Navigierst du mit dieser Ablenkung, so wirst du dein Ziel mit Sicherheit nicht erreichen. Das Metallgehäuse des großen Kompasses hat die kleinen Kompasse »aus der Bahn geworfen«. Der große Kompass zeigt sich jedoch von der Masse der kleinen Kompasse unberührt. Dies ändert sich, wenn eine andere Masse in die Nähe des großen Kompasses gebracht wird. Auf den Bildern siehst du den Kompass zuerst ohne Beeinflussung und dann mit der Uhr nebenan. Durch das Metall der Uhr wird eine ganz ordentliche Missweisung erzeugt.

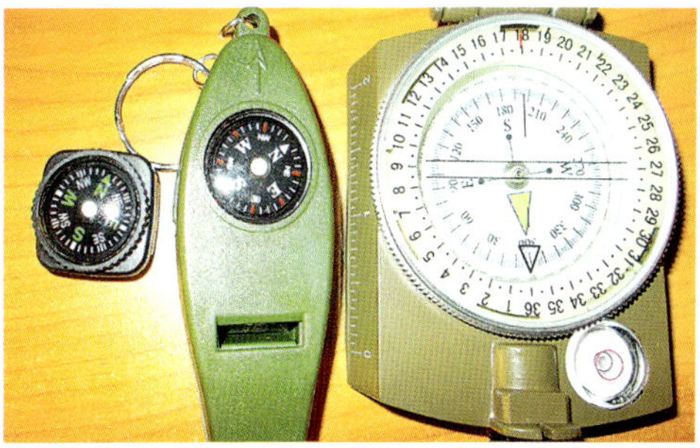

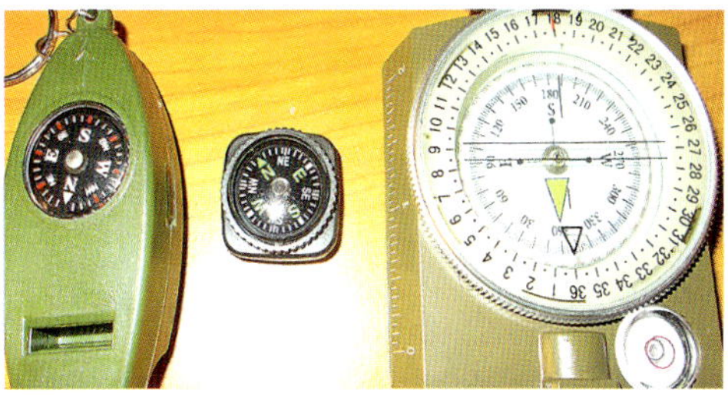

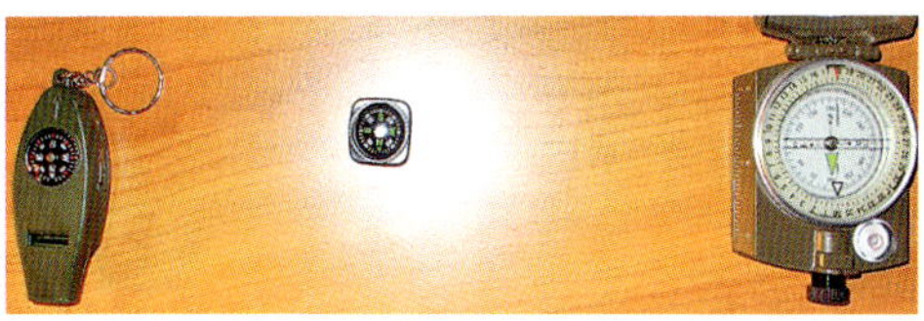

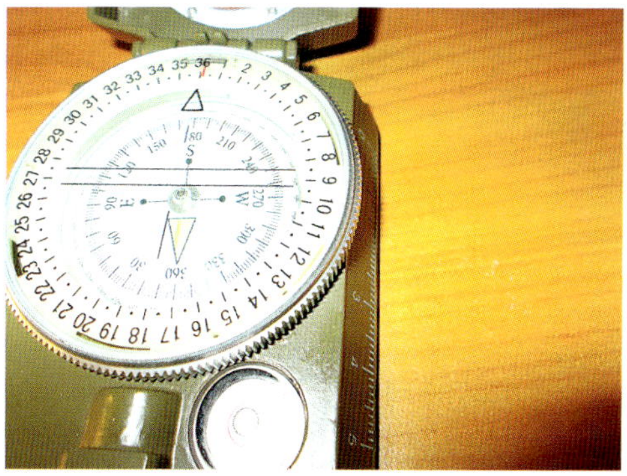

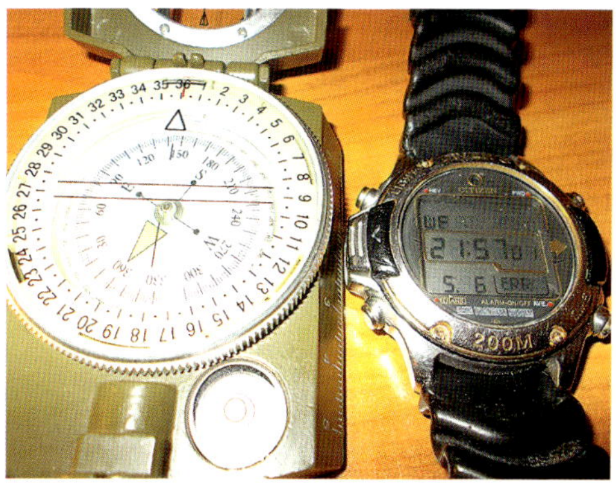

Achte immer darauf, dass dein Kompass nicht durch Metalle, Akkus, Motoren, Erzgestein, Magnete etc. abgelenkt wird, ansonsten läufst du vielleicht trotz Verwendung eines hervorragenden Kompasses im Kreis. Ein kleiner Kompass wird vielleicht durch das Uhrengehäuse oder die Schnalle abgelenkt, wenn er am Uhrenband montiert ist. Überprüfe dies am besten schon vor der Montage.

Es gibt in Sache Kompass aber nicht nur den Faktor Deklination und Ablenkung. Ein nicht zu unterschätzender Faktor ist die Inklination.

Erklärung:

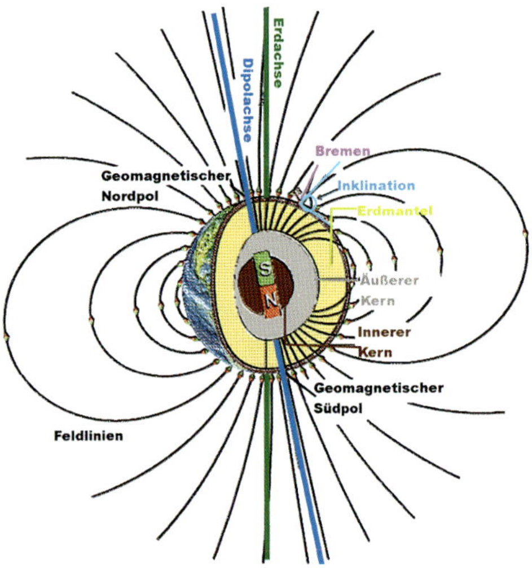

Damit eine Kompassnadel möglichst waagrecht läuft, um eine genaue Anzeige zu ermöglichen, ist sie (bzw. der Kompassteller) entsprechend ausgelotet. Der Grund: Magnetfeldlinien haben nicht nur eine horizontale, sondern auch eine vertikale Komponente, wie du an der Grafik sehen kannst. Magnetfeldlinien kommen teilweise senkrecht aus dem Erdkern heraus oder gehen senkrecht in diesen hinein. Ein nicht ausgeloteter Kompassteller würde auf der Nordhalbkugel mit der Nordmarkierung nach unten zeigen, auf der Südhalbkugel würde diese nach oben zeigen.

Im Extremfall könnte das dazu führen, dass sich der Kompassteller verklemmt. Um dies zu verhindern, ist der Kompassteller durch entsprechende Gewichtsverteilung ausbalanciert. Wird nun ein Kompass, der für die Nordhalbkugel der Erde konzipiert und balanciert wurde, auf der Südhalbkugel eingesetzt, so verstärkt sich die Inklination durch die eingesetzten Balancierungsgewichte noch zusätzlich. Es gibt aber auch Kompasse, die für beide Erdhalbkugeln konzipiert sind. Solche Kompasse kommen mit beiden Inklinationsbereichen klar. Diese sind jedoch oft teuer und in der Regel nicht erforderlich, wenn du nicht gerade auf Weltreise gehst.

Egal wie ein Kompass gebaut ist: Um sicherzugehen, dass er nicht »hängt«, wippe ihn – und damit den Kompassteller – nach Ausrichtung auf den Peilpunkt hoch und runter. Bewegt sich der Kompassteller einwandfrei, so kannst du dich auf die Angaben ziemlich sicher verlassen. Hing der Teller, so dreht er sich nun durch das Wippen in eine andere Position.

Merke

1. Je nachdem, in welcher Körperposition du dich befindest, ist ein Hängenbleiben des Kompasstellers sehr wahrscheinlich.
2. Je kleiner/flacher ein Kompass gebaut ist, umso größer ist die Gefahr des Hängenbleibens.
3. Vermeide metallische Massen, Motoren, Batterien, Akkus oder Magnete in Kompassnähe.
4. Vertraue deinem Kompass.

Ein Kompass kann nur so gut sein, wie sein Besitzer mit ihm umzugehen weiß. Kompassnavigation ist nicht sehr schwer, erfordert aber einiges an Übung. In meinen Kursen erlebe ich immer wieder, dass die Anwender in alle Richtungen laufen, nur nicht in die angegebene.

In deiner Ausrüstung sollten sich, wenn du dich an die Empfehlungen in diesem Buch gehalten hast, mindestens zwei Kompasse befinden. Mindestens ein Minikompass in deinem Survival-Kit und ein Marschkompass in deinem Bereitschaftsgürtel. Achte darauf, dass beide die oben genannten Kriterien erfüllen. Ein Minikompass ist natürlich nicht mit dem komfortablen

Handling eines Marschkompasses zu vergleichen. Er hat aber den unverkennbaren Vorteil der geringen Größe. Minikompasse gibt es auch mit Bandschlaufe. So kannst du ihn bequem auf dein Uhrenarmband aufziehen und kannst ihn nicht mehr verlieren. Überprüfe aber in dem Fall zuerst, ob die Metalle deiner Uhr den Kompass nicht ablenken. Im Normalfall sollte der Minikompass eher im Survival-Kit verbleiben, da er sich durch seine Bauhöhe doch deutlich vom Armband abhebt.

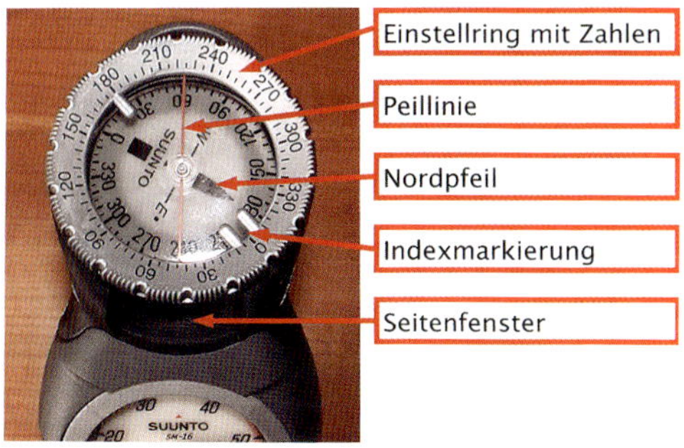

Hast du einen Kompass mit Indexmarkierungen, so ist es für einen Hin-und-Zurück-Kurs wirklich sehr einfach, die Orientierung aufrechtzuerhalten. Es spielt hierbei keine Rolle ob du dich in urbanem oder freiem Gelände bewegst.

Du nimmst die Kompassrichtung zum Ziel, stellst die Indexmarke deines Einstellringes auf den Nordpfeil und wanderst in die beabsichtigte Richtung. Ab und zu schaust du auf deinen Kompass und vergewisserst dich, dass du noch grob in der geplanten Richtung bist. Bist du beim Umkehrpunkt angekommen, so schaust du auf deinen Kompass. Nun drehst du dich so lange um deine eigene Achse, bis der Nordpfeil deines Kompasses auf die der Indexmarkierung gegenüberliegende Markierung zeigt. Nun hast du die korrekte relative Richtung zurück. Da du wahrscheinlich nicht nur geradeaus und wieder zurück gegangen bist, kommst du höchstens etwas versetzt am Ausgangspunkt an. Solltest du während des Hinwegs deutlich auf eine Seite abgedriftet sein, so ist dies in den Rückkehrkurs mit einzuplanen.

Wenn du einen Kompass mit nachleuchtenden Markierungen besitzt, dann hast du eine gute Möglichkeit, bei einem Nachtmarsch die Markierungen deines Kompasses mit der Lampe »aufzuladen«. Dazu hältst du deinen Lampenschein für einige Sekunden direkt auf den Kompassteller und nimmst ihn anschließend wieder weg. Nun wirst du den Kompass kräftig leuchten sehen. Für eine gewisse Zeit brauchst du den Kompass zum Navigieren nun nicht mehr direkt mit der Lampe anzustrahlen, um die Werte ablesen zu können. Lässt die Wirkung nach, so lädst du den Kompass einfach wieder neu auf. Dieses »Aufladen« kann beliebig oft wiederholt werden, ohne dem Kompass oder dem Material zu schaden.

13.2 Messer

All deine Ausrüstung ist wichtig, kein Ausrüstungsteil ist jedoch wichtiger als dein Messer. Mit deinem Messer kannst du alles ermöglichen. Dabei geht es nicht um eine Angriffswaffe, sondern dein Messer ist ein ideales Werkzeug, das durch kein anderes Werkzeug ersetzt werden kann. Anders herum gesagt: Mit deinem Messer kannst du alle anderen erforderlichen Werkzeuge herstellen. Deshalb ist dein Messer bereits im Bereitschaftsgürtel mit »eingebaut«.

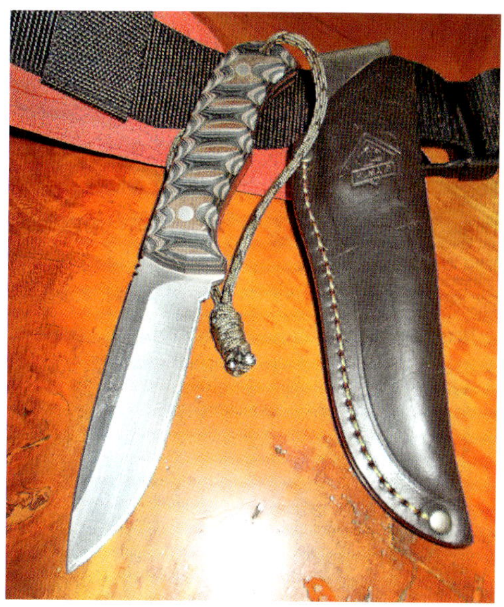

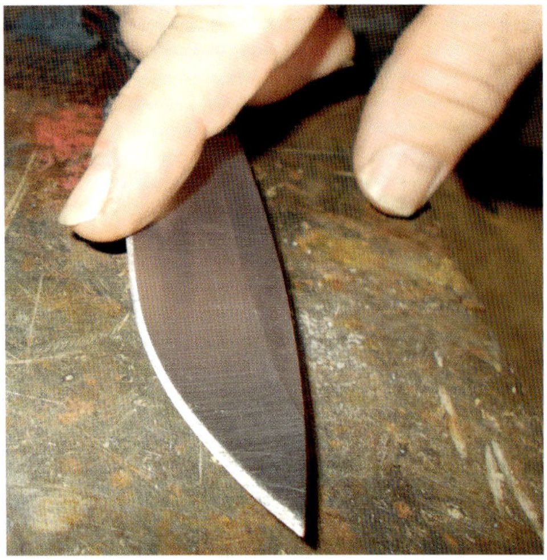

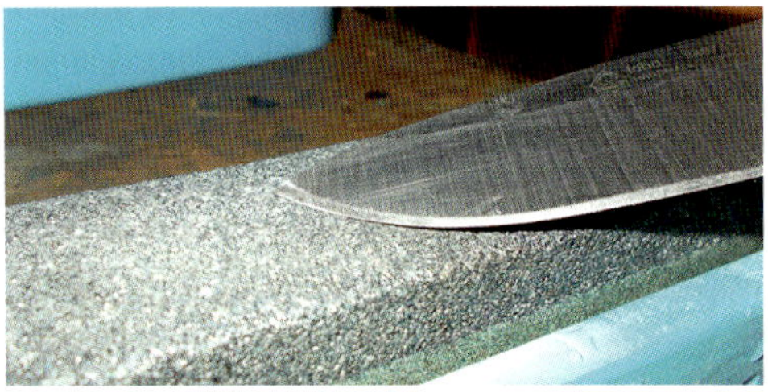

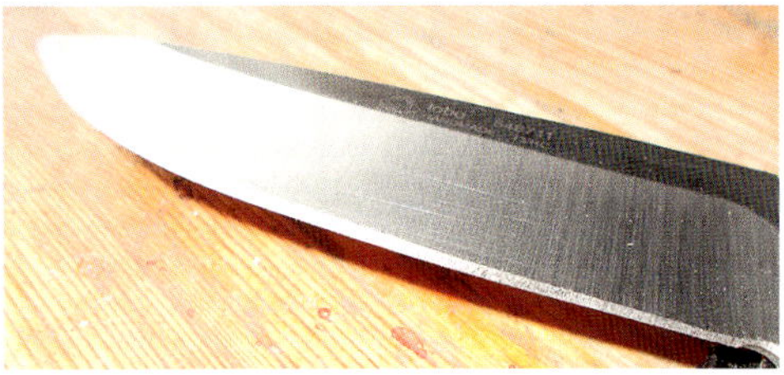

Beachte: Mit Öl auf dem Schleifstein erzielst du zwar einen feineren Schliff, ist dein Schleifstein jedoch einmal mit Öl behandelt worden, dann funktioniert Wasser nie mehr. Wenn du deinen Schleifstein mit Wasser verwenden willst, so lasse ihn vor Benutzung so lange im Wasser liegen (ca. 5 Minuten), bis keine Bläschen mehr aufsteigen. Erst jetzt ist der Schleifstein bereit zum Schleifen. Um einen sichereren Halt zu haben, solltest du den Schleifstein in eine Halterung stellen.
Während des Schleifvorgangs gibst du zwischendurch immer mal wieder etwas Wasser auf den Stein, damit alles schön nass bleibt. Nun schleifst du dein Messer so lange, bis du auf der anderen Seite der Schneide einen leichten Grat feststellen kannst, wenn du mit dem Finger darüber streichst. Bei Edelstahlmessern wie dem gezeigten dauert das eine kleine Weile, da der Stahl sehr hart ist. Das Messer hat einen 440er-Stahl mit einer Härte von 58-59 Rockwell (HRC) bei einer Klingenstärke von 4 mm.
Sobald du diesen Grat auf die gesamte Schneidenlänge fühlen kannst, wechselst du auf die andere Schneidenseite. Nun schleifst du diese Seite so lange, bis du auf der gegenüberliegenden Seite wieder einen Grat fühlen kannst. Wechsle wieder auf die erste Seite und schleife nun hier so lange, bis der Grat weg ist. Jetzt ist deine Schneide so weit, dass du immer im Wechsel schleifen kannst. Bewege je Seite deine Schneide 6-mal auf der ganzen Schneidenlänge über den Schleifstein. Hierbei musst du darauf achten, dass du das Messer beim Schleifen zur Spitze hin immer etwas anhebst.
Besteht dein Messer aus Kohlenstoffstahl, so lässt es sich zwar wesentlich leichter schleifen und erreicht eine höhere Schärfe, ist aber deutlich rostanfälliger und viel schneller stumpf. Ein Messer aus Kohlenstoffstahl verlangt zudem etwas mehr Pflege. So ist es z.B. wichtig, solch ein Messer mit Öl vor Rost zu bewahren. Das ist kein 100-prozentiger Schutz, hilft aber ein wenig. Rostgeschützte Messer sind durch die Beimengungen von anderen Materialien weniger rostanfällig, dafür aber schwerer zu schärfen und nicht so scharf zu bekommen wie Messer aus Kohlenstoffstahl. Dafür behalten sie eine einmal erzeugte Schärfe sehr lange.
Bei Schleifsteinkörnungen bis 800 wirst du am Ende immer kleine Riefen in der Schneide haben. Dies schmälert jedoch die Schärfe für deine Outdoortätigkeiten in keinem Fall. Auch mit dieser Schneide wirst du bei korrektem Schliff leicht Papier zerschneiden können.

Survival-Messer

Outdoor-Ausstatter wollen in ein Messer oft verschiedene Ausrüstungsgegenstände mit verpacken. Aber ein Messer soll nur einen Zweck erfüllen müssen – ein Messer sein. Wer will schon eine komplette Survival-Ausrüstung in seinem Messer verpackt sehen? Solch ein Messer wird im Notfall zu Hause neben den vielen Survival-Büchern liegen. Da es in der V-V-Z eh nicht Usus ist, mit einem solchen Messer am Hosenbund herumzulaufen, kann es auch getrost zu Hause bleiben.

Letztendlich ist ein Messer nur so gut, wie du es zu benutzen in der Lage bist. Geh raus in die Natur und setze dein Messer ein. Setze es für alle möglichen Situationen ein, pflege und schärfe es anschließend wieder. Setze es aber nie zum Graben in der Erde oder zum Stochern im Feuer ein. Hierzu baust du mithilfe deines Messers Hölzer zum Graben oder Stochern.

Multitool

In vielen Survival-Dokumentationen wie Büchern oder Videos werden sogenannte Multitools empfohlen, ja sogar für einen guten Survivor fast schon vorgeschrieben. Da werden Multitools mit den seltsamsten Zubehörteilen wie Mini-Schraubendrehersatz, Mini-Bit-Ratsche, Mini-Nagelfeile, Mini-Säge, Kunststoff-Zahnstocher, Mini-Blech-Pinzette und anderen skurrilen Dingen vorgestellt. In meinen Augen gibt es in einer Notsituation nichts Unsinnigeres als ein »großes Multitool« mit vielen Spielereien. Ein akzeptables Multitool (und interessant) ist ein Taschenmesser mit wenigen »Anbauteilen«. Solltest du dich für ein solches Multitool im Taschenmesserformat interessieren, so achte darauf, dass du dir eines mit feststellbarer Klinge zulegst. Messer mit Klappklinge sind im Outdoorbereich zu gefährlich für die Finger. Leicht ist mal die Klinge, die im Idealfall superscharf ist, umgeklappt und durchtrennt die Hautschichten deiner Finger, dabei kann sogar eine Sehne verletzt werden.

Objektiv betrachtet:

Für ein Messer sind große Multitools zu schwer, da viel zu viele Zubehörteile drangebaut sind. Für andere Einsätze sind sie nicht zu gebrauchen, da die Anbauten nicht stabil genug ausgestattet sind. Möchtest du auf Dinge wie Dosenöffner etc. nicht verzichten, so reicht die Mitnahme eines entsprechenden Taschenmessers.

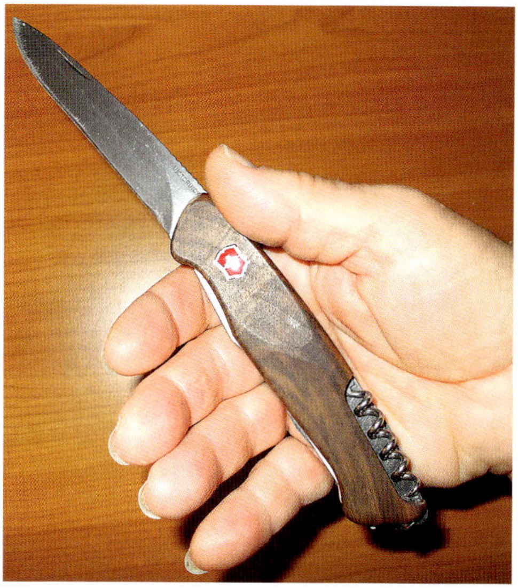

Dies kann einem großen Multitool recht nahe kommen, ist aber deutlich stabiler und vor allem leichter. Ein ordentliches Taschenmesser kann seine volle Einsatzstärke beim Fallenbau zeigen, hier ist es durch andere Messer nicht zu schlagen. Doch Vorsicht: Auch beim Taschenmesser kann man sich von Systemen mit vielen, vielen Zubehörteilen blenden lassen. Hier im Bild siehst du das Viktorinox Rangerwood 55, ein Messer ohne Schnickschnack. Feststellbare Klinge (unter 12 cm), Holzsäge, Aale, Flaschenöffner, Dosenöffner und Korkenzieher. Das Messer hat alles, was du brauchst, ist groß genug und sehr stabil. Ich habe eine große Hand, dennoch passt dieses Messer prima hinein. Der Griff ist ausreichend groß und Abrutschen ist so gut wie ausgeschlossen. Drückst du das kleine Helvetiakreuz rein, so ist die Klinge entsperrt und kann geschlossen werden.

Um es einzugrenzen, kann man folgende Punkte als Maximum ansehen:

- feststellbare/arretierbare Hauptklinge
- evtl. kleine Zusatzklinge
- Aale
- Flaschenöffner
- Dosenöffner
- Holzsäge
- Korkenzieher.

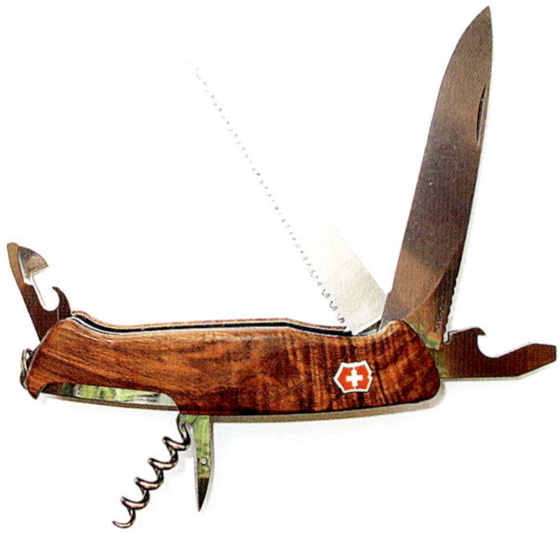

Alles, was über diese Merkmale hinausgeht, stellt eher eine Be- statt einer Entlastung dar. Lass dich nicht von vielen schönen Zubehörteilen in ihren Bann ziehen und beachte die gesetzlichen Vorgaben. Im Bild siehst du die Zubehörteile des Victorinox Rangerwood 55. Andere Messer dieser Art haben an der großen Klinge eine überstehende Öse. Vorsicht: Solch ein Messer lässt sich mit einer Hand öffnen. Somit ist es in Deutschland verboten, das Messer mit sich zu führen. Alle Messer mit einer Klingenlänge von unter 12 cm, welche nicht mit einer Hand zu öffnen sind, dürfen auch in Deutschland problemlos getragen werden. Ausnahmen hiervon bilden natürlich Flugzeuge (Handgepäck) etc.

13.3 HUGP (Hab-und-Gut-Päckchen)

Das **H**ab-**u**nd-**G**ut-**P**äckchen (HUGP) soll dem Nachweis deines Eigentums, deiner Qualifikationen, deiner Herkunft, deiner Freunde dienen. Man soll es nicht beschreien, aber vor einem Brand in den eigenen vier Wänden ist niemand sicher. Stell dir vor, das würde dir passieren, wenn du gerade mal ein oder zwei Tage weg bist. Nach deiner Rückkehr stehst du vor einem Scherbenhaufen und hast dann auch noch das Problem, dass du überall und für alles Nachweise vorlegen musst. Alleine bis du wieder alle Unterlagen zusammenhast, vergehen lange Monate, wenn du überhaupt wieder alles zusammenbekommst. Die Zeit, der Ärger, der Frust – alles wäre um so vieles leichter, wenn du Kopien aller Unterlagen hättest.

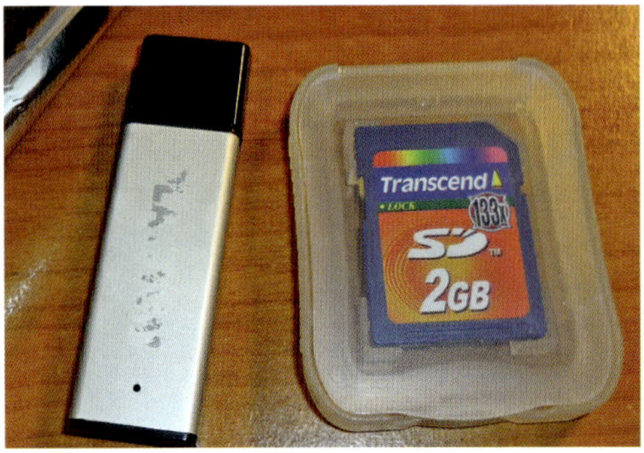

Die erste Stufe der Selbstversorgung bezieht sich auf genau dieses HUGP. Scanne alle Unterlagen wie in der Liste »Hab-und-Gut-Päckchen« aufgeführt ein und speichere diese dann jeweils auf einen USB-Stick **und** auf eine SD-Karte. Die beiden Medien umwickelst du zweimal mit Alupapier (dies schützt vor EMP und anderen Einflüssen von außen), danach packst du alles wassergeschützt ein. Um die Abdichtung etwas besser auszuführen, klebst du alle Kanten und Stöße mit Panzertape ab. Eine noch bessere Variante ist die Vakuumierung des HUGP, wie im Bild zu sehen.

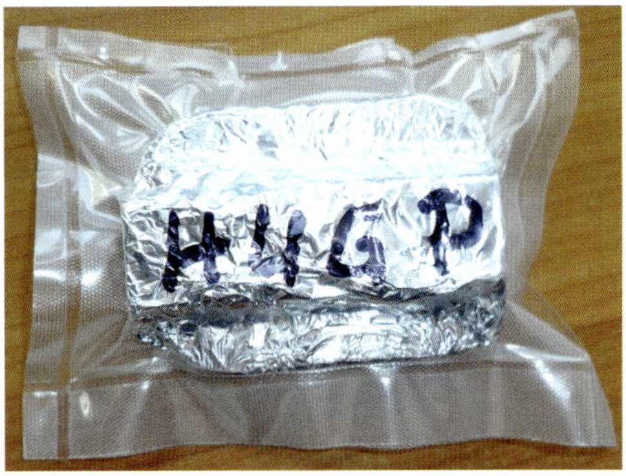

Stelle zwei HUGP her und deponiere sie an zwei verschiedenen Orten. Vielleicht hast du Familienangehörige an einem anderen Ort, denen du vertraust und ein HUGP übergeben kannst. So hast du immer noch ein Sicherheits-HUGP, wenn dein HUGP Schaden nehmen sollte. Da das HUGP vertrauliche Daten enthält, solltest du der Person, welcher du dein HUGP zur Verwahrung übergibst, wirklich vertrauen können. Hast du keine andere Möglichkeit, so bietet sich auch das Vergraben des doppelt vakuumierten HUGP an einem geschützten Platz im Garten. Siehe hierzu auch den Abschnitt 12.5 »Rohrbomben«.

13.4 Schlafsack

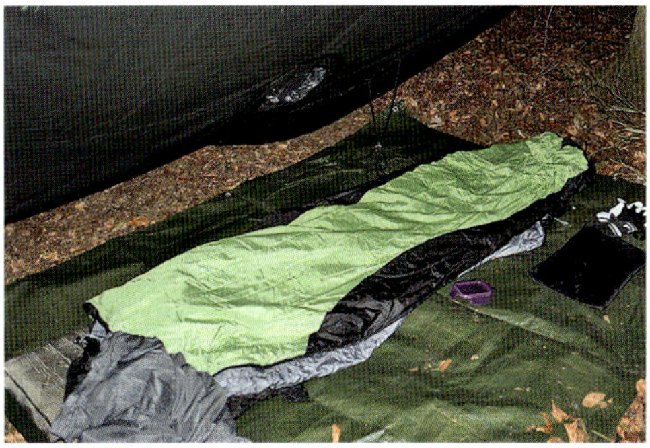

Da die mittlere Durchschnittstemperatur in Deutschland 8,4 °C beträgt, ist ein passender Schlafsack überlebenswichtig. Die Körperwärme zu erhalten, ist eines der wichtigsten Dinge im Überlebensfall. Eine Unterkühlung kann schnell lebensgefährlich werden. Der Schlafsack ist auch der Ort, an dem du dich von den Anstrengungen des Tages erholen können musst. Die Wahl kann auf einen daunengefüllten Winterschlafsack in Mumienform fallen. Ein solcher guter Schlafsack kostet in jedem Fall mindestens 150 Euro, da auch gute Reißverschlussabdeckungen mit verbaut sein sollten. Solche Abdeckungen verhindern eine Kältebrücke im Bereich des Reißverschlusses. Orientiere dich beim Schlafsackkauf an den alpinen Bedingungen. Ein Schlafsack für Alpinisten muss sehr warm und klein im Packmaß sein, gut schützen, gegen Wassereinbruch gewappnet und sehr leicht sein. Also alles Dinge, die wir ebenso brauchen. Spare hier nicht am falschen Ende – ein reiner Campingschlafsack wird dir im Notfall keine Freude bereiten. Um ein Schlafsystem für mehr als nur kurzfristig einzurichten, reicht ein Schlafsack alleine allerdings auf keinen Fall. Die Schichtaufbauten vom Boden Richtung Himmel müssen so aussehen:

1. Schutzschicht gegen aufsteigende Feuchtigkeit/Nässe
2. Polsterschicht (Isomatte/Luftmatratze)
3. Schlafsackhülle
4. Schlafsack
5. Innenhülle Schlafsack
6. Klamotten
7. Körper
8. Klamotten
9. Innenhülle Schlafsack
10. Schlafsack
11. Schlafsackhülle
12. Innenzelt
13. Außenzelt (wasserdicht).

So kannst du auf Dauer deinen Körper während des Schlafs vor unangenehmen Umwelteinflüssen wie Kälte etc. schützen. Hast du dann noch bei Kälte einen Schlafsack mit angebauter Kopfhaube, so bist du bestens gerüstet. Je mehr Schichten du weglässt, um so geringer ist die Schutzwirkung.

13.5 Zelt

Muss man sich außerhalb seines Heims aufhalten, so gewinnt ein Zelt sehr an Bedeutung. Ich bin zum Beispiel nicht der »geborene Zelter«. Ich halte mich lieber in festen Gebäuden auf. Noch nicht einmal ein Wohnwagen oder Wohnmobil stellt für mich eine akzeptable Dauerunterkunft dar. Sollte aber ein festes Gebäude keine Option sein, so kann ein Zelt überlebenswichtig werden.

Was verstehen wir unter Zelt?

In der Regel ein Stoffgebilde, das ringsherum geschlossen werden kann. Diese Formulierung muss etwas konkretisiert werden. Ein Zelt stellt in erster Linie einen Schutz gegen Einflüsse von oben dar, erst in zweiter Linie kommen Seiteneinflüsse (Wind, Besuch)

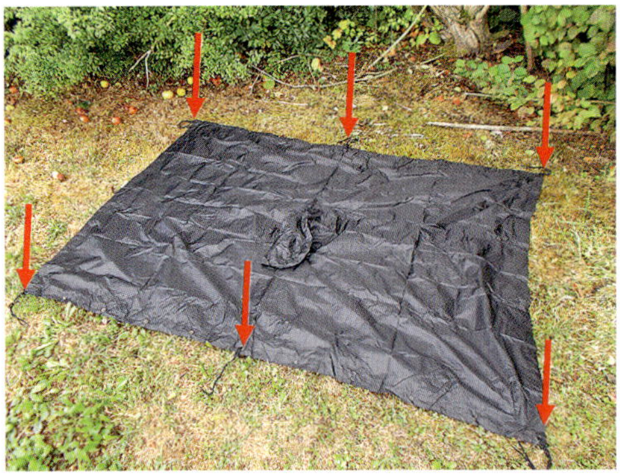

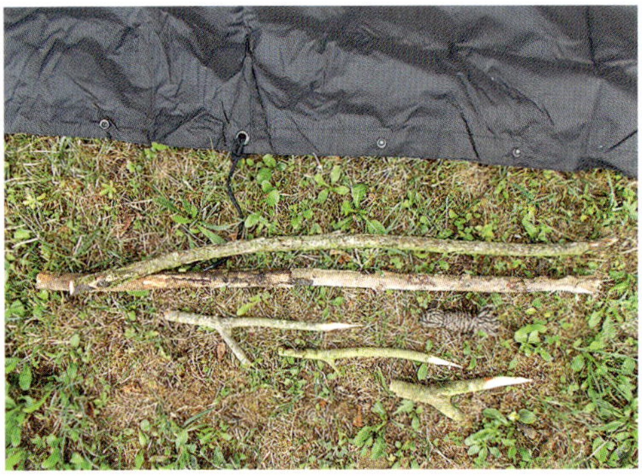

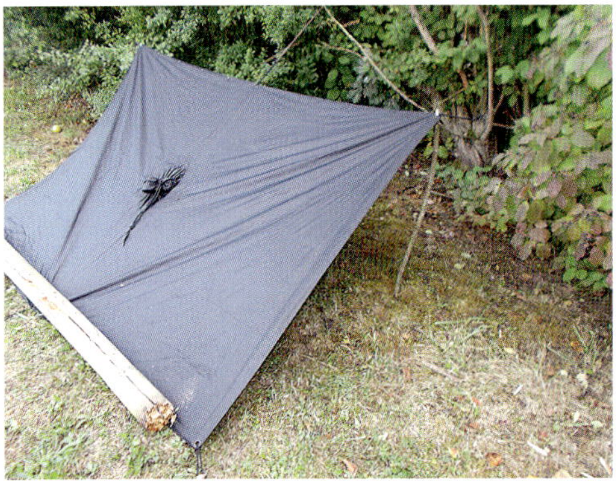

hinzu. So gesehen, kann eine einfache Plane schon die Zeltfunktion übernehmen. Da der Zeltbau in vielen Ländern außerhalb von Campingplätzen verboten ist, verwendet der Bushcrafter oft ein sogenanntes Tarp. Ein Tarp ist eine dünne, wasserdichte Plane mit umlaufenden Ösen (siehe Pfeile). Um das Tarp aufzubauen, braucht man lediglich ein paar Dinge aus der Natur (zwei ca. 1 m lange Stöcke, drei schnell gemachte Heringe) und etwas Paracord. Hier im Bild handelt es sich um ein Ponchotarp, dieses kann bei Bedarf auch als Poncho verwendet werden, deswegen die Kopföffnung in der Mitte. Das Tarp wird an einer Seite auf dem Boden befestigt und an den anderen Seiten offen gelassen. Ein größeres Tarp kann an bis zu drei Seiten bodendicht geschlossen werden. Die geschlossene Seite ist in der Regel die dem Wind zugewandte.

Ein Tarp stellt die einfachste Möglichkeit eines Zeltes dar. Wie du anhand der Aufzählung aus dem Absatz 13.14 »Schlafsack« leicht erkennen kannst, ist ein Tarp jedoch nicht geeignet, um auf längere Zeit einen Schlafplatz einzurichten. Die nächste Stufe ist ein Einmannzelt. Diese Zelte sind gerade so groß, dass sich eine Person im Schlafsack liegend darin aufhalten kann. Manche Einmannzelte bieten so viel Platz, dass auch noch ein Rucksack mit hineinpasst. Von diesen beiden Ausführungen ausgehend, gibt es natürlich nach oben hin keine Grenzen. Je größer solch ein Zelt ist, umso höher ist allerdings auch das Tragegewicht. Tragegewicht ist im Bereich Zelt das ausschlaggebende Argument. Ein Tarp hat in der Regel nur wenig Gewicht. Solltest du dich für ein Einmannzelt entscheiden, so achte darauf, dass dieses in doppelwandiger Ausführung mit ausreichend Lüftungsöffnungen vorliegt. Einwandige Zelte neigen zu erheblicher Schwitzwasserbildung im Zelt. Dadurch kann dein Schlafsack über Nacht recht nass werden.

Das Zelt sollte unbedingt auch ausreichend Platz für deinen Rucksack bieten, am besten in einem kleinen Vorraum. Muss der Rucksack bei Regen mehrere Tage vor dem Zelt stehen, so wird dies in einem durchnässten Rucksack samt Inhalt enden. Packe den Rucksack über Nacht am besten in eine entsprechende Folie oder einen großen Müllsack ein. Billige Biwakzelte (Bivy Bag) eignen sich aufgrund der Schwitzwasserbildung im Inneren also eher nicht für dich. Sie stellen aber eine brauchbare Lösung für Bergsteiger in Not dar.

Der Trend geht zunehmend in Richtung Hängematte. Hier liegst du nicht mehr am Boden, sondern gut geschützt vor Schnecken und anderem Krabbelgetier in luftiger Höhe. Hängematten kannst du in recht umfangreicher Ausstattung finden. Es gibt auch welche mit Moskitonetz und Tarp im Verbundsystem. Bei einer Hängematte muss speziell auf den Schutz von unten geachtet werden. Hier darfst du nicht am falschen Fleck sparen. Verwende besser die oft im System angebotenen Schutzmatten. Je nach Hängemattensystem werden Schutzmatten für Sommer oder Winter angeboten.

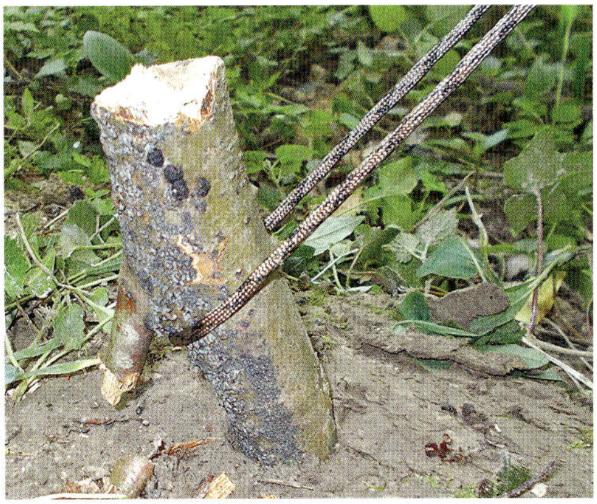

Um Gewicht und Volumen im Rucksack geringer zu halten, kannst du deine Heringe am Übernachtungsplatz aus Holzstöcken selbst bauen. Dies ist ganz einfach: Ein Stück Ast, vorzugsweise mit kleiner Astgabel, wird oben flach abgesägt, unten mit dem Messer angespitzt. Eine einfache und prima Sache.

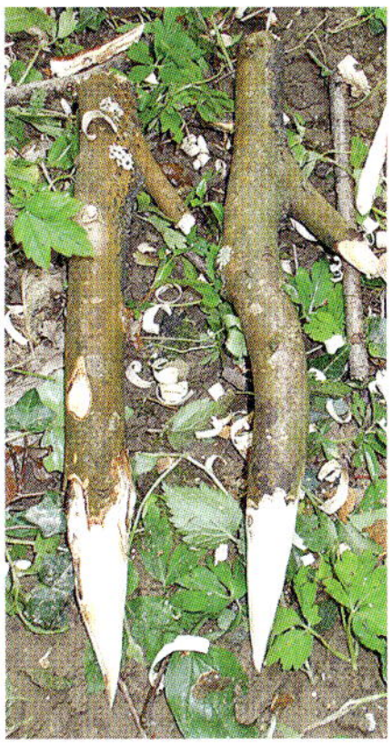

WICHTIG:

1. Der Stoff des Außenzelts sollte aus Rip-Stopp-Nylongewebe bestehen.
2. Heringe oder Zeltnägel baust du dir selbst und sparst somit Transportgewicht.
3. Lege generell eine Schutzplane unter das Zelt, auch wenn dieses über einen Boden verfügt.

13.6 Schuhe

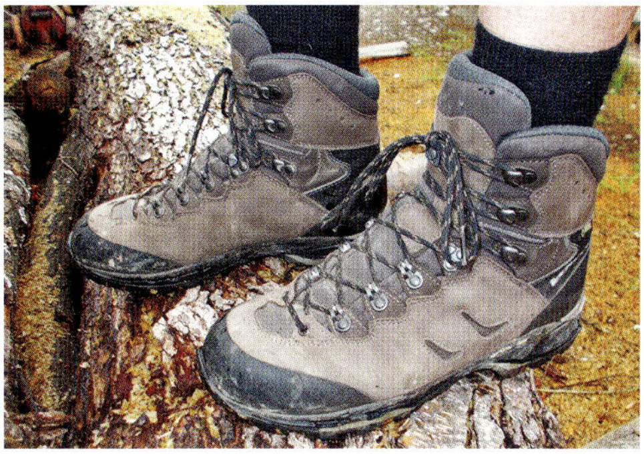

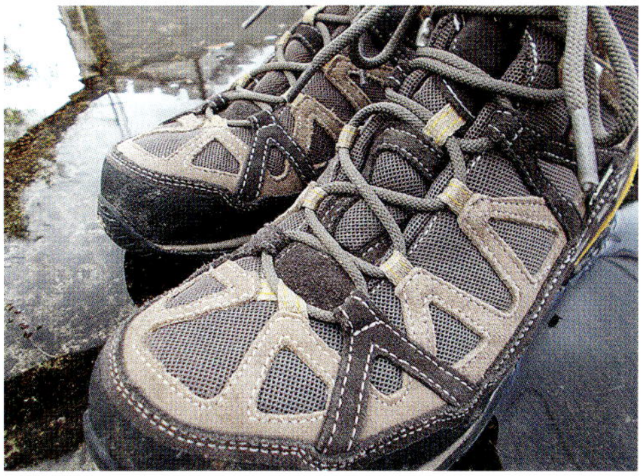

Bist du gezwungen, in die Wildnis auszuweichen, so kommt deinen Füßen und deinen Schuhen eine ganz wichtige Bedeutung zu. Ohne sie kannst du dich nicht lange fortbewegen. Ein guter Schuh kostet gutes Geld. Es wäre ein großer Fehler, einfach irgendwelche Schuhe anzuziehen, vielleicht auch noch Turnschuhe. Denn du willst nicht nur mal eben zum Nachbarn rüberlaufen, deine Gehstrecke zieht sich vielleicht über Tage oder Wochen. Gutes Schuhwerk ist von elementarer Bedeutung, damit du lange einsatzbereit bleibst und deine Füße gut schützen kannst. Dein Hauptschuh sollte sehr robust und belastbar sein. Obendrein natürlich unbedingt wasserdicht, aber atmungsaktiv. Die Passform ist sehr wichtig, denn ein unpassender Schuh erzeugt bereits nach wenigen Kilometern schmerzende Druckstellen und Blasen. Um deinem Fuß Stabilität und Halt zu geben, sollte der Schuh gut anliegen und die Fußknöchel sicher mit einschließen. Es gibt Leute, die auf

Goretex-Schuhe schwören, andere auf robuste Lederschuhe (siehe Bilder). Lederschuhe haben Trocknungsprobleme, wenn sie einmal voll Wasser gelaufen sind, Goretex-Schuhe sind sehr leicht und belasten nicht. Prüfe deine Möglichkeiten intensiv. Ein Schuh sollte wie eine zweite Haut an deinem Fuß »kleben« und dich nicht stören. Der Verschluss sollte ausschließlich per Schnürsenkel erfolgen. Kletttteile oder Haken-/Knopfriemchen sind verschleißanfällig. Die Lasche muss durchgehend sein, die Einlegesohlen leicht austauschbar. Lass deine Schuhe im Fachgeschäft optimal an deinen Fuß anpassen. Hierzu muss der Fuß ordentlich vermessen und ihm dann die geeignete Einlegesohle zugeordnet oder hergestellt werden. Selbstverständlich soll die Außensohle einen guten Grip haben und rutschfest sein. In deinen Sicherheitsrucksäcken hast du noch zwei weitere Paar Schuhe, ein Paar Sandalen mit Fersenriemen im kleinen Sicherheitsrucksack und ein »Hygienepaar« wie Flipflops oder Ähnliches im Sicherheitsrucksack. Die Sandalen mit Fersenriemen können bei höheren Temperaturen und ebenem Gelände auch für den Marsch eingesetzt werden, aber nur bei sehr ebenem Gelände wie einem Weg oder einer Straße. Im anderen Fall wäre die Verletzungsgefahr einfach viel zu groß.

Hier einige Kriterien, um dir die Auswahl deiner Schuhe zu erleichtern:

- ☐ wasserdicht
- ☐ atmungsaktiv
- ☐ gute Passform
- ☐ robuster Schuh
- ☐ robuste Sohle
- ☐ gute Dämpfung
- ☐ rutschhemmende Sohle
- ☐ griffiges Sohlenprofil
- ☐ leicht wechselbare Innensohle
- ☐ geringes Gewicht
- ☐ Knöchel sicher einschließend
- ☐ schnell trocknend
- ☐ ausschließlich Schnürsenkelverschluss.

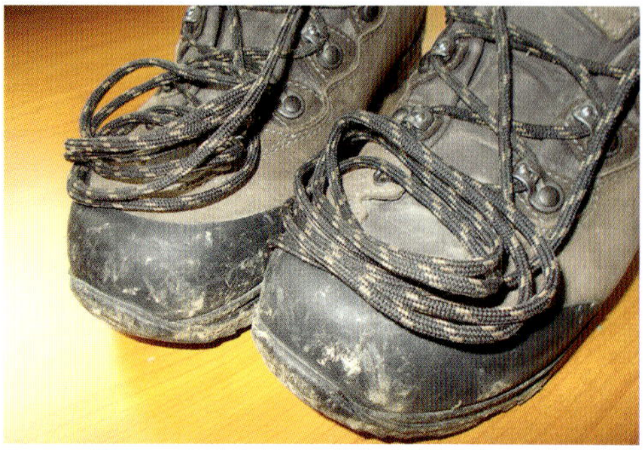

Wenn du die Schnürsenkel deiner Schuhe gleich gegen entsprechendes Paracord austauschst, so hast du redundantes Paracord immer dabei. In jedem meiner Schuhe befinden sich knapp 2 Meter Paracord. Bei Bedarf ziehst du die sieben Innenfäden heraus und fädelst die Außenhülle wieder in den Schuh ein. Klappt prima und ist reißfest genug als Schnürsenkel. Die Innenschnüre lassen sich dann für alle möglichen Aufgaben einsetzen. Und zu guter Letzt gilt: Ein Schuh muss eingelaufen werden. Führe mit deinen Schuhen immer größer werdende Wandertouren durch. Die Schuhe müssen sich ebenso an deine Füße gewöhnen wie deine Füße an die Schuhe. Wenn du einen sechsstündigen Marsch ohne Fußprobleme und ohne Blasen überstehst, bist du auf dem richtigen Weg.
Ein guter Soldatentipp besagt: Wasche vor einem Marsch niemals deine Socken, wenn du Blasen vermeiden willst. Vor einem längeren Marsch gut gebrauchte Socken anzuziehen, kann also sehr hilfreich sein.

13.7 Feuer

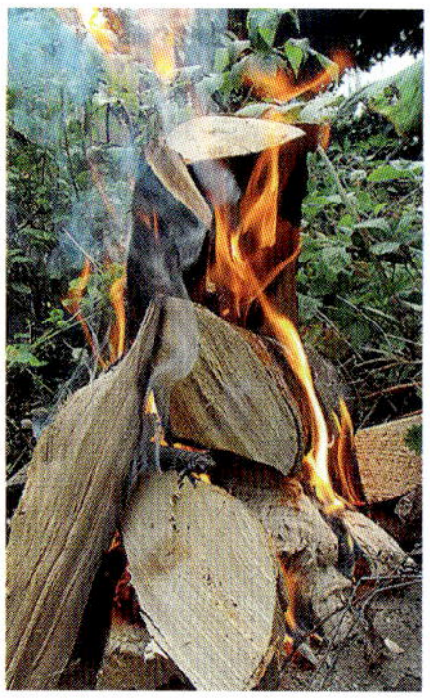

Feuer ist etwas Magisches, das uns Menschen seit jeher fasziniert hat. Wer sitzt nicht gerne mal am Lagerfeuer und sieht den Flammen beim Züngeln zu? Feuer bedeutete auch in der Urzeit Leben. Ohne Feuer ist alles nichts. Ohne Feuer ist es für uns verwöhnte Menschen sehr schwer zu überleben, egal ob in einem festen Gebäude oder in der Wildnis. Daher kommt es wohl, dass dem Thema Feuer in allen Survival-Büchern viel Raum gegeben wird. Es gibt eine Unmenge an Arten, wie man ein Feuer entfachen kann. Sogar solche wie den Feuerbogen, mit dem man auch ohne sonstige Anzündhilfe wie Feuerzeug etc. ein Feuer entfachen kann. Es mag zwar interessant sein, welche Möglichkeiten sich in Bezug aufs Feuermachen ergeben – aus welchem Grund sollen wir jedoch auf Feuerzeug und Streichholz verzichten? Ich nehme lieber mehrere Feuerzeuge in meinem Rucksack mit und vakuumiere diese gerne auch noch, um sie vor Umwelteinflüssen zu bewahren, als dass ich mich per Feuerbohren abmühe. In einem Voll-Sicherheitsrucksack befinden sich insgesamt fünf Feuerzeuge und ein Sturmfeuerzeug. Obendrein noch vier vakuumierte Streichholzpäckchen. Das sollte ausreichen, um drei bis vier Jahre lang Feuer zu entzünden. Manche Sachen braucht man sich also wirklich nicht geben. Obwohl es natürlich schon einen gewissen Reiz hat, die anderen Arten der Feuererzeugung zumindest einmal trainiert zu haben. Probiere es einmal in aller Ruhe aus, um dir ein Bild machen zu können.

Wie du anhand der Checklisten in Kapitel 23 sehen kannst, gehören immer mehrere Feuerzeuge in die Ausrüstung, egal ob es sich um eine Notfallversorgung für zu Hause oder für die Wildnis handelt. Zudem ermöglich ein Feuerstahl auch noch, Feuer zu machen, wenn alle anderen Arten nicht mehr möglich sind. Musst du mit einem Feuerstahl ein Feuer entzünden, so brauchst du in erster Linie trockenen Zunder und wenn möglich etwas Baumharz oder einen Feuerstick. Zudem brauchst du dünnes, leicht entzündbares Material wie z. B. ein trockenes Grasbüschel. Das Grasbüschel knickst du in der Mitte zusammen und erhältst so ein kleines Nest. Nun entzündest du mit dem Feuerstahl deinen Zunder, legst diesem gleich etwas Harz bei, bläst es leicht an und gibst das Ganze in das Grasnest. Halte das Ganze etwas hoch und blase leicht in das Feuernest hinein, bis sich eine kleine Flamme bildet. Das brennende Feuernest kannst du nun in dein vorbereitetes Feuerzelt (siehe Seite 107) hineingeben.

Feuer ist nichts anderes als Oxidation. Es werden unter Zuhilfenahme von Sauerstoff verschiedene Materialien oxidiert, andere in ihre Einzelteile zerlegt. Dies ist jedoch nicht alles, was bei der Verbrennung entsteht: Es entstehen auch Dinge, vor denen wir uns in Acht nehmen sollten. Dies sind gasförmige Stoffe wie Kohlendioxid, Kohlenmonoxid und Stickoxide. Auch in einer ansonsten gut durchlüfteten Unterkunft kann es zu gefährlichen Ansammlungen von Stickoxiden kommen. Kohlenmonoxid als schweres Gas kann sich in Kuhlen oder tiefer stehenden Räumen sammeln. Begibt sich ein Mensch in solch eine konzentrierte Kohlenmonoxidwolke und nimmt nur einen Atemzug davon, so gehen ihm sofort die Lichter aus und er fällt bewusstlos zu Boden. Das Üble ist dass sich genau dort, am Boden, noch mehr von diesem tödlichen Gas befindet. Eine Selbstrettung ist jetzt ausgeschlossen. Kommt dem Betroffenen keine andere Person zu Hilfe, so stirbt sie unweigerlich. Vermeide es, in der Nähe eines Feuers in einer Senke zu liegen oder dich in einem tiefer liegenden Raum mit Öffnung nach oben und ansonsten geschlossenen Seiten aufzuhalten. Verwende niemals offen brennendes oder schwelendes Material, um eine geschlossene Unterkunft zu beheizen. Das sich bildende Kohlenmonoxid ist in der Lage, den Sauerstoffaustausch im Blut dauerhaft zu unterbinden. Kann der Sauerstoff nicht transportiert werden, so stirbt der Betroffene unweigerlich, auch wenn er danach reinen Sauerstoff zu atmen bekommt. Wie gefährlich sogar nur noch leicht glimmende Kohlenreste sind, zeigen jährlich die toten Griller, die abends den vermeintlich erloschenen Holzkohlegrill in die Wohnung stellen und am nächsten Morgen nicht mehr aufwachen.

So ist es eben: Feuer kann nicht nur Gutes bringen. Das ist wie die zwei Seiten einer Medaille. Ein Feuer kann ebenso verletzen oder vernichten wie auch Leben spenden. Richtig aufgebaut und betrieben, bringt Feuer allerdings nur Nutzen.

Ein Feuer zu installieren ist nach dem Einrichten des Camps so ziemlich einer der wichtigsten Punkte, um das Überleben angenehmer zu machen.

Feuer bedeutet:

- Wärme
- Geborgenheit
- trockene Klamotten
- Licht
- Nahrungszubereitung
- Waffenbau
- Hygiene
- Desinfektion
- Schutz
- Wundbehandlung
- Verteidigung
- Angriff.

Alle diese Dinge kann ein Feuer zugleich bieten. An einem Feuer lässt man sich gerne nieder, neben einem Feuer schläft man gerne ein.

Möchtest du ein Feuer entzünden, so musst du als erste Maßnahme den Feuerplatz genau unter die Lupe nehmen. Ist die Fläche sehr trocken, von Pflanzen verfilzt oder moorig, so wird entweder alles organische Material abgetragen, bis du auf festen Boden (Sand, Kies, Fels) kommst, oder zumindest eine 10 - 20 cm tiefe Wanne des organischen Materials ausgehoben. Die Wanne muss an allen Seiten mindestens 50 cm größer sein als der Durchmesser des geplanten Feuers. Mehr ist besser. Nun wird der Boden der gesamten Wanne richtig gut gewässert und eine 10-cm-Schicht aus Sand und Steinen auf dem Wannenboden verteilt. Auf dieser Schicht kannst du nun ein Feuer entfachen. Da die organische Schicht unter der Sandschicht durch die Feuerwärme und den Kamineffekt mit der Zeit wieder trocken wird, musst du im vierstündigen Abstand seitlich neben dem Feuer immer wieder Wasser nachgießen. Das Wasser verteilt sich automatisch in den trockenen Bereichen unter dem Feuer. Beachtest du diese Hinweise nicht, so kann sich ein unterschwelliger Brand entwickeln und zu einem verheerenden Brand führen. Ein brennendes Feuer sollte niemals unbeaufsichtigt sein. Ein Feuer wird entweder bewacht oder komplett und zuverlässig gelöscht.

Es sind immer drei Dinge erforderlich, um ein Feuer zu starten oder zu unterhalten:

1. Energie
2. Brennstoff
3. Sauerstoff.

Fehlt einer der drei Punkte, so kann ein Feuer erst gar nicht entstehen, ein bestehendes Feuer wird ausgehen. Mit Energie ist beim neu einzurichtenden Feuer die Flamme deines Feuerzeugs gemeint. Ist das Feuer am Laufen, so versorgt es sich selbst immer weiter mit Energie aus seinem eigenen Ablauf. Nimmst du einem brennenden Feuer den Brenn- oder Sauerstoff oder bläst die Flamme aus, so wird es automatisch erlöschen. Selbiges gilt für ein Feuer, das du in einer Kuhle anlegst. Kann nicht genug Sauerstoff von der Seite in dein Feuer kommen, so wird es ausgehen oder höchstens nur sehr schwach glimmen. Ist der Brennstoff verbraucht und du legst keinen neuen nach, so wird das Feuer auch trotz Zugabe von reinem Sauerstoff oder noch mehr Energie ausgehen.

Beachtest du dieses Feuerdreieck, so wirst du mit der Feuerentwicklung und -unterhaltung keinerlei Mühe haben.

Ein anderer Punkt ist das **Brennmaterial**. Generell ist zu sagen, dass sogar frisches organisches Material in der Lage ist, als Brennmaterial zu dienen, wenn es fein genug aufgeschlossen ist.

Was bedeutet das?

Was damit gemeint ist, kannst du schnell selbst in Erfahrung bringen: Nimm einen trockenen Ast mit einem Durchmesser von etwa 8 cm. Nun versuche, mit deinem Feuerzeug diesen Ast anzuzünden. Du wirst erleben, dass dies nicht möglich ist. Vielleicht bekommst du den Ast etwas verkohlt, bis dein Feuerzeug halb leer ist. Nun nimmst du dein Messer und schnitzt feine Streifen oder Schnitzel von dem Ast ab. Als Nächstes schnitzt du etwas dickere Streifen ab und suchst weitere etwa 1 cm dicke trockene Äste. Jetzt zündest du mit deinem Feuerzeug die feinen Streifen an. Sie werden schnell Feuer fangen. Nun legst du gleich die dickeren Streifen darauf und gleich danach die 1 cm dicken Äste. Sobald die Äste Feuer gefangen haben, legst du nun deinen 8 cm dicken Ast obenauf. Wie du schnell erkennen wirst, brennt dieser jetzt ohne weitere Probleme, und du hast die Füllung deines Feuerzeugs geschont.

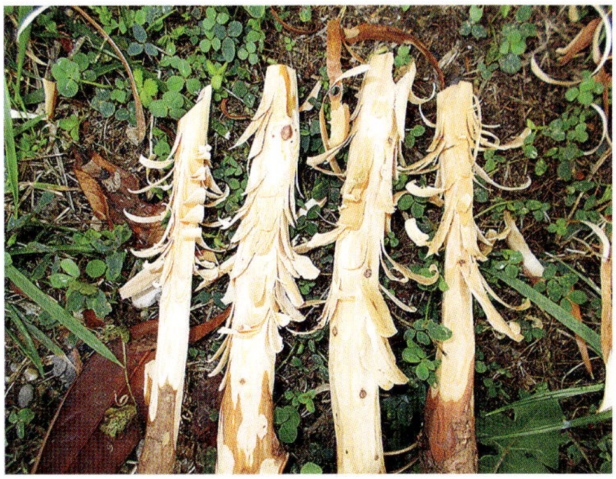

Du kannst auch »Anzündbäumchen«, sogenannte Feathersticks, bauen. Schnitze hierzu wie im Bild immer kleine Späne von einem entrindeten Holzstück ab, lass das Ende aber jeweils am Stock dran. Irgendwann hat dein Holzstück die Form eines Bäumchens. Damit kannst du prima dein Feuer in Gang bringen. Sollte das Stück Holz zu nass sein, so schnitze so viel nach innen ab, bis du an die trockenen Holzschichten kommst.

Was ist passiert?

Du hast durch die Schnitzerei die Oberfläche des Holzes deutlich vergrößert. Zuerst hattest du nur die Oberfläche des dicken Astes, danach hattest du viele kleine Oberflächen. So ist es zum Beispiel auch möglich, sogar nasse frische Birkenrinde zum Anfeuern zu verwenden, wenn sie in sehr feine Streifen gerissen wurde.

Feuerzelt

Um ein Feuer zu entzünden, ist es von Vorteil, wenn du vorher alle erforderlichen Materialien dafür zusammensuchst. Suche auch nach einem trockenen Stück Mini-Astgabel. Die dünnen Materialien legst du außen herum an, wie eine Art Indianerzelt. So hast du anschließend von unten her einen Hohlraum, um das Feuer leicht zu starten.

Im Hohlraum platziertes trockenes Stroh, Zunder, Kienspan, ein Feuerstick oder etwas Papier helfen, das Feuerzelt zum Lodern zu bekommen. Du kannst auch durch vorsichtiges Hineinblasen in die Zeltöffnung dein Feuer beim Entfachen unterstützen.

Das dünne Material kann bestehen aus:

- trockenem Gras
- dünnen, trockenen Holzstreifchen
- dürren, dünnen Zweigen.

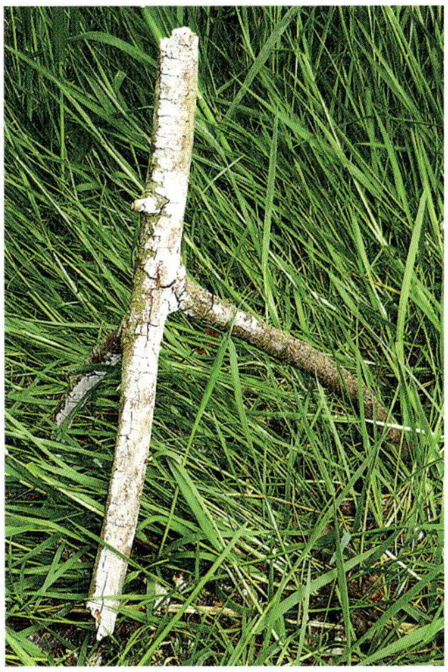

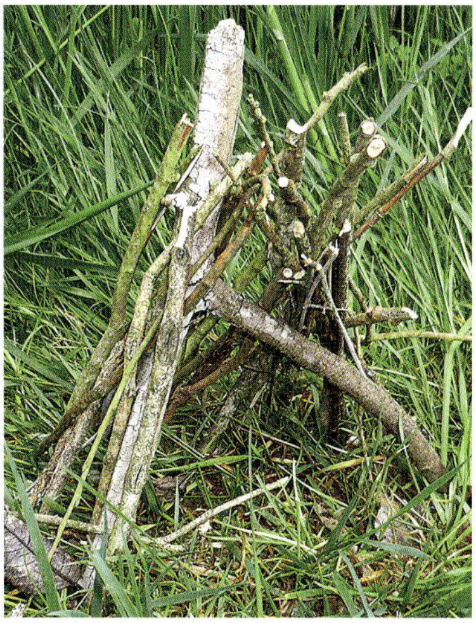

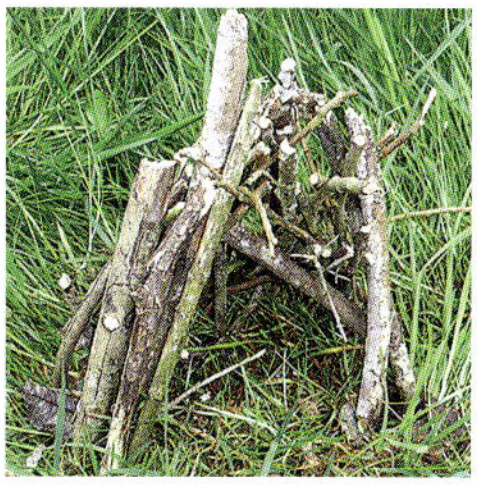

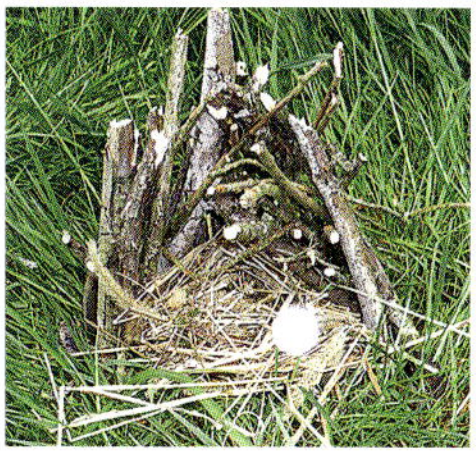

Alles wird an das »Gestell« angelehnt. Durch die kleine Astgabel hast du am Boden einen prima Luftraum.
Auf das dünne Material wird dann das etwas dickere Material rundherum aufgebaut. Die weiteren Schichten können mit immer dicker werdendem Material ausgestattet werden. Dein Feuerzelt sollte an einer Seite eine Öffnung behalten, wie ein Indianerzelt. Regnet es, so kannst du dein Zelt am Schluss zum Schutz mit Moos, Borke oder großen Blättern abdecken.
So vorbereitet, kannst du dein Feuerzelt ganz leicht anzünden, indem du ein trockenes Grasbüschel in das Zelt gibst und dies mit deinem Feuerzeug entzündest oder indem du ein vorher erzeugtes Feuernest hineingibst.
Hast du jetzt kein weiteres trockenes Material um aufzulegen, so besteht die Gefahr, dass deine ganzen Bemühungen umsonst waren und das Feuer wieder ausgeht. Denke an das Feuerdreieck: Aus dem Feuerdreieck fehlt der Brennstoff. Besser ist es also, du hast bereits eine bestimmte Menge gut brennbares Holz zusammengesucht, bevor du dein Feuerzelt entzündest. Zwar etwas mühsamer, aber nicht unmöglich, ist das Verbrennen von frischem Holz. In diesem Fall schnitzt du, wie vorher beschrieben, ein Anzündbäumchen. So hast du die Angriffsfläche für das Feuer wieder maximal vergrößert, und das Feuer kann auch an die trockeneren inneren Holzschichten herankommen.
Möchtest du dein Feuer löschen, so erwärme mindestens eine Stunde vorher etwa faustgroße Steine mit dem Feuer. Lege sie aber nicht sofort ins Feuer, sie haben noch zu viel Wasser gespeichert und würden vielleicht platzen. Aus diesem Grund solltest du auch keine Steine aus einem Bachlauf verwenden. Verwende auch keine Steine mit Schluchten, Rissen oder Löchern, diese platzen mit Vorliebe. Lege sie zuerst an den Rand des Feuers und schiebe sie erst mit der Zeit in die Glut hinein. Die Steine werden sich aufheizen und den Feuerplatz bis zum nächsten Entzünden eines Feuers warm und startbereit halten. Obendrein wärmen die Steine die Umgebung noch längere Zeit nach. Heiße Steine kannst du bedenkenlos auch in einer geschlossenen Unterkunft zum Heizen verwenden. Achte in diesem Fall darauf, dass keine Synthetikstoffe mit den heißen Steinen in Kontakt kommen können, sie würden schmelzen.

Taktisches Feuer

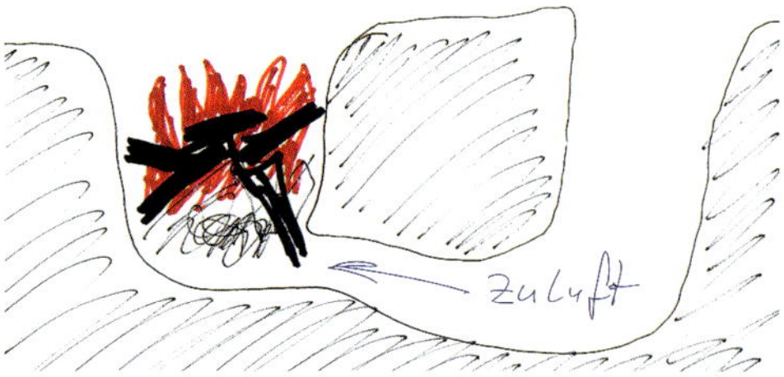

Feuer ist zweifellos sehr wichtig. In manchen Fällen ist es jedoch unklug, ein überall hin sichtbares Feuer zu unterhalten. In diesen Fällen baust du ein taktisches Feuer. Dieses brennt in einer Kuhle und ist somit von den Seiten her nicht zu sehen. Nun brennt ein Feuer nicht so einfach in einer Kuhle. Denn Feuer braucht, wie du weißt drei Dinge; ein Feuer in einer Kuhle kann nicht genügend Sauerstoff bekommen. Aus diesem Grund gräbst du ein wenig. Grundsätzlich kannst du dir den zu grabenden Kanal als Bogenschlauch vorstellen. Hierzu gräbst du im Abstand von ca. 50 cm zwei Löcher, die sich etwa 50 cm tief unter der Erdoberfläche treffen. Das eine Loch baust du zu einer etwas breiteren Kuhle aus, das andere Loch dient alleine der Sauerstoffzuführung für das Feuer. Das zweite Loch muss also nicht sehr breit sein. Es wäre sinnvoll, wenn der Sauerstoffgang nicht steil von unten und in die Mitte des Feuers führt; er sollte etwas seitlich an das untere Ende der Feuerkuhle herangeführt werden. Verwendest du für das Feuer nun noch ausschließlich trockenes Material, so ist für Außenstehende noch nicht einmal ein Rauchwölkchen zu sehen. Ein taktisches Feuer anzulegen, muss geübt werden – das klappt nicht immer auf Anhieb.

HOBO-Kocher

Vor etwa 150 Jahren wurde das Prinzip des »HOBO-Kochers« erfunden. Ehemalige und heimatlose Soldaten aus dem amerikanischen Bürgerkrieg 1861 – 65 streiften durch die Lande auf der Suche nach Arbeit. Sie

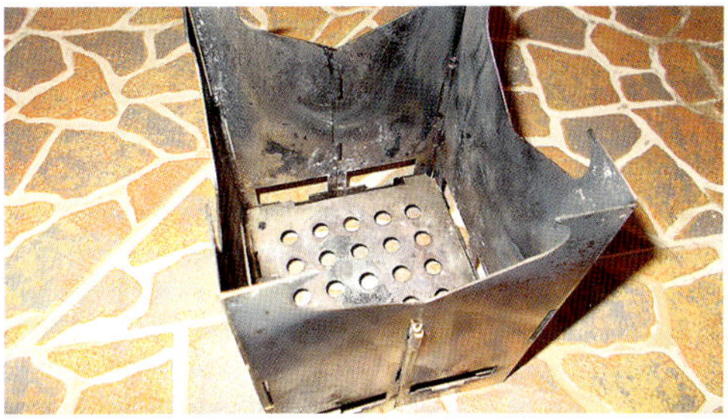

zeuge und Hacken (englisch »hoe«) dabei, um auf den Farmen eher Arbeit zu bekommen. Die Bezeichnung als »Hoe-Boys« führte vermutlich zu dem Namen HOBO-Kocher. Der heutige HOBO ist lediglich eine Weiterentwicklung der ehemaligen Konservendose. Ein ganz spezieller HOBO, der Künzi-HOBO aus der Schweiz, ist gerade mal 11,5 × 15 cm groß (also Postkartengröße) und ist zusammengeklappt mit 10 mm Höhe äußerst flach.

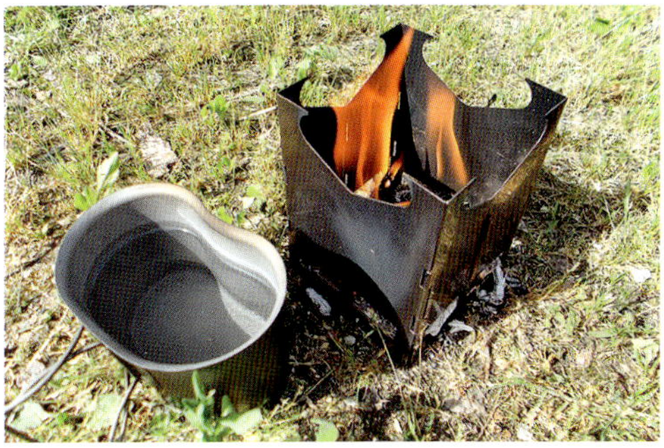

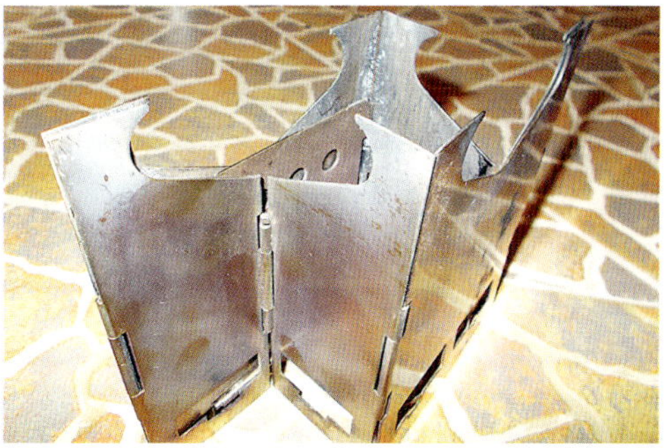

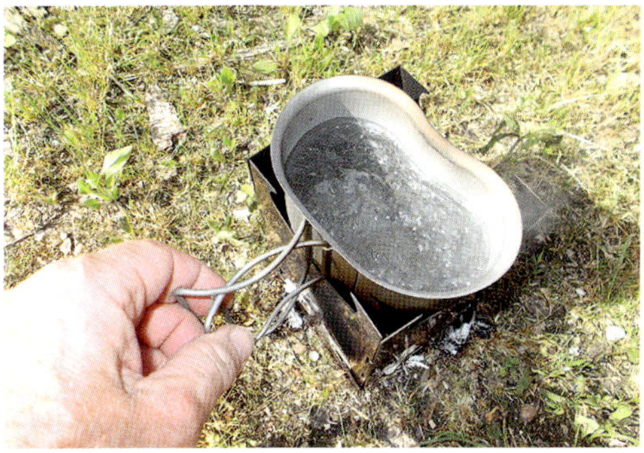

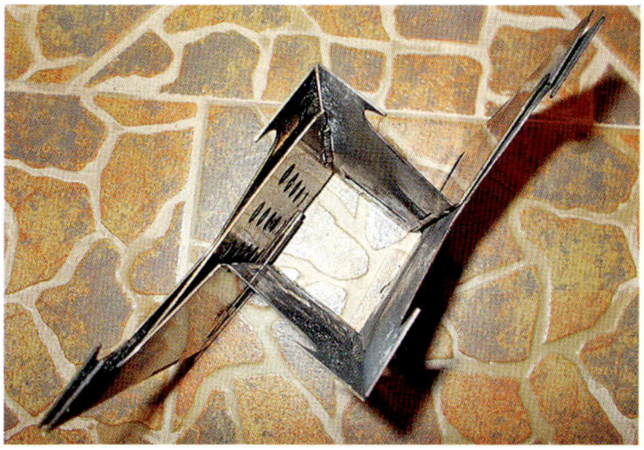

hatten es sehr schwer: Nicht nur, dass es nur sehr wenig Arbeit gab, sie hatten auch kaum zu Essen und mussten ständig auf Wanderschaft bleiben. Leichte und gut brauchbare Ausrüstung war für sie ganz wichtig. Sie ersannen eine einfache und wirkungsvolle Methode, um ihr Essen auch mit wenig oder fast unbrauchbaren Brennstoffen kochen zu können: Sie löcherten Konservendosen am oberen und unteren Rand und verwendeten diese als Kocher. Im Brennraum der Dose konnte sich so die Hitze konzentriert entfalten.

Die Hitzeentwicklung in der Dose war so groß, dass auch feuchtes oder schlechtes Brennmaterial verwendet werden konnte. Diese heimatlosen Soldaten hatten Werk-

Im Gepäck muss er mit 520 g Gewicht berücksichtigt werden. Der beste Brennstoff für den Künzi-HOBO besteht aus kleinen Holz- oder Aststückchen. Die Faltkonstruktion aus sieben zusammenhängenden Segmenten verhindert Fehler beim Aufbau. Nichts kann verloren gehen, der HOBO ist dadurch quasi immer einsatzbereit. Er verarbeitet aber nicht nur Holz, er schluckt jeden nur erdenklichen Brennstoff, und davon nur sehr wenig. Durch seine hohe Brenntemperatur reinigt er sich fast von alleine, es kann so gut wie nichts anhaften. Der Künzi-HOBO kann auch mit den üblichen Outdoor-Brennern kombiniert werden.

Möchte man nur mal schnell eine Dose erwärmen oder einen kleinen Becher Wasser aufkochen, so kann der Künzi-HOBO auch auf ein Viertel der normalen Brennfläche zusammengeklappt werden. Das Erhitzen geht so mit minimalstem Brennstoff sehr rasch.

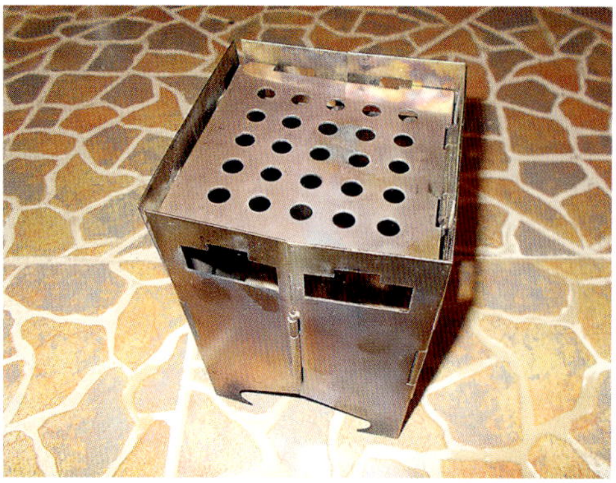

Die Bodenplatte in die richtige Position gebracht, kann der Künzi-HOBO, wenn man ihn umdreht, auch als Grill verwendet werden. Dieser HOBO ist meiner Meinung nach der perfekteste seiner Art, um damit einfach und leicht »im Busch« umzugehen.

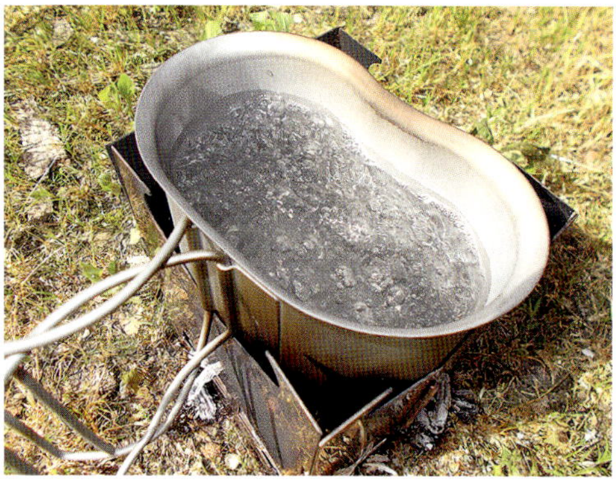

Mein Stahlbecher in Nierenform passt ganz prima in den HOBO rein; so kann nichts umfallen oder herunterfallen, und die Verletzungsgefahr ist deutlich minimiert. Um einen ganzen Nierenbecher voll Wasser in Null-Komma-Nix zum Kochen zu bringen, brauche ich gerade mal drei Handvoll Holzstückchen. Wenn ich keine habe, dann schnitze ich mir einfach die Holzstückchen aus einem relativ trockenen Ast. Wenn das Feuerchen einmal brennt, dann gehen auch leicht feuchte Zweige.
Ich liebe meinen Künzi-HOBO.

Feuerzeuge und andere Feuermacher

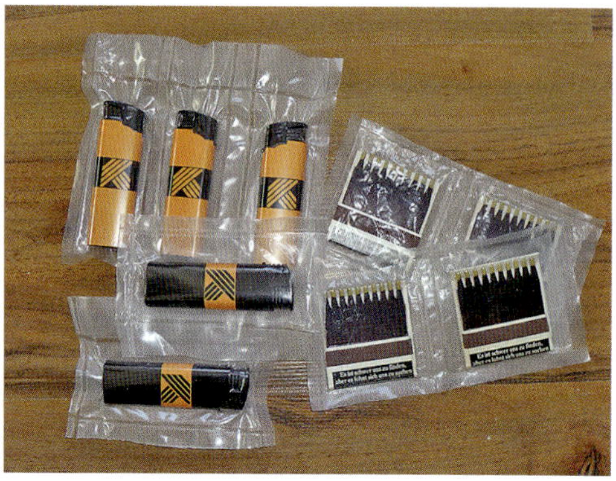

Deine eingeschweißten Feuerzeuge und Streichhölzer kontrollierst du alle zwei Jahre auf Funktion. Generell solltest du keine Feuerzeuge mit Feuerstein benutzen, da diese zu störanfällig sind. Ein Feuerstein kann aus seiner Halterung herausspringen, wodurch das Feuerzeug unbrauchbar wird. Wenn ein Feuerstein nass geworden ist, funktioniert das Feuerzeug nicht mehr. Lege dir also ausschließlich Feuerzeuge mit Piezozündung zu. Wenn ein Piezofeuerzeug ins Wasser fällt, dann schüttelst du es einfach aus, und es funktioniert wieder.
Bei den Streichhölzern brauchst du nur eine Packung aus dem Vakuumbeutel zu nehmen und auf Funktion zu kontrollieren. Streichholzköpfe können im Lauf der Jahre nachlassen und unwirksam werden. Zu diesem Zweck kannst du eine Streichholzschachtel oder ein Streichholzbriefchen als Kontrollpackung separat einschweißen, so musst du für die Kontrolle nicht deine Notstreichhölzer verbrauchen.
Ein sogenannter Feuerstahl funktioniert immer, egal welche Umweltbedingungen gerade vorliegen. Deshalb stellt ein Feuerstahl eine sinnvolle Ergänzung deiner Feuererzeugungsmöglichkeiten dar. Du kannst entscheiden zwischen Magnesiumstab oder Mischmetall. Ein Magnesiumstab ist eher den Leuten vor-

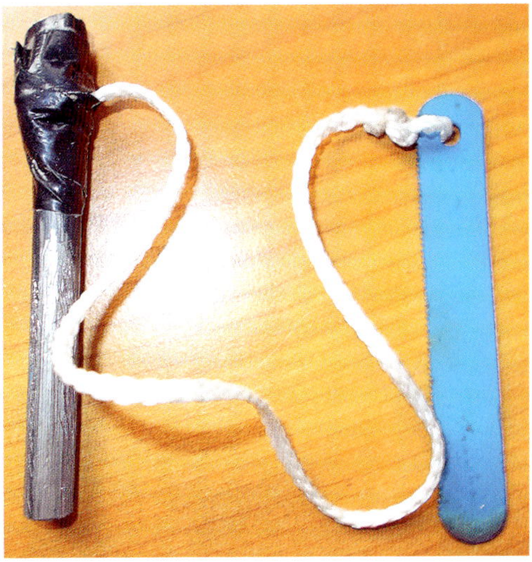

behalten, die Erfahrung im Umgang mit einer solchen Art, Feuer anzumachen, haben. Mischmetallstäbe (Bild) sind wesentlich einfacher in der Handhabung. Hier wurde ein Stück eines Metallsägeblattes (blau) beigefügt, um gute Funken erzeugen zu können. Aber egal ob Magnesiumstab oder Mischmetall – diese Art, ein Feuer zu starten, ist erst notwendig, wenn Feuerzeug und Streichholz nicht mehr zur Hand sind. Dennoch solltest du die Entzündung eines Feuers mit dem Mischmetallstab trainieren, denn sie erfordert einiges an Vorbereitung und Übung. Siehe hierzu auch den Abschnitt 13.7 »Feuer«.

13.8 Lampen

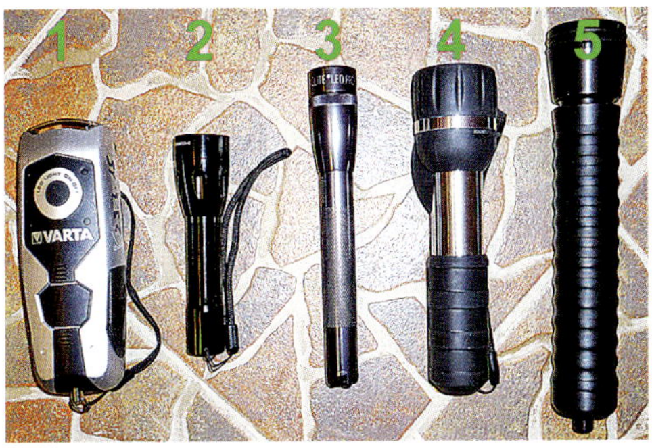

Das Thema Lampen könnte man in einem separaten Buch behandeln, so groß ist die Bandbreite der Auswahl und der Meinungen hierzu. Zu diesem Thema solltest du dir die Frage stellen: »Was will ich mit einer Lampe tun können?« Wenn du diese Frage beantworten kannst mit: »Sie soll die Dunkelheit ausleuchten, damit ich etwas sehen kann!«, dann bist du bereits auf dem richtigen Weg. Eine Lampe muss hell machen, sonst gar nichts. Da braucht kein Multitool mit angebracht, da muss kein Minikompass oder ein Angelset eingebaut sein.

Von Vorteil ist es, wenn deine Lampen für den Sicherheitsrucksack wasserdicht oder zumindest wassergeschützt sind. Der Unterschied von wasserdicht zu wassergeschützt ist, dass du eine wasserdichte Lampe auch zum Tauchen mitnehmen kannst; eine wassergeschützte Lampe verträgt Regen oder höchstens das Liegen in einer Pfütze. Dafür sind wassergeschützte Lampen meist günstiger. Wassergeschützte Lampen haben einen Dicht-O-Ring am Gewinde, der gefettet werden muss, damit er seine Aufgabe erfüllen kann. Ob jetzt für die Lampen im Sicherheitsrucksack das Kriterium »wasserdicht« angewendet werden soll, bleibt deiner Entscheidung vorbehalten.

Ob deine Lampe wasserdicht genug für dich ist, kannst du leicht testen: Lege die geschlossene Lampe (ohne Batterien) in eine Schüssel. Gib so viel Wasser hinzu, dass die Lampe gerade so bedeckt ist. Beschwere die Lampe, damit sie unter Wasser bleibt. Nach 30 Minuten nimmst du die Lampe aus der Schüssel, trocknest sie gut ab und öffnest sie. Befindet sich Wasser im Inneren der Lampe, so ist sie nicht als »wassergeschützt« anzusehen. Lege nun die passenden Batterien in die Lampe ein und führe einen Funktionstest durch. Funktioniert die Lampe nun nicht mehr so, wie sie soll, dann gilt selbstverständlich ebenso, dass sie das Kriterium »wassergeschützt« nicht erfüllt. Die Lampen in der Notfallversorgung für zu Hause müssen vielleicht nicht unbedingt die Kriterien »wasserdicht« oder »wassergeschützt« aufweisen. Hat die Lampe alle Tests gut bestanden, so ist sie es wert, in den Sicherheitsrucksack aufgenommen zu werden.

Die gegenseitige Austauschbarkeit bezieht sich auch auf die Batterien der mitgenommenen Ausrüstungsgegenstände. Verwende möglichst nur Geräte, die mit ein und demselben Batterietyp klarkommen. Im anderen Fall musst du zusätzliches Gewicht mit herumschleppen, weil du für jede Batteriefüllung die dreifache Menge als Reserve mitnehmen solltest. Die Batterien sollten nie im Gerät belassen werden, außer du bist mit dem Sicherheitsrucksack unterwegs. In dem Fall geht die schnelle Einsatzmöglichkeit vor. Lies hierzu auch die Informationen im Abschnitt 14 »Redundanz«.

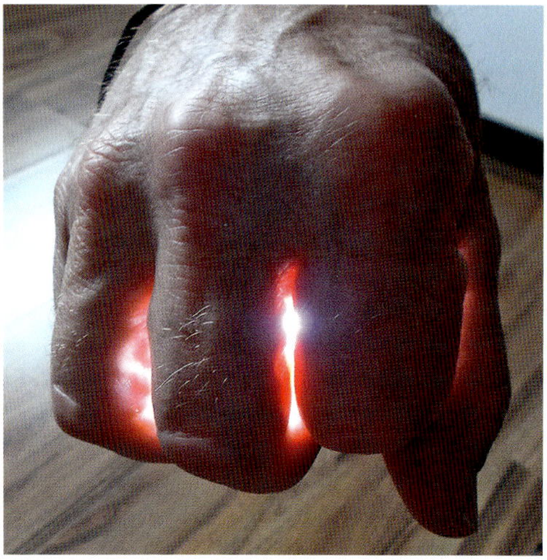

Um den Effekt »Verdunkelung« ganz schnell und plötzlich zu erreichen, halte einfach deine Finger vor das Lampenglas. Umschließe also den Lampenkopf mit deiner Faust. Nun lass nur noch so viel Licht durch den Spalt deiner Finger scheinen, wie du unbedingt benötigst. So kannst du jederzeit mehr oder weniger Licht durchkommen lassen, ganz wie du es benötigst.

Ob eine Lampe eine Rotlichtfunktion haben muss, überlasse ich deiner Fantasie. Möchtest du, dass dein Lampenschein nicht weit gesehen wird, so klebe einen Teil deines Lampenreflektors ab. Die frei bleibende Lichtaustrittsöffnung kann entweder punktförmig oder als Schlitz ausgebildet sein. Egal ob mit Punkt oder Schlitz, es kommt immer noch jede Menge Licht vorne heraus. Möchtest du deinen Lichtstrahl noch mehr tarnen, dann klebe einfach nur eine Schicht Panzertape vollflächig auf das Lampenglas. Auch jetzt kommt immer noch genug Licht durch, dass du dich orientieren kannst, allerdings sehen andere Leute deinen Lichtschein nicht mehr, wenn du die Lampe nicht gerade genau in deren Richtung hältst. Der Vorteil gegenüber Rotlicht ist, dass die Farben nicht verfälscht werden und du alles so siehst, wie es ist.

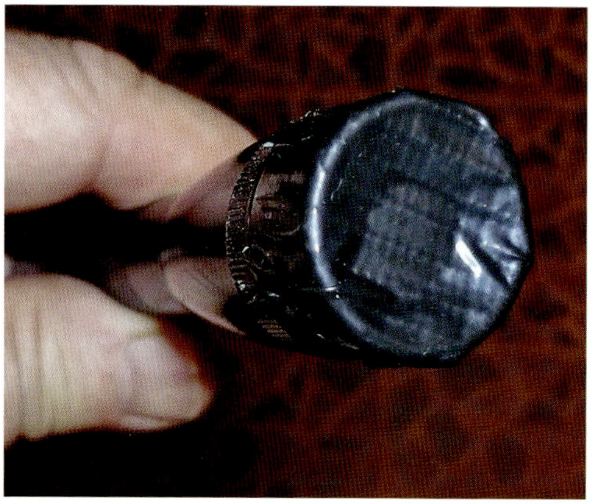

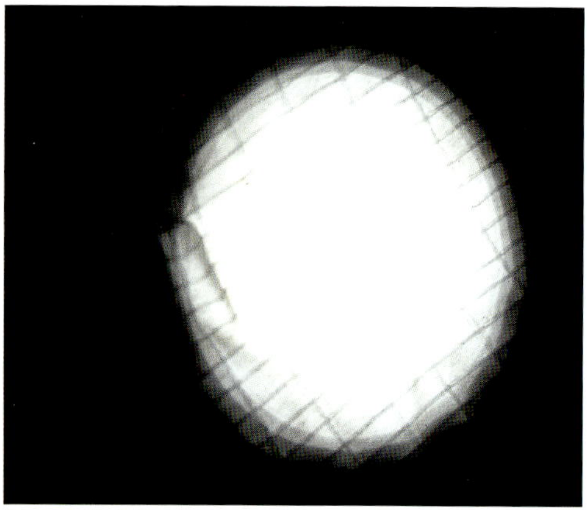

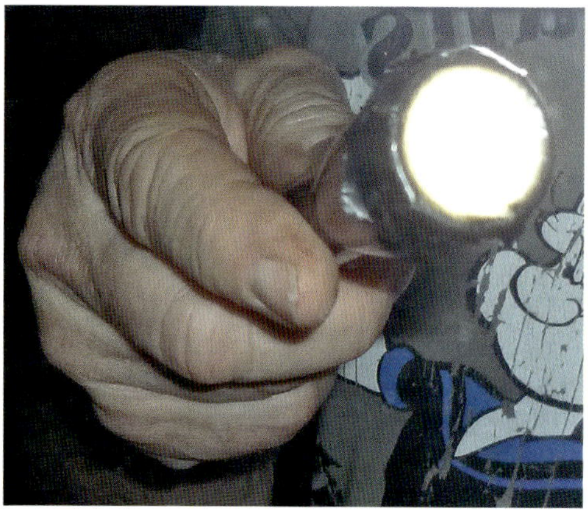

Bild 1 zeigt die Lampe mit Panzerband, Bild 2 die Lampe eingeschaltet, Bild 3 zeigt die eingeschaltete Lampe vor dem Spiegel. Auch hier ist trotz Blitzlicht zu sehen, dass die Lampe immer noch genug Licht durch das Panzertape bringt. Dies geht auch mit allen anderen Lampen.

Ich habe in meinem Sicherheitsrucksack (BoB) vier Lampen (siehe Bild oben). Ein Batterietester ist natürlich auch im Rucksack dabei, er ist klein und sehr sinnvoll. Wenn Batterien in eine Lampe eingelegt werden, kann man es ihnen nicht ansehen, wie lange sie noch Energie liefern. Vorher getestet ist nachher die Überraschung nicht so groß. Auf diese Art kann ich besser planen und einteilen.

Lampe 1

- 14,5 cm lang, 5,2 cm breit
- 4 cm dick
- Gehäuse Kunststoff
- Fangschlaufe
- 109 g schwer
- mit Handkurbel
- Ein-/Ausschalter vorne on Top
- 3 LEDs
- 30 Minuten Leuchtdauer nach 1 Minute Kurbeln
- Die Lampe ist nicht wassergeschützt. Da sie nach dem Einrichten des Biwakplatzes immer als Erste eingesetzt wird, spielt das keine Rolle. Sollte sie einen Wassereinbruch haben und nicht mehr funktionieren, so habe ich noch die anderen, wassergeschützten/wasserdichten Lampen im Rucksack und eine Mini-MAG-Lite Pro+ am Bereitschaftsgürtel. Die Lampe liegt gut in der Hand, und durch die Kurbeltechnik bin ich unabhängig von Batterien. Durch den Fangriemen wird Verlust vermieden. Es gibt solche Kurbellampen auch in wassergeschützter oder sogar in wasserdichter Ausführung.

Lampe 2

- zu bestücken mit 1 × AA
- 78 g mit Batterie
- 11 cm lang
- 2,7 cm Durchmesser
- Fangschlaufe
- Ein-/Ausschalter hinten
- 15 Watt Hochleistungs-LED
- Gehäuse Aluminium, schwarz eloxiert
- Kerzenfunktion nach Abschrauben des Reflektors
- Leuchtweite 50 m
- Leuchtdauer mit voller Batterie: 5 Stunden.

Lampe 3

(MAG-Lite am Bereitschaftsgürtel montiert)

- 16,5 cm lang
- 2,5 cm breit
- Gehäuse Alu
- wassergeschützt
- schlagfest
- Fangschlaufe
- 120 g schwer inklusive 2 × AA-Batterien
- Ein-/Ausschalten durch Drehen des vorderen Teils
- 245 Lumen
- Leuchtweite 150 m
- Reflektor fokussierbar
- 2 Einstellungsstufen: 25 % und 100 %
- 27 Stunden Leuchtdauer auf 25 %, 2,5 Stunden auf 100 %
- Kerzenfunktion nach Abschrauben des Reflektors
- Die Lampe ist sehr robust, verträgt auch ohne Weiteres einen Sturz aus der Hand und kann in beiden Leistungsstufen als Kerze eingesetzt werden. Sie liegt prima in der Hand. Durch den Fangriemen wird ein Verlust vermieden.

Lampe 4

- 16 cm lang
- 4,5 cm Durchmesser
- Gehäuse Alu mit Gummischutz vorne und hinten
- 70 g schwer ohne Batterien
- zu bestücken mit 2 × AA
- Fangschlaufe
- Ein-/Ausschalter am Gehäuse
- Fangriemen

- stoßfest
- wassergeschützt
- 3 LEDs
- Leuchtweite 42 m
- Leuchtdauer mit vollen Batterien 65 Stunden
- Leuchtstärke 25 Lumen
- Die Lampe ist so handlich, dass sie gut und leicht in der Hand zu halten ist. Durch den Fangriemen wird ein Verlust vermieden.

Lampe 5

- Tauchlampe Tilly Tec
- 20 cm lang
- 4 cm Durchmesser
- 233 g schwer ohne Batterien
- Zu bestücken mit 3 × AA
- Fangschlaufe
- Ein-/Ausschalten durch Drehen des vorderen Teils
- 20 Watt Hochleistungs-LED
- wasserdicht bis 200 m
- 3-fach O-Ring gedichtet
- Gehäuse Vollkunststoff aus einem Stück gearbeitet
- 1 Hochleistungs-LED
- Leuchtweite 200 m
- Leuchtdauer mit vollen Batterien: 9 Stunden. Danach funktionieren die Batterien immer noch für weitere 3 × 8 Stunden in der Lampe im Erste-Hilfe-Pack.

Mit einer Lampe hast du auch ein ganz hervorragendes Kommunikationsmittel. Bei Nacht gelten zwar dieselben Handzeichen wie am Tag, diese müssen jedoch angeleuchtet werden, wenn dein Gegenüber sie erkennen soll. Nun ist es nicht sehr klug, deinem Gegenüber mit deiner Lampe ins Gesicht zu leuchten und das Handzeichen dann im Lampenschein zu geben. Er könnte absolut nichts erkennen. Es ist wichtig, dass du deinem Gegenüber niemals in die Augen leuchtest. Unsere Netzhaut (Retina) erzeugt in der Dunkelheit lichtempfindliche Pigmente, um besser sehen zu können. Diese Pigmente werden durch helles Licht mit einem Mal zerstört. Natürlich baut die Netzhaut anschließend in der Dunkelheit wieder neue Pigmente auf, dies dauert jedoch eine kleine Weile. Während dieser Zeit ist dein Gegenüber aber orientierungslos und könnte sich auch im Notfall kaum helfen. Diesen Effekt kannst du leicht selbst nachvollziehen: Geh vom hellen Sonnenlicht in einen spärlich beleuchteten Raum. Du kannst die ersten Momente überhaupt nichts sehen. Wartest du jedoch etwas, so kannst du die Dinge um dich herum erkennen. Man sagt: »Deine Augen gewöhnen sich an die Dunkelheit.«
Gehst du nun wieder hinaus in die gleißende Sonne, so werden zwar die Pigmente wieder zerstört, aber die brauchst du dann eh nicht mehr. Bei Nacht sieht das etwas anders aus: Hier brauchen wir diese Pigmente permanent. Eine gute Möglichkeit, um Handzeichen zu geben, ist es, wenn du das Handzeichen mit einer Hand vor deinem Körper machst und den Lampenschein gegen das Handzeichen, sprich gegen deinen Körper, richtest.
Zwei Zeichen bei der Kommunikation mithilfe einer Lampe seien hier besonders erwähnt:

1. »O.K.«
2. »Ich brauche Hilfe.«

Für das »O.K.«-Zeichen ziehst du mit deinem Lampenschein einen Kreis am Boden, an einer Wand, einem Baum/Busch oder einfach in die Luft. Dieses Zeichen gilt als Frage »Bist du o.k.?« genauso wie als Antwort: »Ich bin o.k.« oder »Alles in Ordnung.«
Das zweite Zeichen besteht aus einem schnellen Hin-und-her-Schwenken der Lampe und bedeutet »Ich brauche dringend Hilfe«. Das Schwenken der Lampe kann sowohl waagerecht als auch senkrecht, also horizontal oder vertikal, gegeben werden, beides ist als Notsignal zu verstehen. Der Betrachter bemerkt hauptsächlich ein Blitzen durch den immer wieder an ihm vorbeihuschenden Lampenschein. Die Verständigung mit dem Lampenschein ist auch der Grund, warum alle in einem Team am besten gleichstarke Lampen verwenden sollten. Hat dein hinter dir laufender Partner, welcher durch sein Lampensignal Hilfe anfordert, eine deutlich schwächere Lampe als du, so wirst du

sein Signal evtl. nicht wahrnehmen können. Eine starke Lampe kämpft alle anderen Lichtquellen nieder und lässt sie nicht zur Geltung kommen.
Verwende das Notsignal niemals, um dein Gegenüber auf irgendetwas aufmerksam zu machen – nur so wird es im Ernstfall auch als das angesehen, was es sein soll: als echtes Notsignal.
Weitere Licht-Signale zur lautlosen Verständigung können jederzeit vereinbart werden. So ist dann zum Beispiel auch eine Verständigung über größere Strecken mit Sichtverbindung problemlos möglich. Beherrschst du das Morse-Alphabet, so ist auch dies mit dem Lampenschein möglich. Dazu deckst du den Lampenschein entsprechend mit deinen Fingern ab oder gibst ihn wieder frei.
Bei Nachtwanderungen sollte das Zusammenbleiben des Teams nicht leichtfertig aufs Spiel gesetzt werden. Bist du versehentlich von deinem Partner getrennt worden, so ist er zwar ganz alleine auf sich gestellt, du aber auch. Es ist wichtig, die richtigen Techniken zum Zusammenbleiben und – für den Notfall – zum Zusammenfinden anzuwenden. Eine gute Technik um zusammenzubleiben ist, immer in der relativ gleichen Position zueinander zu gehen und die Lampen nie auszumachen, sie im Notfall nur abzudunkeln. Dies bedeutet, dass die Partner nicht öfter die Position zueinander wechseln sollten und dass jeder Partner eine immer leuchtende Lampe am Mann hat. Bleibt dein Partner zum Beispiel immer an deiner rechten Seite hinter dir, so ist es für dich einfach, dessen An- oder Abwesenheit schnell festzustellen. Wechselt er hingegen oft seine verhältnismäßige Position zu dir, so kann eine ungewollte Trennung schnell Unruhe aufkommen lassen.

13.9 Batterien und Akkus

Deine sicher eingeschweißten Batterien sollten natürlich auch mit einem Datum versehen sein. Durch das notierte Kauf- und/oder Überprüfungsdatum kannst du besser abschätzen, ob du den Ladezustand erneut über-

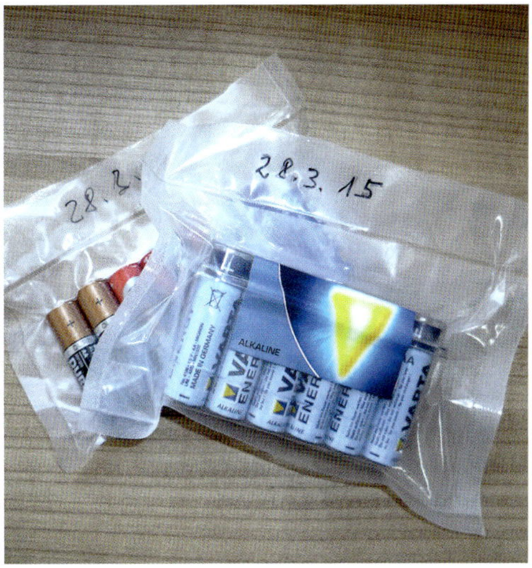

prüfen solltest. Batterien können, sofern sie richtig verpackt und gelagert werden, im Zweijahresrhythmus geprüft werden. Akkus müssen jährlich einmal entladen und dann wieder geladen werden, da sie ansonsten deutlich an Qualität verlieren. Die Akkupflege ist zwar aufwändiger als eine bloße Batteriekontrolle, dafür kommst du aber im Ernstfall mit Akkus und einem geeigneten Ladegerät um Längen weiter als mit Batterien. Damit deine vakuumierten Batterien und Akkus nicht übereinander purzeln und sich evtl. durch Kontakt selbst entladen, solltest du sie vor dem Vakuumieren mit einem umlaufenden Streifen Tesafilm fixieren.

13.10 Schnüre und Seile

Ein prima Thema, um stundenlange Diskussionen zu führen. Schnüre und Seile bekommst du in tausendfacher Ausfertigung und Ausführung. Generell sollten deine Schnüre und Seile aus unverrottbarem Material bestehen. Betrachten wir den Bereich Notfallversorgung für zu Hause, so sind auch Seile gerechtfertigt. Seile sind von ihrer Art her dicker und schwerer als Schnüre. Eine Schnur geht bis 4 mm oder 550er-Paracord.
Solch eine Schnur hat ihre Belastungsgrenze bei 250 kg, ist aber dennoch nicht zum Klettern geeignet.

Für die grundsätzliche Notfallversorgung (wenn nicht geklettert werden muss) sind also Schnüre bis 4 mm als ausreichend zu bezeichnen. Für unterwegs gilt dies ganz besonders. Die drei verschiedenen Schnüre hier im Bild versorgen den Wanderer mit ausreichend Potenzial, um allen Anforderungen (außer Klettern) gewachsen zu sein.

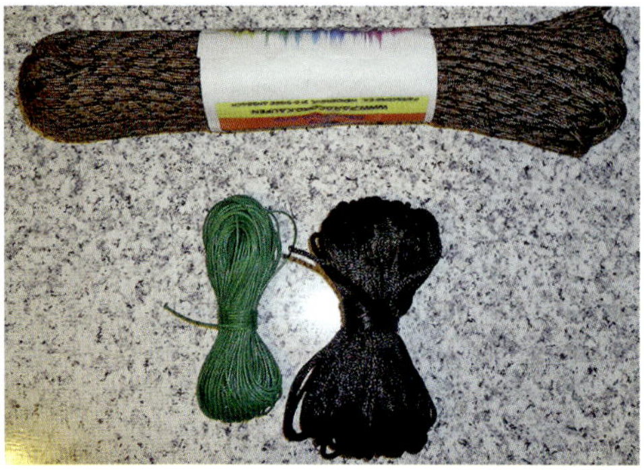

Alle drei Schnüre sind Paracord:

- 1 mm (16 m) grün (im Survival-Kit)
- 2,5 mm (16 m) schwarz (im Bereitschaftsgürtel)
- 4 mm (30 m) Baumrinde (im kleinen Sicherheitsrucksack).

1-mm-Paracord ist z. B. für den Fallenbau, für den Bau von Tarnschirmen oder als Signalleitung gut zu gebrauchen. **2,5-mm-Paracord** kann prima als Schnürsenkel für normale Schuhe oder zum Zeltbau verwendet werden. **4-mm-Paracord** wird für alle anspruchsvollen Arbeiten unterwegs eingesetzt, ebenso als Schnürsenkel für die Wanderschuhe. Das 4-mm-Paracord hat sieben innen liegende »Seelen«, welche herausgezogen und einzeln verwendet werden können. Diese Seelen haben zwar nicht die Bruchkraft eines 1-mm-Paracord, sind aber doch sehr belastbar. Das 4-mm-Paracord ist das Wichtigste dieser drei aufgeführten Schnüre.

Alle drei Schnurbündel zusammen bringen gerade mal 193 g auf die Waage. Wenig Gewicht bei viel Nutzen. Ein wichtiger Punkt für unterwegs.

13.11 Shemagh

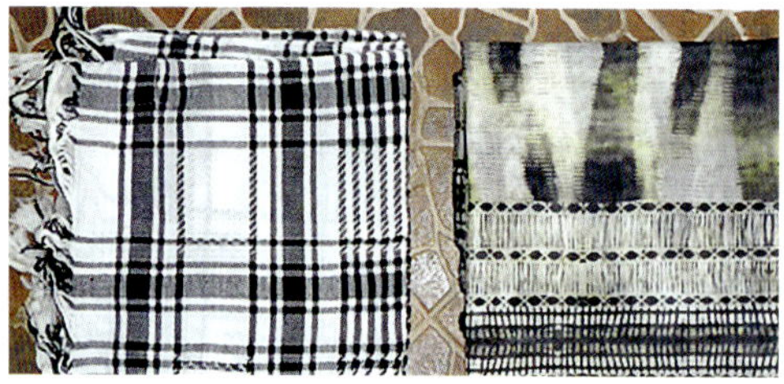

Ein Shemagh kennst du vielleicht aus Filmen, die in Afrika oder Asien spielen. In Filmen wie »Lawrence von Arabien« etc. siehst du viele Personen, die einen Shemagh tragen. Dies liegt an den vielen Möglichkeiten, dieses Tuch einzusetzen. Es schützt vor fast allem, außer vor viel Wasser. Mit einem Shemagh kannst du schnell und leicht einen Sonnenschutz, Windschutz, Kälteschutz und/oder Staubschutz aufbauen. Bei einem Shemagh handelt es sich in der Regel um ein Baumwolltuch mit den Maßen 110 × 110 cm. Du kannst auch kleinere Shemaghs bekommen, dann schließt sich aber vielleicht die eine oder andere Trageart aus, weil das Tuch zu kurz ist. Mithilfe eines Shemaghs kannst du auch ein Dreiecktuch ersetzen. Deinen Shemagh kannst du zusätzlich als Handtuch oder Paravent für etwas mehr Privatsphäre in der Notunterkunft verwenden. Ein Shemagh sollte sich farblich in die übliche Umgebung einpassen lassen. Die bekannten Modelle in schwarz-weiß (siehe Bild) tun dies vielleicht nicht so gut. Im Stoffgeschäft kannst du einen entsprechenden Baumwollstoff oder einen Stoff aus Mischgewebe aussuchen, der deinen Vorlieben oder Ideen am nächsten kommt.

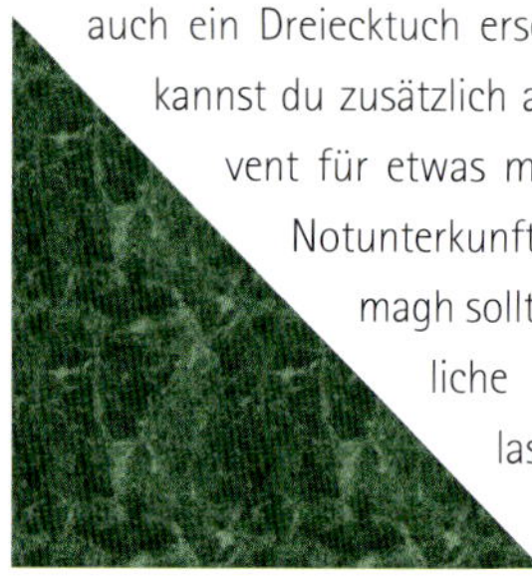

Es gibt verschiedene Arten, einen Shemagh zu tragen. Zuerst einmal ist die Frage zu klären, wofür er eingesetzt werden soll und wie lange? Generell gilt, dass der Shemagh grundsätzlich über Eck gefaltet wird, so dass du ein Dreieck erhältst. Von dieser Form ausgehend, kannst du alle Anwendungen praktizieren. Ich zeige dir hier vier der sinnvollsten Tragearten für den Shemagh.

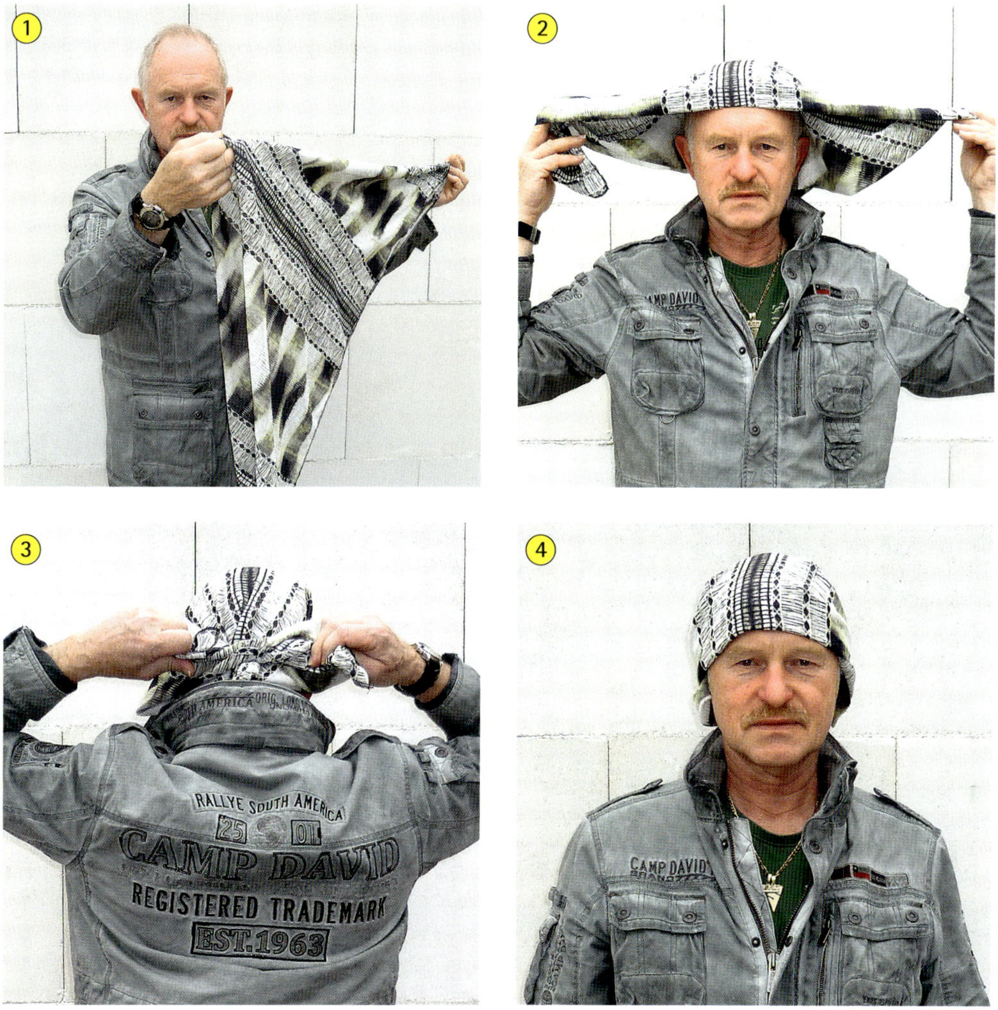

Kopftuch

Soll der Shemagh lediglich als Schutz gegen Wärmeverlust, Sonnenhitze, leichten Regen etc. eingesetzt werden, so kann man ihn als einfaches Kopftuch tragen. Hierzu faltest du deinen Shemagh zweimal jeweils über die Mitte, so dass du am Ende immer noch ein Dreieck hast. Dieses legst du nun mit der Mitte der langen Seite an deine Stirn und ziehst die beiden Enden um deinen Kopf herum. Verknote nun beide Enden hinter deinem Kopf über der hinten herunterhängenden Shemagh-Spitze und richte zum Schluss alles aus.

Du hast eingerichtet:

- Schutz vor Sonnenbrand für Kopf, Genick und Ohren
- Schutz vor Wärmeverlust über den Kopf
- Schutz vor leichtem Regen.

Gerade unter Berücksichtigung der Tatsache, dass beim Menschen über den ungeschützten Kopf ein großer Teil des Wärmeverlustes stattfindet, ist das Tragen einer schützenden Kopfbedeckung sehr wichtig. Wenn du erst einmal frierst, ist es meistens schon zu spät.

Halstuch und Mundschutz

Du rollst den Shemagh auf der langen Seite dreimal auf einen etwa 5 cm breiten Streifen. Nun legst du den Shemagh mit der gerollten Kante über deinen Nasenrücken. Die beiden Enden nimmst du auf beiden Seiten über dein Genick und um deinen Kopf herum wieder nach vorne. Binde nun die beide losen Enden unter deinem Kinn und unter der Spitze des Shemagh zusammen. Du kannst durch die entstandene Rolle den Mundschutz jederzeit herunter- und wieder hochnehmen. Du hast so eingerichtet:

- Mundschutz für grobe Teile wie Sand, Zweige, Blätter etc.
- Halsschutz (Sonnenstrahlen, Wärmeverlust, Windzug)
- Genickschutz (Sonnenstrahlen, Wärmeverlust, Windzug).

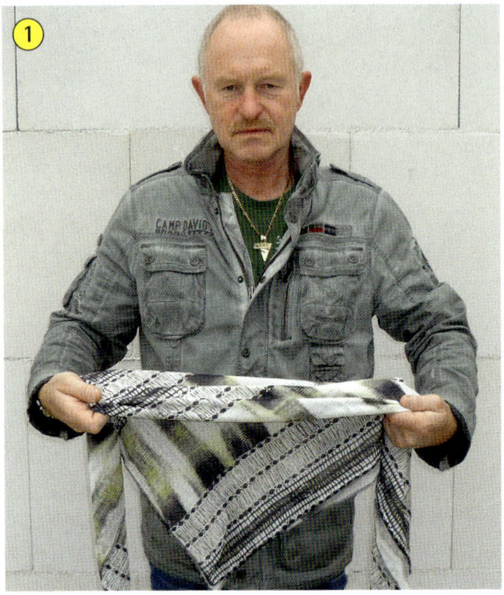

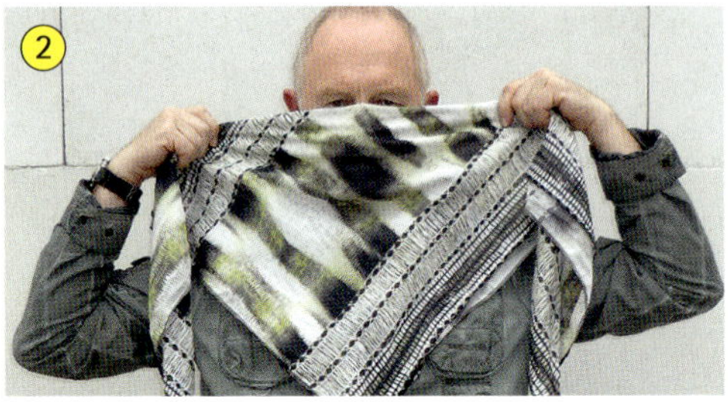

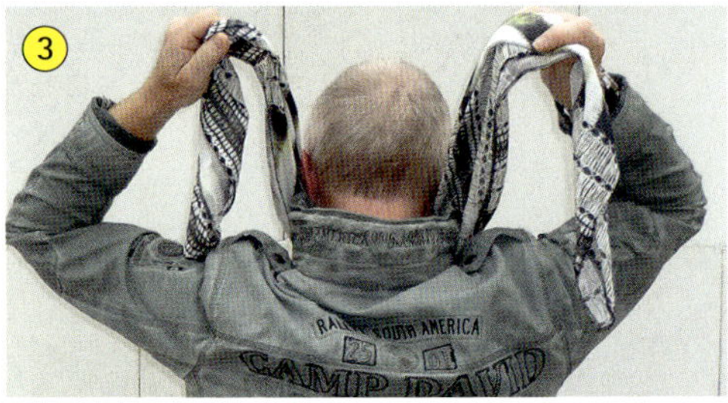

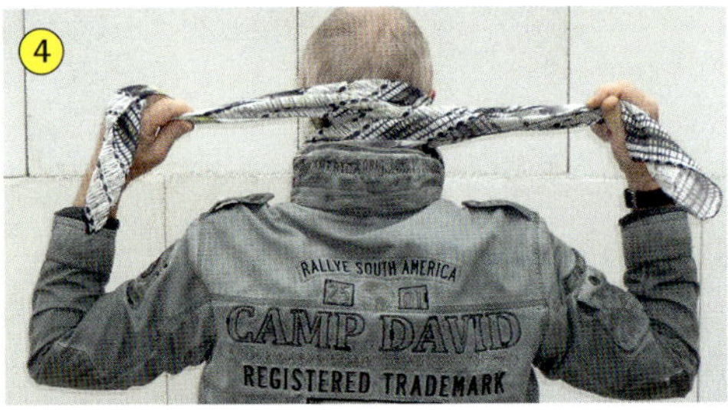

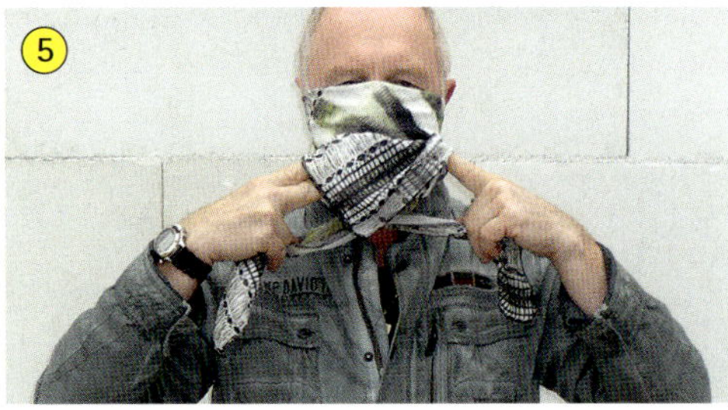

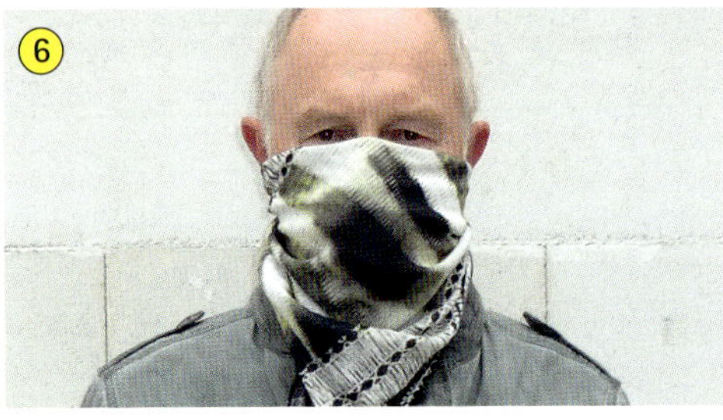

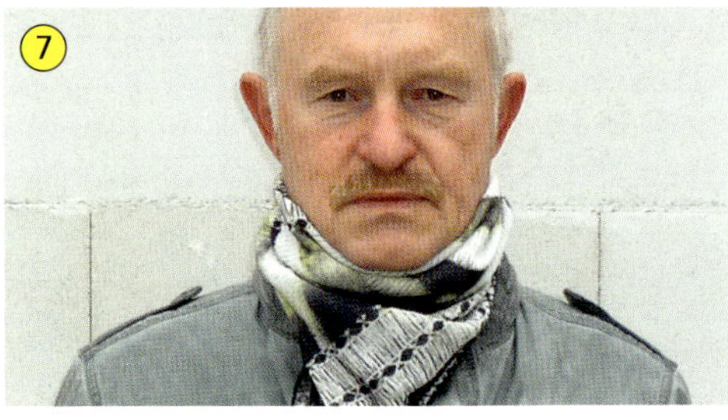

Tarnung 1

Lege den Shemagh mit der langen Seite an deine Stirn, 2/3 der Shemaghkante auf der einen Kopfseite, ein Drittel auf der anderen Kopfseite. Ziehe beide Seitenenden an deinen Wangen herunter. Du ziehst nun das lange Ende des Shemagh unter deinem Kinn auf die andere Kopfseite durch, führst es unter der kurzen Shemaghseite durch und zurück über Mund und Nase, das kurze Ende mit der anderen Hand festhaltend. Nun schlingst du das lange Ende hinter deinem Nacken durch und an der gegenüberliegenden Kopfseite wieder nach vorne. Verknote nun die beiden Enden des Shemagh und richte das Tuch so hin, dass nur noch die Augen durch einen Schlitz herausschauen. Richtig gebunden, bildet der Saum des Shemagh ein kleines Sonnendach über den Augen. Dieses bietet dir hervorragenden Schutz bei grellem Sonnenlicht, solltest du keine Sonnenbrille dabeihaben.

Du hast dadurch eingerichtet:

- Gesichts- und Kopftarnung
- Sonnenschutz der Augen (Sonnendach)
- Mundschutz für grobe Teile wie Sand, Zweige, Blätter etc.
- Halsschutz (Sonnenstrahlen, Wärmeverlust, Windzug)
- Genickschutz (Sonnenstrahlen, Wärmeverlust, Windzug).

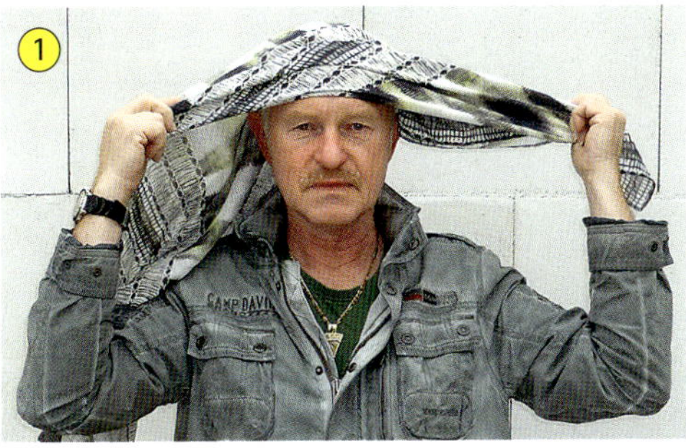

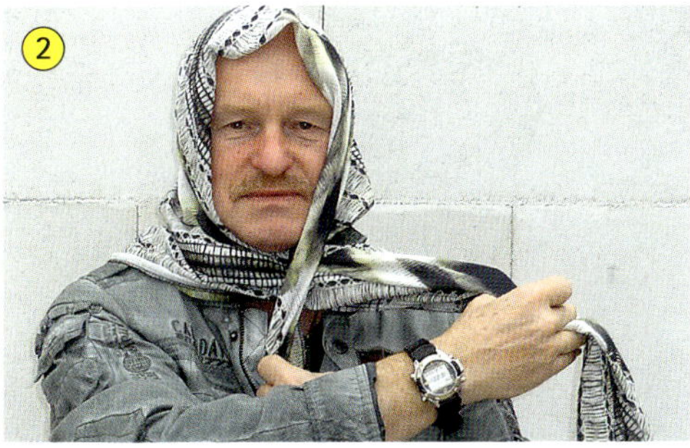

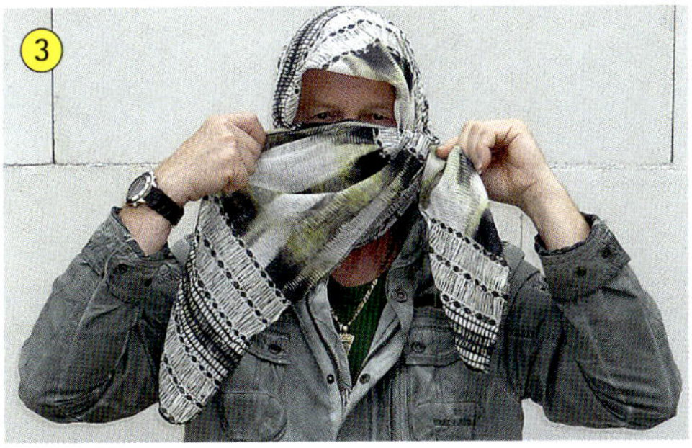

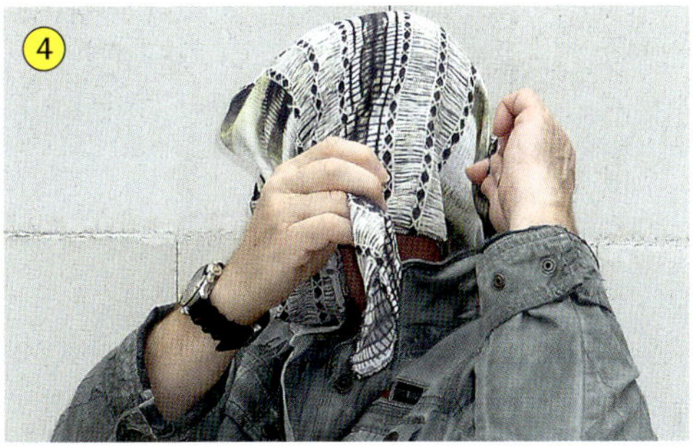

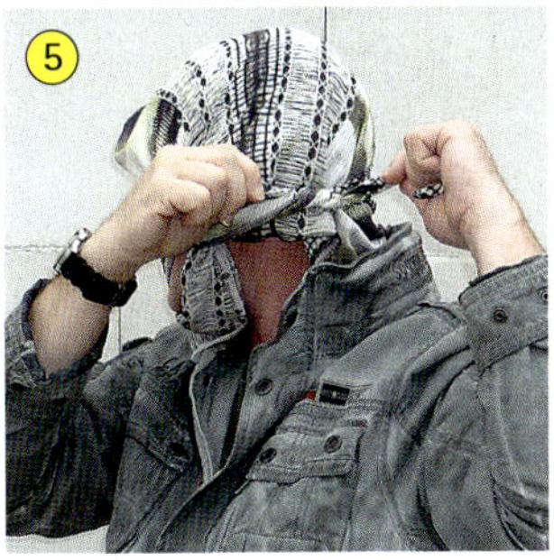

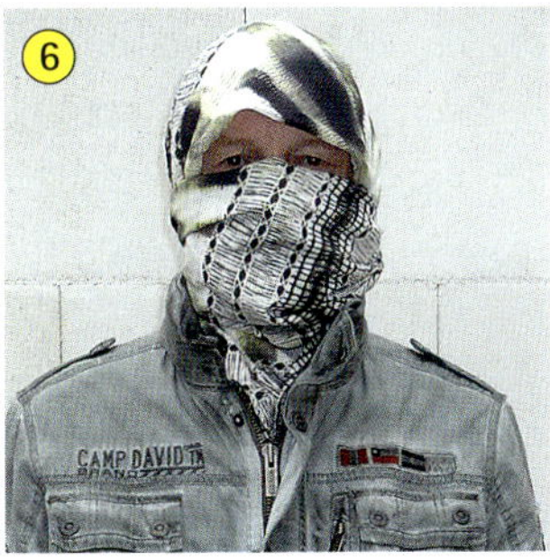

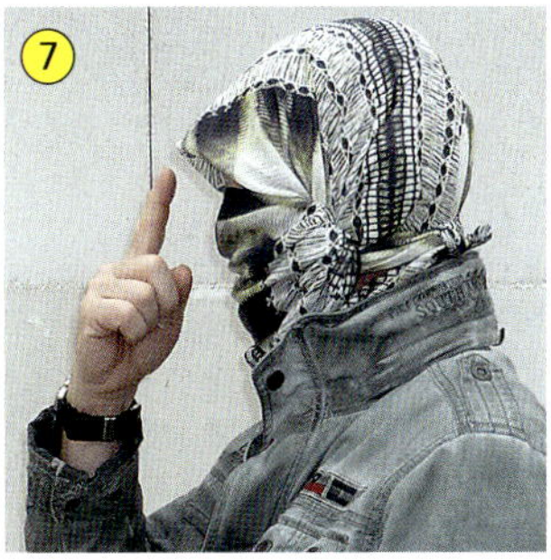

Tarnung 2

Lege den Shemagh mit der langen Seite an deine Stirn, 2/3 der Shemaghkante auf der einen Kopfseite, ein Drittel auf der anderen Kopfseite. Ziehe nun die kurze Seite nach hinten und lege das Ende am Hinterkopf an. Du ziehst nun das lange Ende des Shemagh über das kurze Ende und führst das lange Ende wieder nach vorne an deiner Kopfseite entlang. Nun legst du das lange Ende über deinen Nasenrücken und führst es auf der anderen Seite am Kopf entlang nach hinten, wo du es einfach einwickelst. Richte den Shemagh so hin, dass nur noch die Augen durch einen Schlitz herausschauen. Diese SAS-Bindeweise ist eine sehr schnelle und unkomplizierte Art, den Shemagh anzulegen. Diese Art ist jedoch nicht so dauerhaft wie die Anlageart »Tarnung 1«, ein Sonnendach ist bei dieser Bindeart auch nicht möglich.

Du hast dadurch eingerichtet:

- Gesichts- und Kopftarnung
- Mundschutz für grobe Teile wie Sand, Zweige, Blätter etc.
- Halsschutz (Sonnenstrahlen, Wärmeverlust, Windzug)
- Genickschutz (Sonnenstrahlen, Wärmeverlust, Windzug).

Übe die vier vorgestellten Tragearten immer wieder, damit sie dir in Fleisch und Blut übergehen.

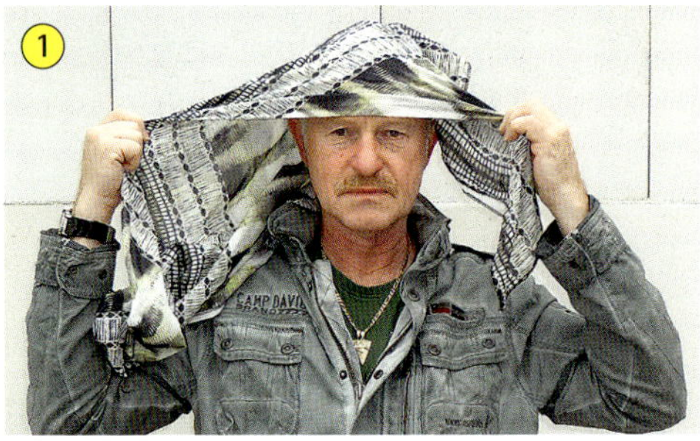

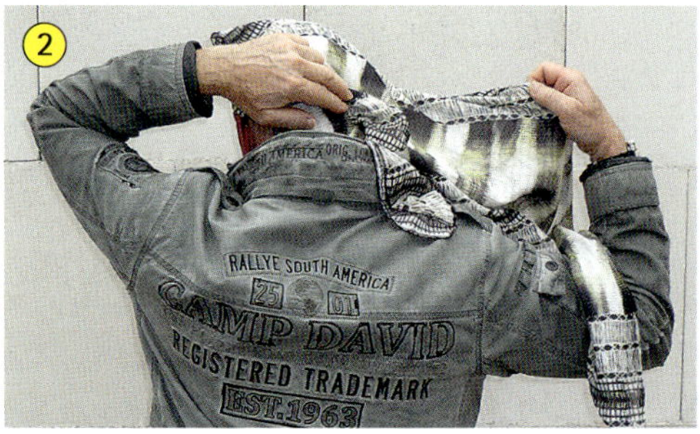

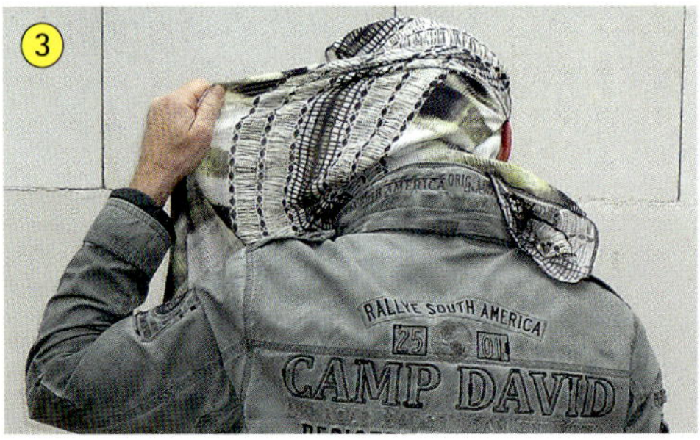

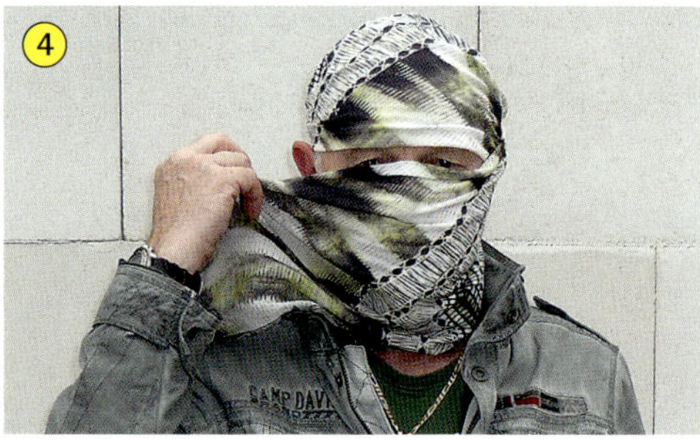

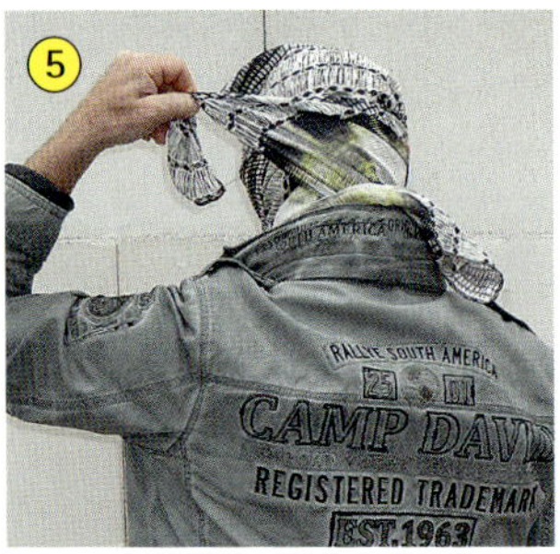

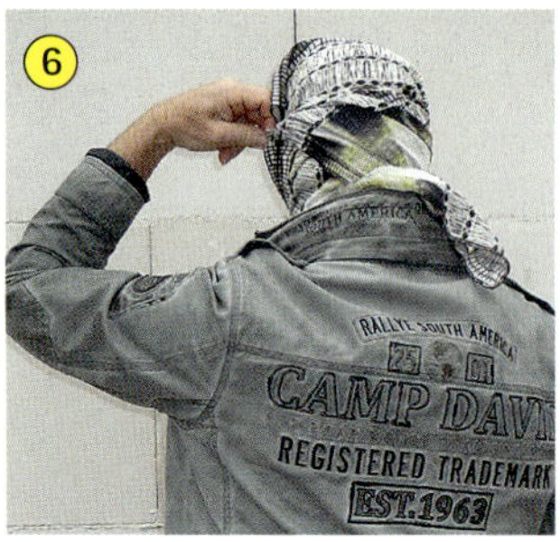

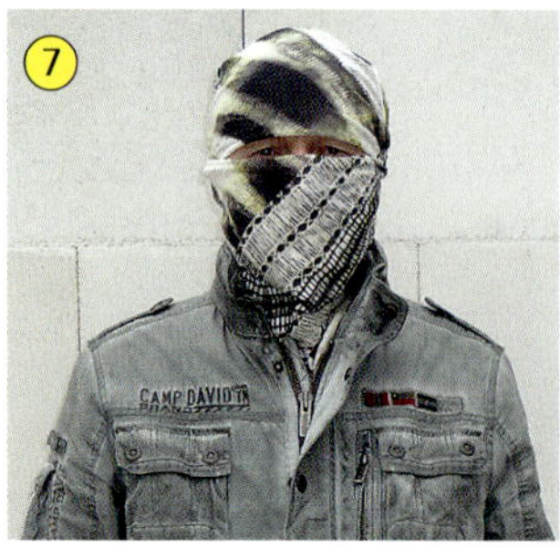

13.12 Knotentechnik

Es kann verblüffend einfach sein, zwei Schnurenden miteinander zu verbinden. Ob diese Verbindung letztendlich hält oder nicht, hängt in der Regel von der Art des angewendeten Knotens ab.

Vielleicht ist es wichtig, dass du die Verbindung nach einer gewissen Zeit mit möglichst wenig Aufwand wieder lösen kannst, um die Schnüre anderweitig zu verwenden; auch hier kommt dir die korrekte Knotentechnik sehr zugute. In manchen Fällen ist es wichtig, dass sich der Knoten fest zuzieht, in anderen Fällen darf er sich keinesfalls zuziehen. Bedenke: Wenn du eine Seilleiter baust, mit einem Schuh in die erste Schlaufe steigst und diese sich sofort fest um deinen Schuh zuzieht, dann ist ein Weiterkommen ausgeschlossen. Die Auswirkungen schlechter Knotentechnik zeigen sich auch an einem bei Wind in sich zusammenfallenden Zelt sehr schön. Da kannst du – nur weil du die Knotentechnik nicht beherrschst – mitten in der Nacht bei strömendem Regen und peitschendem Wind hinausgehen und versuchen, das Zelt zu stabilisieren. Wenn du nun schon vorher die falschen Knoten angebracht hattest: Welche Knoten sollst du jetzt verwenden, dass so etwas nicht mehr passiert? Von den vielen existierenden Knoten brauchen wir für unsere Zwecke eigentlich nur wenige. Konzentrieren wir uns doch auf die nützlichsten Knoten für alle Fälle.

Schnürsenkel

Und da beginnen wir gleich auf der untersten Stufe, beim Schuhebinden. Wem ist es nicht schon passiert, dass sich der Schnürsenkel geöffnet hat, ohne dass jemand dran gezogen hätte? Eine unangenehme Sache, die schnell zu Problemen führen kann, wenn du dich gerade kletternd in einem steilen Schräghang befindest. Auf guten Halt in deinen Schuhen bist du gerade jetzt sehr angewiesen.

Eine ebenso einfache wie geniale Möglichkeit sichert deine Schnürsenkel so, dass sie sich nicht von selbst öffnen können, du sie aber dennoch jederzeit schnell aufbekommst. In der Bildfolge siehst du, dass zuerst ganz normal mit dem Schnürsenkel begonnen wird zu binden. Hast du die erste Schlaufe durchgezogen (Bild 2) so wickelst du diese genau noch einmal um dieselbe Achse (Bild 3). Nun ziehst du wie sonst auch ganz normal die beiden Schlaufen an und den Knoten damit fest. Bild 5 zeigt, wie das Ganze dann am Ende aussieht.

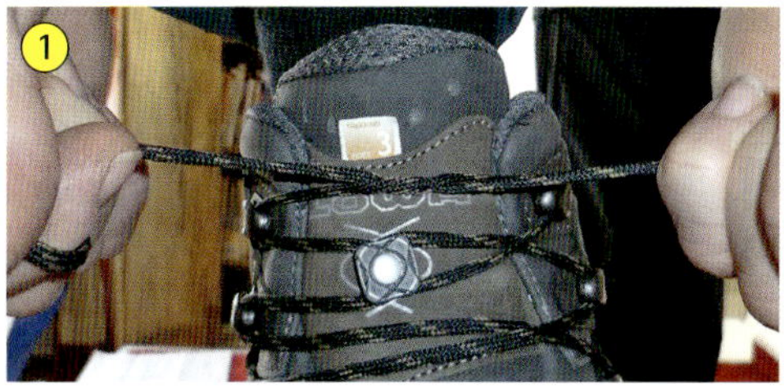

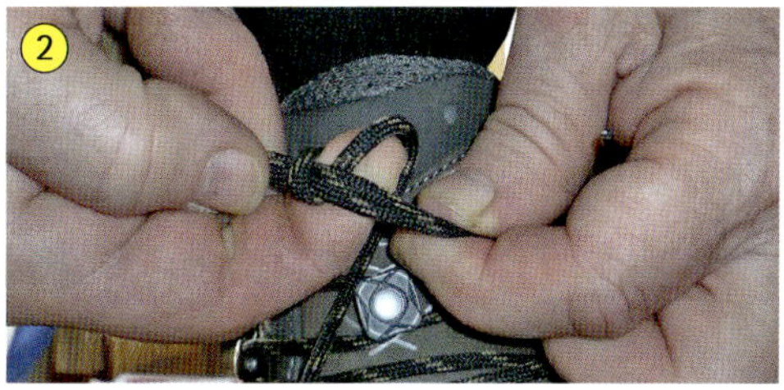

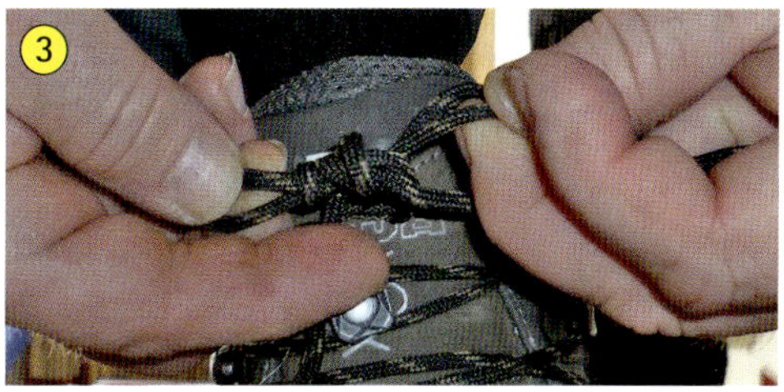

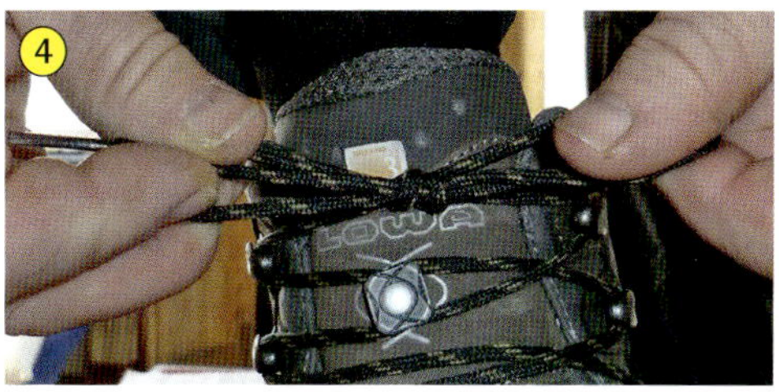

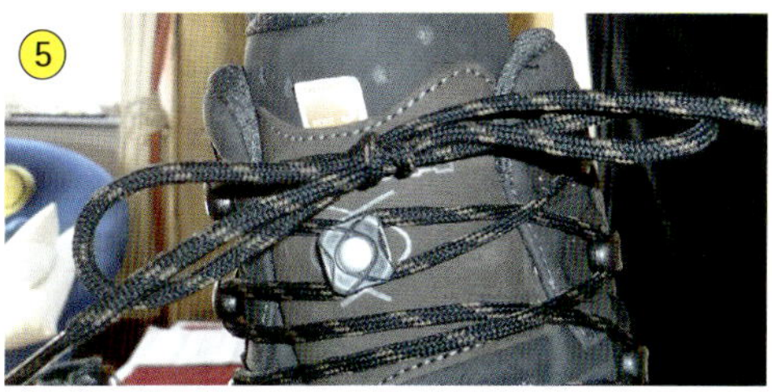

Ankerstich oder Palstek

Diesen Knoten brauchst du, wenn die Leine auf der Hauptleine unter Belastung fest, bei Lastbefreiung aber fahrbar sein soll. Soll die Leine auch unter Belastung auf der Hauptleine fahrbar sein, so kann ein Palstek die richtige Wahl sein. Möchtest du deinen mitreisenden Hund zwar anbinden, ihm aber eine gewisse Lauffreiheit lassen, so spannst du eine Hauptleine zwischen zwei Bäumen, danach befestigst du die Hundeleine per Palstek an der Hauptleine. Nun hat dein Hund die ganze Strecke der Hauptleine plus der Hundeleine als Bewegungsspielraum für sich. Auf diese Weise kann sich seine Hundeleine nicht in Büschen oder Ästen verheddern.

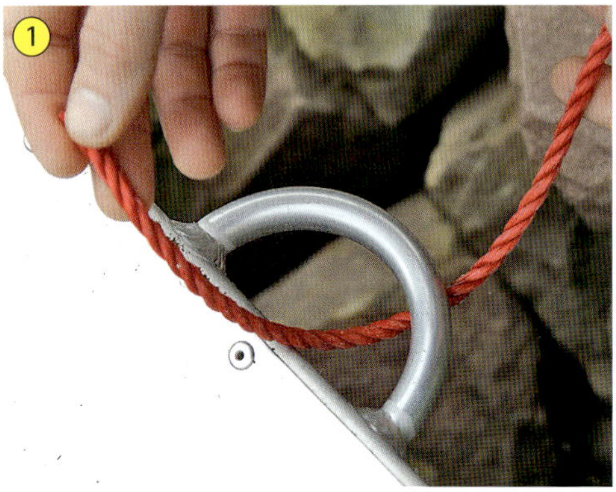

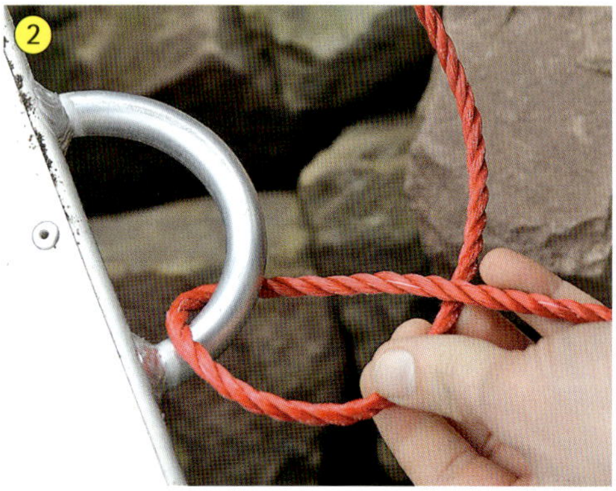

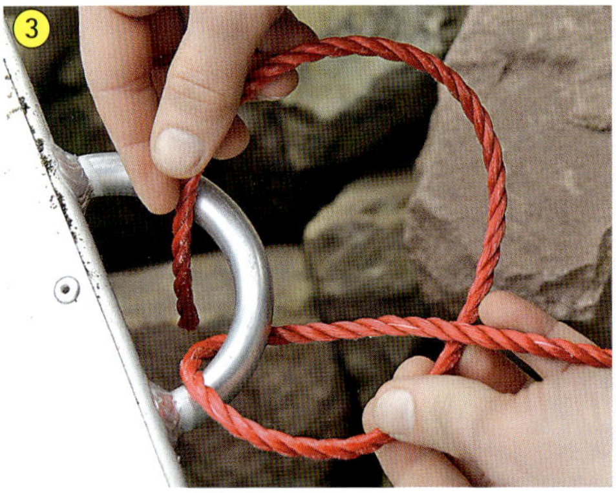

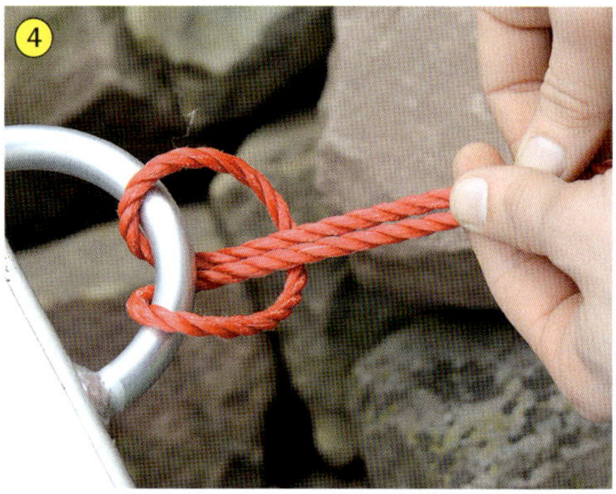

5

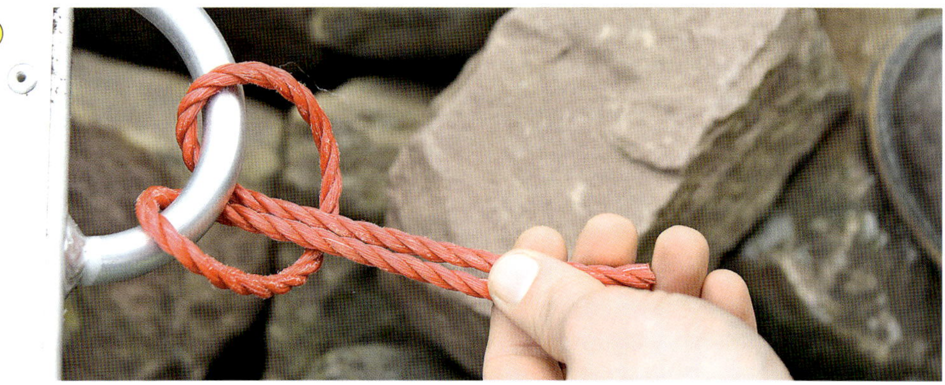

Rundtörn

Mit diesem Knoten fixierst du ein Seil sehr schnell, einfach und gut. Es handelt sich hier um zwei Rundtörns mit zwei halben Schlägen. Der Vorteil dieses Knoten ist, dass er sich sehr schnell anfertigen, aber ebenso schnell auch wieder brechen lässt. Ihm machen wechselnde Be- und Entlastungsphasen nicht das Geringste aus, er bleibt zuverlässig fest, zieht aber das Auge nicht unlösbar zu. Auch ist das Auge selbst bei starken Zugkräften nicht so belastet, wie wenn du das Seil nur einmal durch die Öse führst.

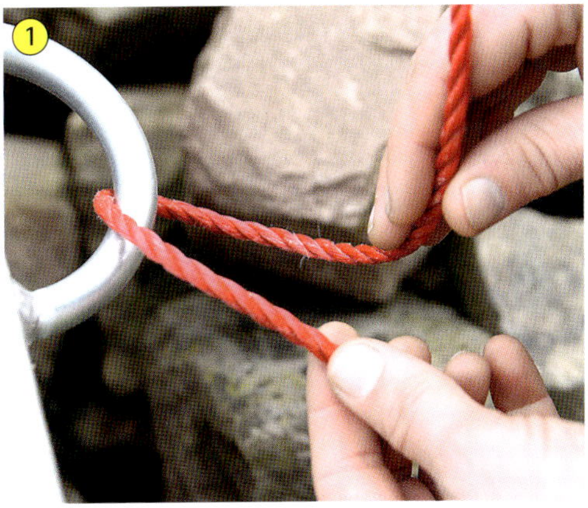

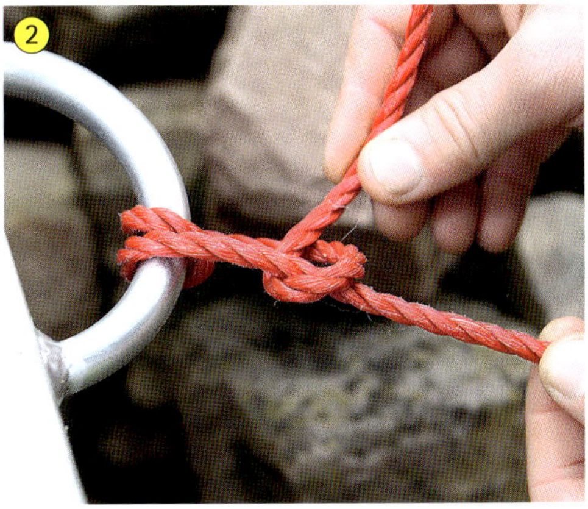

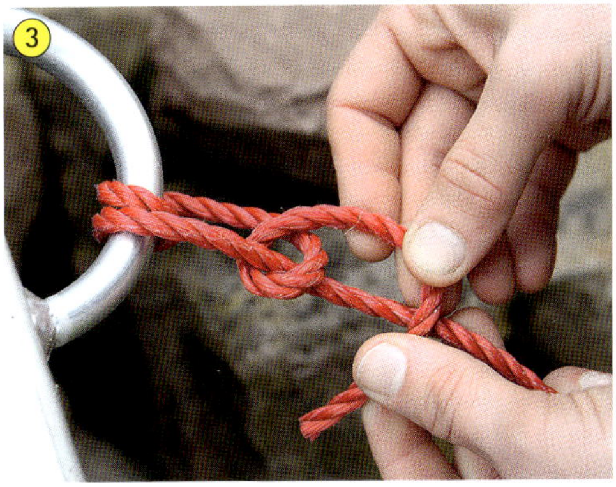

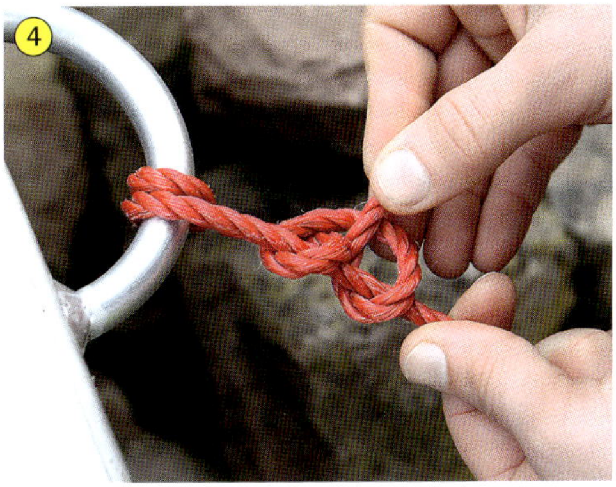

5

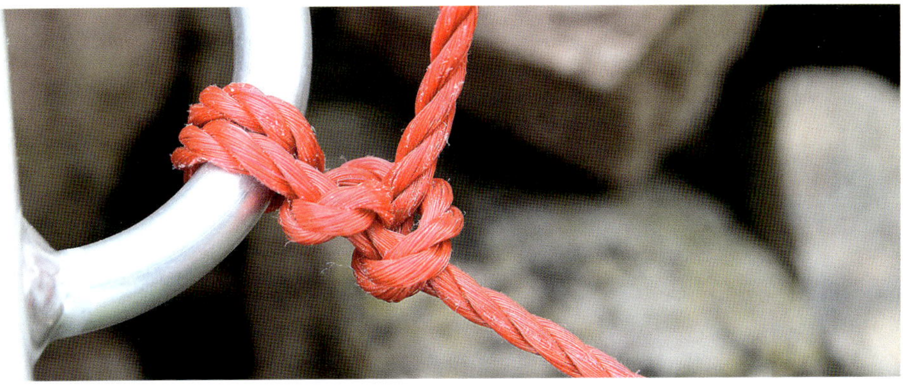

Prusikknoten und Schmetterlingsknoten

Der abgebildete Prusikknoten wird zum Beispiel auch für den Bau von Seilleitern gebraucht. Dieser Knoten hält die Schlinge unter Belastung sicher am Hauptseil, egal, in welche Richtung die Belastung geführt wird. Für die einzelnen Stufen brauchst du jeweils eine separate Schlinge aus einem möglichst dicken Seil, das aber nur halb so dick sein sollte wie die Hauptleine. Zwei Prusikschlingen angelegt, kannst du diese auch auf dem Seil verschieben, solange keine Last auf den Knoten wirkt. Eine weitere Möglichkeit für derartige Zwecke ist der abgebildete Schmetterlingsknoten. Die Bilder zeigen dir, wie er gemacht wird. Für ihn brauchst du keine separaten Seilschlingen. Wenn ein Auge im Seil gebraucht wird, könntest du in dein Hauptseil auch ganz einfach eine Schlinge hineinknoten. Diese Knoten lassen sich aber, nachdem sie einige Male durch ein Körpergewicht belastet wurden, nicht mehr leicht lösen, wenn überhaupt. Dein Seil brauchst du auch noch für andere Zwecke; und die Anwendung der richtigen Knotentechnik kann dazu führen, dass dir dein Seil lange Zeit gute Dienste leisten wird.

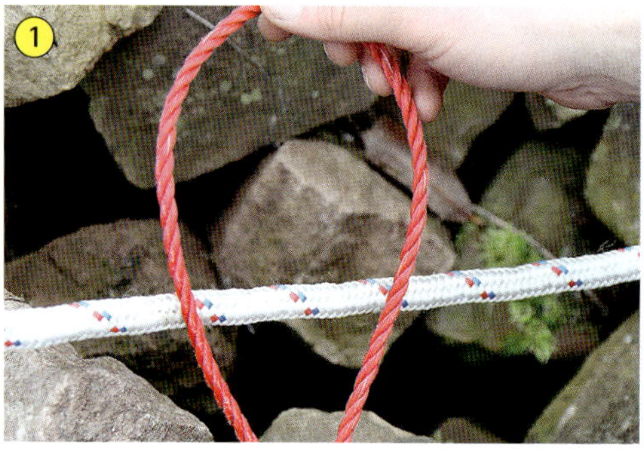

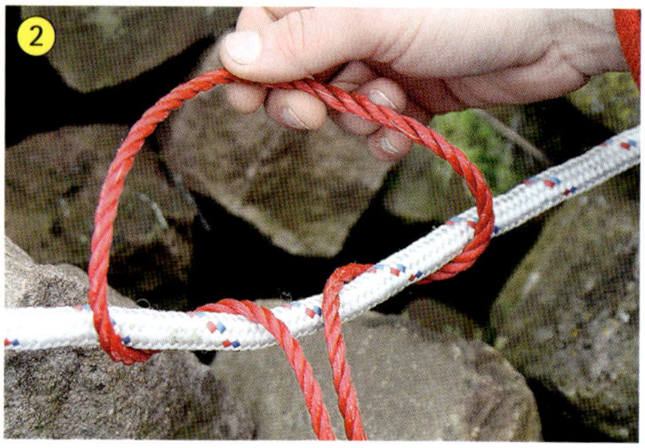

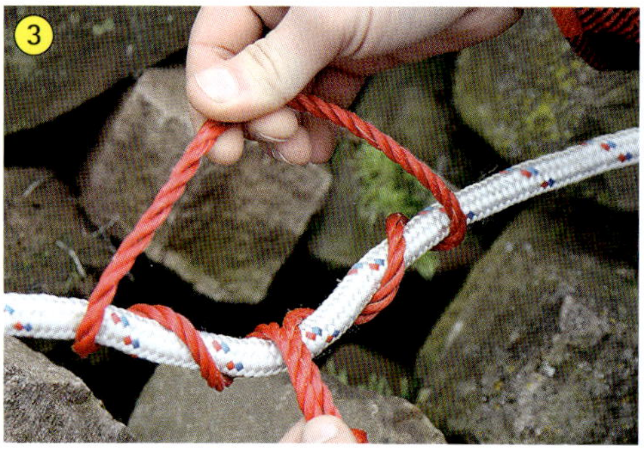

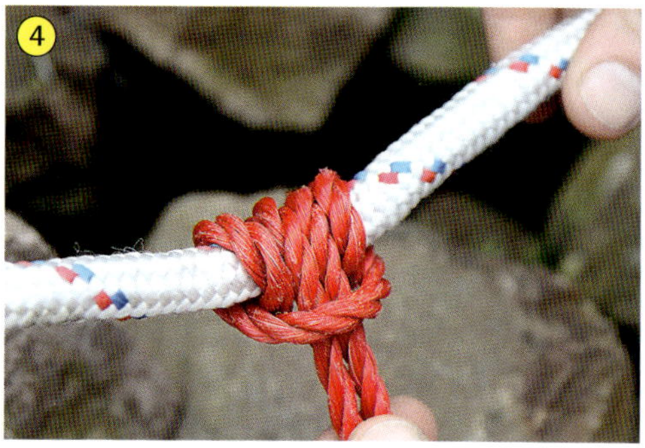

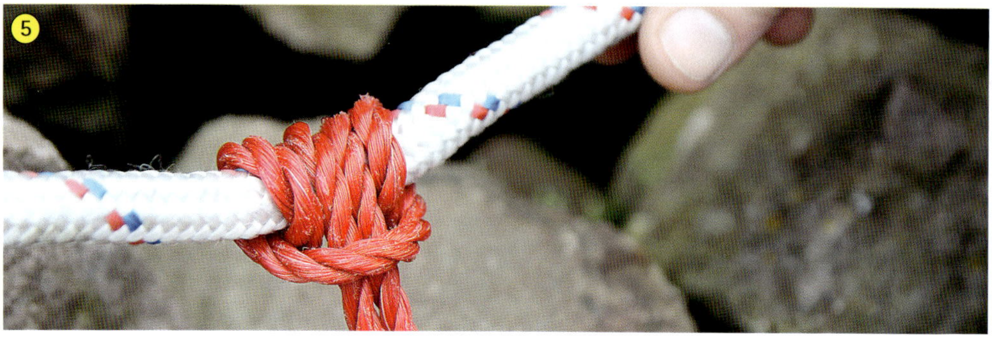

Spierenstich

Diesen Knoten kannst du sehr gut anwenden, wenn der Knoten sich zuziehen und festbleiben soll. Dies kannst du für eine Zeltschnur am Zelt/Tarp direkt ebenso gebrauchen wie für eine Befestigung am Baum. Auch um einen Wurfanker zu bauen, brauchst du eine Schlinge, die sich nicht verschieben lässt. Es gibt also viele Gelegenheiten für einen Knoten, der die Schlinge zuziehen lässt und zuverlässig hält.

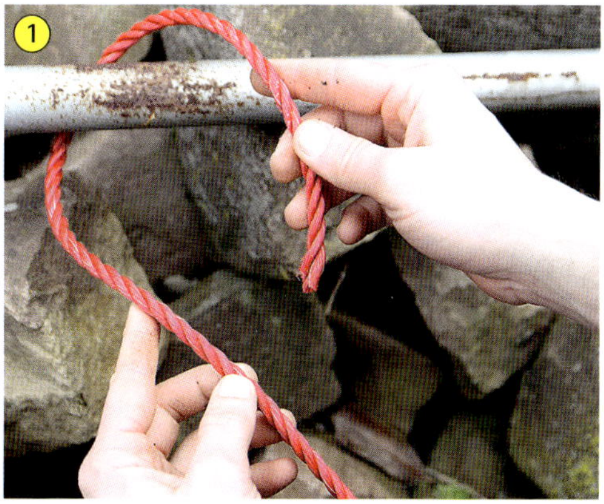

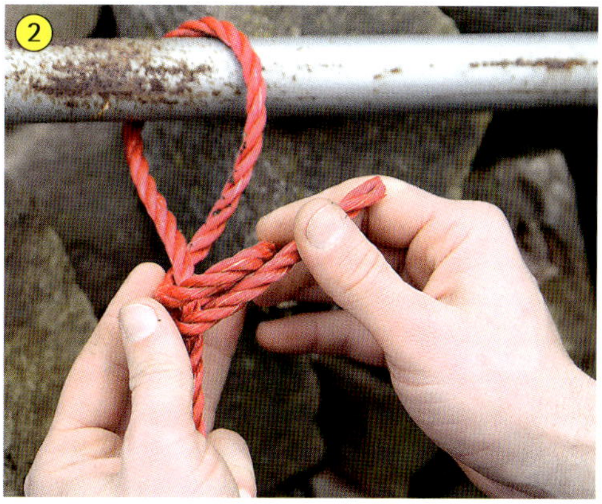

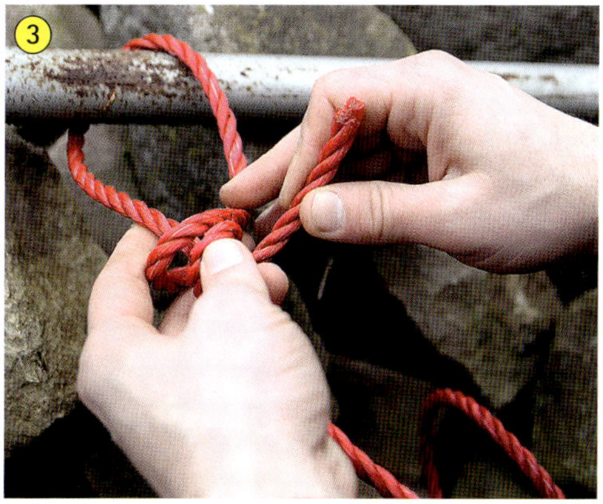

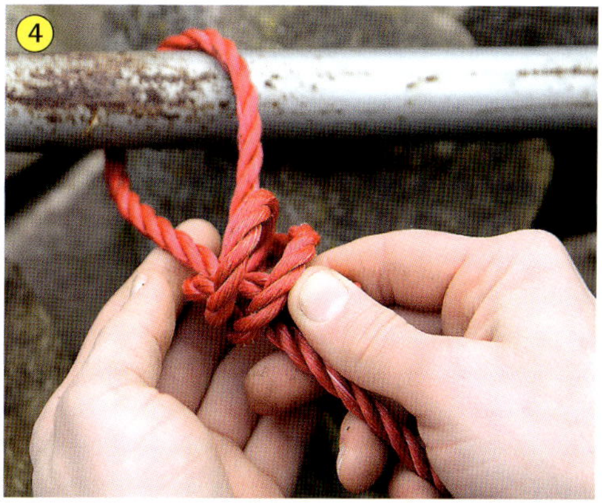

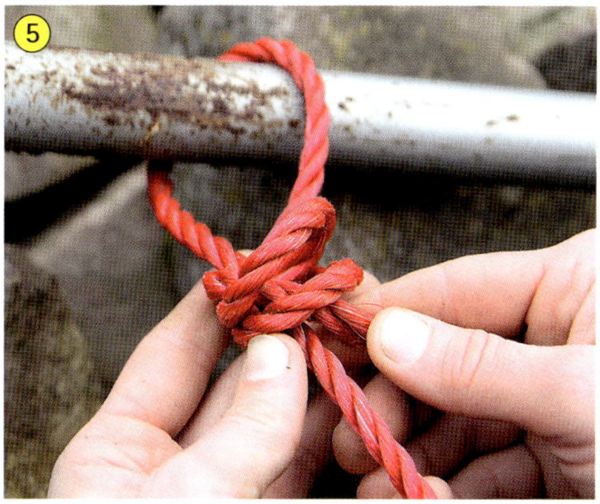

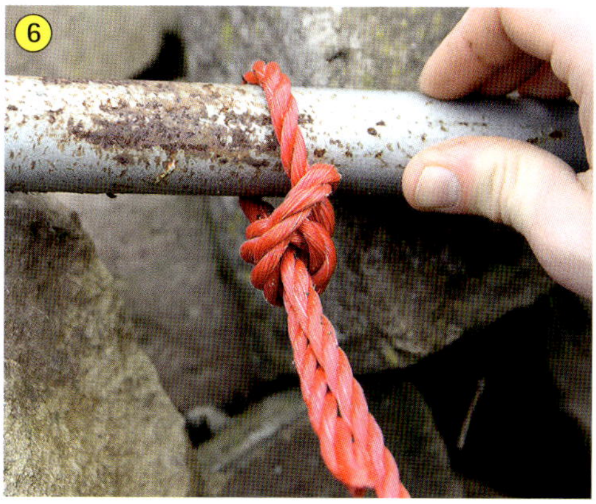

Stopperstek

Mithilfe eines Stopperstеks verbindest du zwei Leinen miteinander. Die Verbindung kann schnell wieder gelöst werden und bleibt unter Zug stabil. So ist es zum Beispiel möglich, eine dünnere Leine (im Bild rot) über eine bestimmte Strecke zu verbringen und eine dickere Leine (im Bild weiß) hinterherzuziehen. So kannst du eine dünne Leine mit dem Armbrustpfeil über eine bestimmte Strecke schießen (Abgrund) und dann ein dickeres Seil hinterherziehen. Ebenso lässt sich ein Wurfanker mit leichtem, dünnem Seil besser hochwerfen, als wenn du gleich das dickere Seil anhängen würdest. Kommt der Wurfanker zurück, so kannst du einfach das dickere Seil mit dem dünnen Seil verbinden und dann das dickere Seil nachziehen. Mithilfe des Stopperstеks lassen sich auch prima die Schnüre deines Zelt oder Tarps spannen und dennoch leicht verstellen.

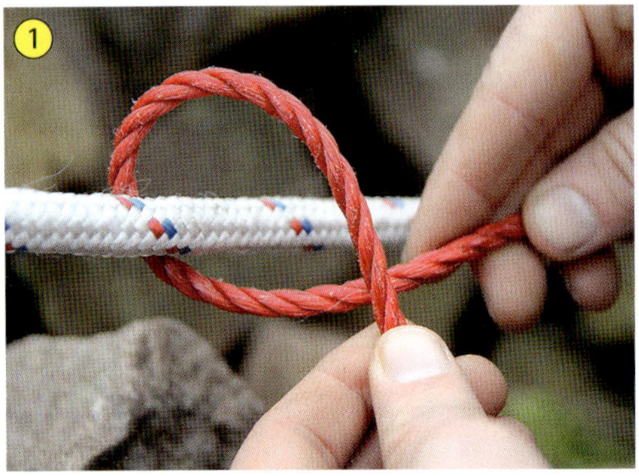

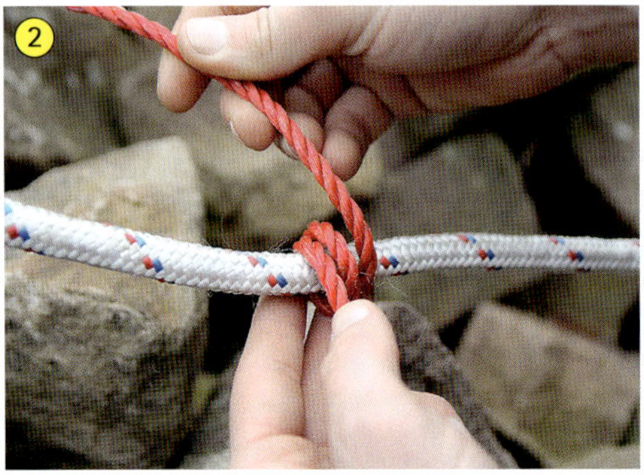

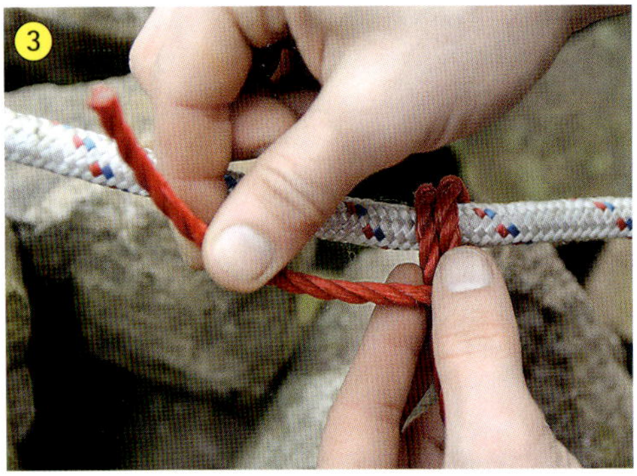

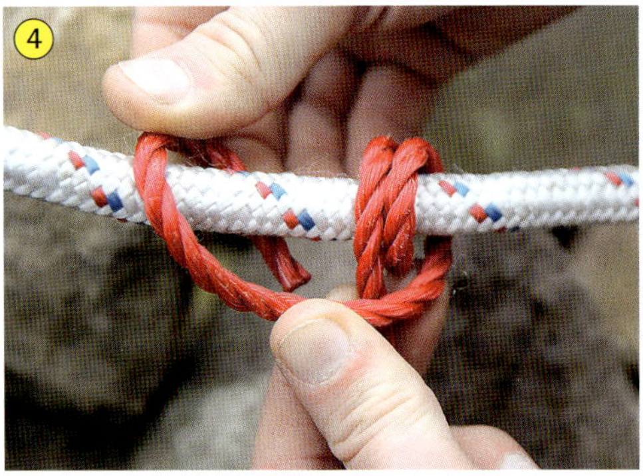

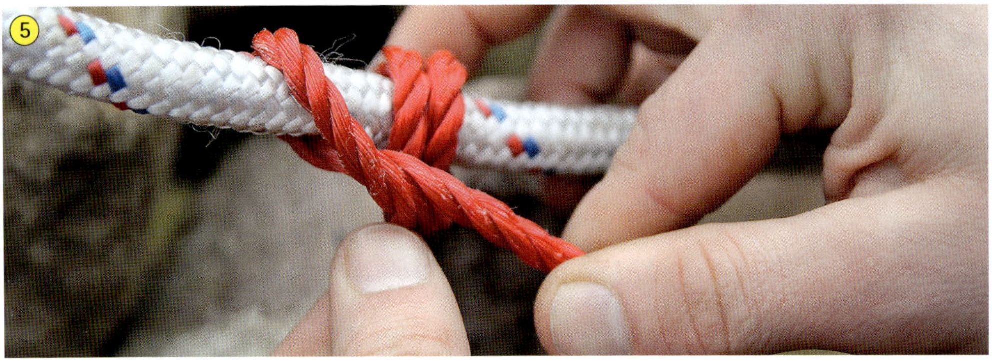

Webeleinstek oder Mastwurf

Wie du sehen kannst, besitzt der Webeleinstek, auch Mastwurf genannt, einen Törn weniger als der Stopperstek. Der Mastwurf wird verwendet, wenn du eine Leine schnell mal festmachen und diese anschließend leicht wieder lösen können willst. Binde deinen Pferdezügel kurz an einen Balken, binde deine Hundeleine kurz vor dem Geschäft an, binde deinen Vorratssack an einen Ast hoch: Es gibt sehr viele Gelegenheiten für diesen Knoten. Das Geniale am Mastwurf ist, dass er auf Zug wirklich sicher hält, sich danach aber ganz leicht wieder lösen lässt.

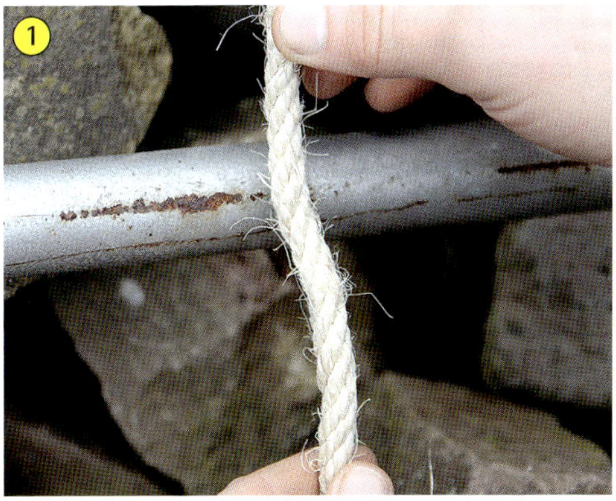

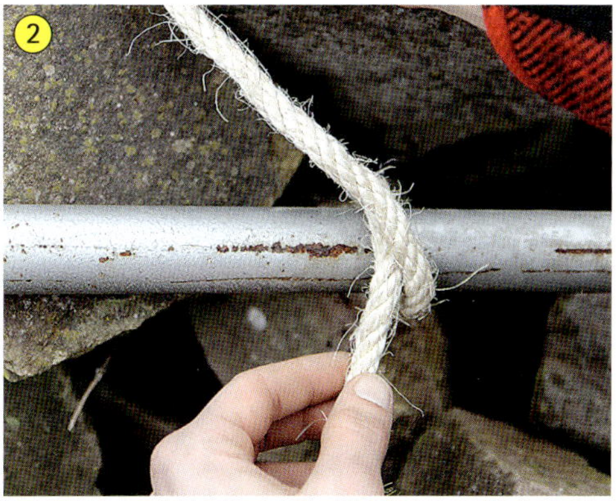

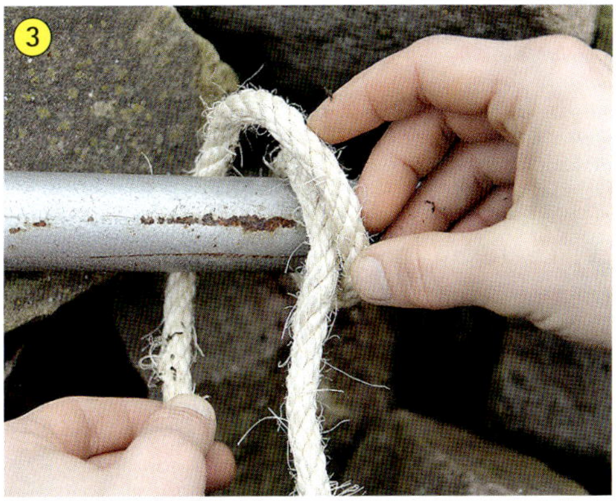

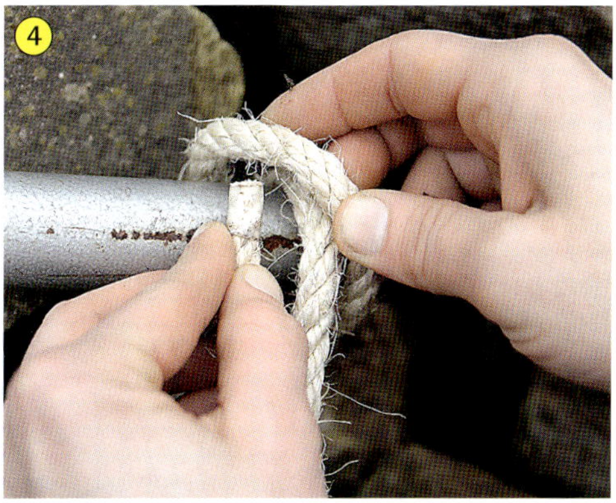

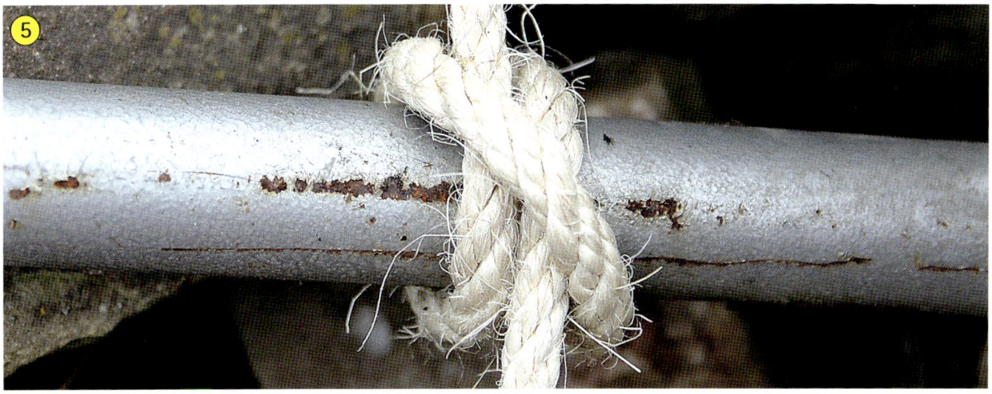

13.13 Hygiene

> Halte deinen Körper ausgeruht, ernährt, unversehrt, trocken, warm und sauber.

Lass die Körperhygiene in Krisenzeiten auf keinen Fall »schleifen« oder ganz sein. Daraus entstehende Probleme oder Krankheiten sind möglicherweise nur sehr schwer wieder in den Griff zu bekommen. Lässt du z. B. das Zähneputzen sein oder reduzierst du es auf ein nicht vertretbares Mindestmaß, so können Bakterien im Mund recht schnell zu Karies und damit zu fürchterlichen Zahnschmerzen führen. Zahnschmerzen können dich für alle anstehenden Tätigkeiten ausschalten. Auch Entzündungen im Mundraum (Aphten) sind so möglich. Fehlende Hygiene kann unter anderem auch zu Fußpilz führen. Fußpilz kann so weit gehen, dass die Haut an den Füßen offene Stellen bis zum Fleisch zeigt. Ein längerer Marsch mit quälendem Fußpilz ist etwas, was du mit Sicherheit gerne vermeiden willst. Ein bestehender Fußpilz kann sich jederzeit auch auf Nägel ausweiten oder zu bakteriell bedingter Wundrose führen. Besonders häufig sind die Beine und das Gesicht betroffen. Innerhalb kurzer Zeit (Stunden oder wenige Tage) entwickeln sich auf der betroffenen Haut zungenförmige, scharf begrenzte Rötungen. Zusätzlich entsteht eine Schwellung mit Spannungsgefühl und Schmerzen. Oft kommt dann Fieber hinzu. Solcherart Situationen kannst du durch korrekte Hygiene leicht vermeiden.

Heere von Angreifern stehen deinem Körper und dessen Unversehrtheit gegenüber. Heere, die aus Viren, Bakterien, Mikroorganismen, Parasiten und größeren Lebewesen bestehen. Solange dein Körper über intakte Schutzmechanismen verfügt, können die Angreifer nicht erfolgreich sein. Lässt du deine Deckung allerdings sinken, so sind sie schneller über den letzten Wall hinweggeschwemmt, als du einen einzigen Atemzug machen kannst.

Deinen Körper ausgeruht, ernährt, unversehrt, trocken, warm und sauber zu halten, sollte also gerade in Krisenzeiten oberste Priorität haben. In der Krise ist Hygiene vielleicht beschwerlicher. Bei Wasserausfall ist Baden und/oder Duschen zu Hause ausgeschlossen. Dies schließt jedoch die Hygiene beileibe nicht aus. Anstatt zu duschen/baden kann der Körper auch mit einem nassen Lappen abgerieben werden. **Mindestens einmal am Tag sollte eine grundsätzliche Hygiene stattfinden.**

Umgebungswasser mache ich mit Wasserdesinfektionsmittel zum Zähneputzen nutzbar. Mache auf keinen Fall den Fehler, in Krisenzeiten normales Umgebungs- oder Hahnenwasser unbehandelt zum Zähneputzen zu verwenden. Auch das Wasser aus dem Hahn wird in Krisenzeiten vielleicht nicht mehr den Anforderungen für Trinkwasser genügen. So kann gerade dieses Wasser sehr belastet sein. Auf einer meiner vielen Reisen nach Asien beging ich den Fehler, mir mit Wasser aus dem Hahn die Zähne zu putzen. Die nächsten vier Tage verbrachte ich mit Flüssigkeitsabgabe aus allen Körperöffnungen und unter stärksten Drogen aus einer nahen Apotheke im Bett. Mir war die ganze Zeit so elend zumute, dass ein plötzliches Ableben für mich eher eine Erlösung gewesen wäre. Nach den vier Betttagen brauchte mein Körper weitere drei Wochen, um sich von diesem Großangriff der Viren, Bakterien, Parasiten und Mikroorganismen zu erholen. Erst lange Zeit danach war wieder alles »beim Alten«. Solch einen Angriff habe ich also sogar in der ganz normalen V-V-Z nur sehr schwer weggesteckt. Ohne Medikamente – und in Asien gibt's richtig starke Medikamente – hätte ich diesen Angriff vielleicht gar nicht überlebt.

13.14 Trinkwasser

Trinkwasser ist nach der Personensicherung der wichtigste Punkt. Denk an die Dreierregel:

- drei Minuten ohne Luft
- drei Stunden in extremen Wetterbedingungen
- drei Tage ohne Wasser
- drei Wochen ohne Nahrung
- drei Monate ohne soziale Kontakte.

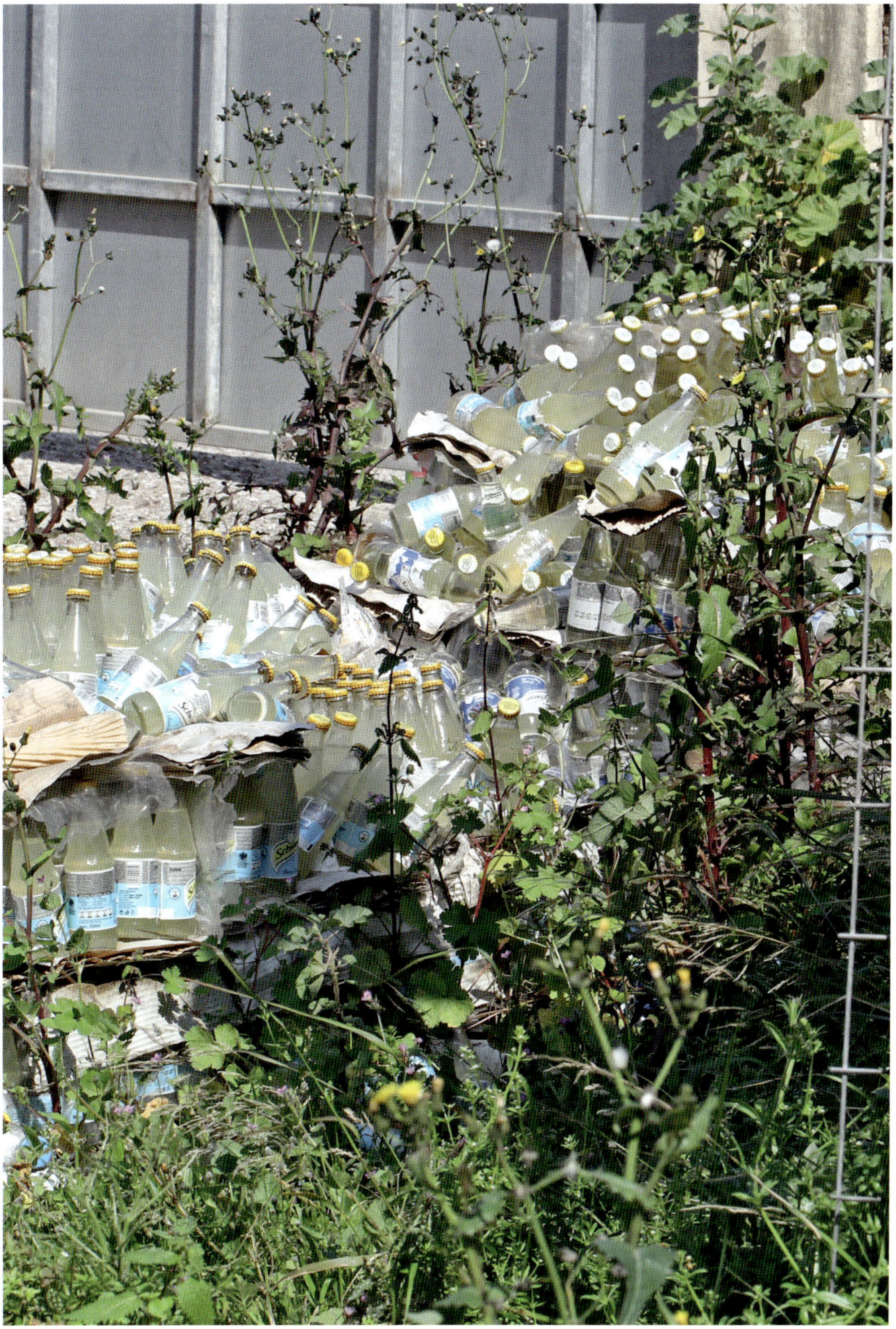

Trinkwasser ist aber nicht immer in erreichbarer Nähe. Auch wenn du in noch so großer Not bist – trinke auf keinen Fall unbehandeltes Oberflächenwasser. Damit ist Wasser aus Seen, Flüssen und Bächen ebenso gemeint wie das Wasser aus dem Hahn. Um Wasser trinkbar zu machen, beachte die Informationen aus dem Absatz 13.14 »Wasserreinigung«.

Ein guter Plan, um Trinkwasser zu gewinnen, sieht bei mir also so aus:

1. Grobfilterung durch ein Tuch oder Filterpapier
2. Feinfilterung durch Wasserfilter (evtl. mit Kohleeinsatz)
3. 10 Minuten abkochen oder
4. Desinfektion mit einem geeigneten Präparat entsprechend der Vorgabe des Herstellers.

Wasserreinigung

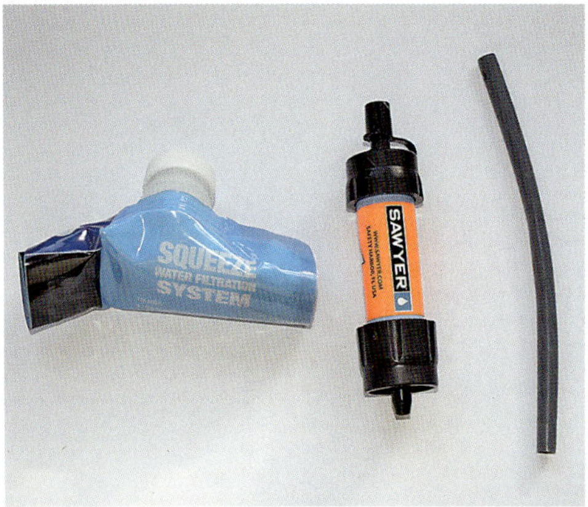

Belastetes Wasser (Oberflächenwasser) darf in keinem Fall getrunken werden, zum Waschen reicht es in den meisten Fällen (nicht zum Zähneputzen). Mit vielen Dingen, die sich in der Regel im Wasser befinden, kommen wir schon in der normalen V-V-Z nicht klar, in einem Notfall kann dies tödlich enden. Durch mindestens 10-minütiges Abkochen bekommst du zwar Würmer und viele gefährliche Bakterien, Viren und Mikroorganismen aus dem Wasser, nicht jedoch Schwermetalle und Chemikalien. Um Chemikalien und Giftstoffe zu entfernen ist ein geeigneter Wasserfilter unbedingt erforderlich.

Ein Wasserfilter kostet zwar ein wenig Geld, aber ohne Wasser kein Leben. Der Wasserfilter sollte so dimensioniert sein, dass er auch in den Bereitschaftsgürtel passt. Der Filter sollte nicht mehr als 0,3 bis 0,2 Mikrometer durchlassen. Der Filter im Bild lässt bis maximal 0,1 Mikrometer durch und filtert dadurch auch die meisten Erreger mit aus, filtert jedoch keine Schwermetalle und Chemikalien. Manche Filter besitzen zusätzlich noch eine Kohlenpatrone – dadurch ist es möglich, auch bestimmte Chemikalien auszufiltern. Ist das Wasser mit sichtbaren Schwebeteilen versetzt, so verwende zuerst einen Grobfilter, um deinen Wasserfilter zu entlasten und zu schonen. So ein Grobfilter kann bestehen aus:

- feinem Tuch
- Kaffee- oder Teefilter
- einem mit Sand gefüllten Rohr (Flasche).

13.15 Körperliche Unversehrtheit: ausgeruht, ernährt, trocken, warm und sauber

Wenn uns körperliche Beeinträchtigungen in der V-V-Z stören, so sind sie in Krisenzeiten unbedingt zu vermeiden. Sei also auch in dieser Richtung immer und jederzeit auf eine Krise vorbereitet. Hast du körperliche Probleme wie zum Beispiel Fehlsichtigkeit, einen Abszess, einen Meniskusabriss oder -teilabriss oder Zahnschmerzen, so trage Sorge, dass dieser Umstand schnellstmöglich beseitigt wird. Bekommst du in Krisenzeiten Probleme wegen eines kariösen Zahns, so wirst du Probleme haben, einen Zahnarzt zu finden, einen bezahlbaren Zahnarzt. Zahnschmerzen können dir nicht nur den Tag oder eine ganze Woche versauen.

Solltest du während einer Outdoorzeit in eine unangenehme Situation kommen (Hitze, Kälte, Nässe), so ändere diese umgehend, sofern es dir möglich ist. Akzeptiere nicht, dass die nächtliche Kälte dein Immunsystem überstrapaziert. Sorge umgehend für mehr Kälteschutz und warte nicht bis zum Morgen. Läuft Wasser in deinen Schlafsack, so stelle die Wasserzufuhr sofort ab. Am Morgen kann es zu spät und du krank sein.

13.16 Gesundheit

Gesundheit ist schon in der V-V-Z ein wichtiger Aspekt. Stört etwas (Schnupfen, Heiserkeit, Unwohlsein etc.), geht man zum Arzt und lässt sich Medikamente verschreiben oder besorgt sich diese rezeptfrei aus der Apotheke. Nach dem Motto: »Irgendetwas passt nicht, also wird Medizin eingeworfen. Die wird's schon wieder richten.« Wir müssen schließlich »funktionieren«. Medikamente scheinen die ideale Lösung für allerlei Probleme zu sein. Solch eine Denkweise ist in Krisenzeiten alles andere als hilfreich. Ein gesunder Körper (siehe auch Abschnitt 13.15 »Körperliche Unversehrtheit«) kann Angriffe abwehren, ohne von ihnen beeinflusst zu werden. Selbst mit eingedrungenen Angreifern kann unser Immunsysteme (mit gewissen Ausnahmen) selbst fertigwerden. Der Griff zu Chemikalien und Schwermetallen ist nicht immer erforderlich. Eine Krankheit entsteht nicht einfach so! Wirst du krank, so hast du vorher schon einiges falsch gemacht. Eine kleine Ausnahme bezieht sich auf Parasitenbefall, wenn du dich der Nahrungsmittel in der freien Natur bedienst. Mebendazol ist eine Wurmkur und ist in der Lage uns in kürzester Zeit von unerwünschten Parasiten zu befreien.

13.17 Erweiterte Erste-Hilfe-Fertigkeiten

Dieser Abschnitt soll dir vermitteln, wie wenig du eigentlich alleine und auf dich gestellt bewerkstelligen kannst, wenn du in der Wildnis einen Unfall hast. Es nutzt dir wenig, wenn du z. B. in einem Survivalbuch lesen kannst, wie eine Operation am Rücken durchgeführt wird. Eine solche wirst du alleine in keinem Fall hinbekommen. Ebensowenig nutzen dir Informationen darüber, wie man ein durch Wundbrand entzündetes Bein abtrennt, denn du wirst solch eine Operation in keinem Fall an dir selbst durchführen können.

Die beste und wichtigste Erste-Hilfe-Fertigkeit ist, dass du dich erst gar nicht verletzt.

Eine Verletzung in der Wildnis kann deine letzte Verletzung gewesen sein. Dennoch bist du nicht gänzlich hilflos, sofern du in Erster Hilfe und erweiterter Erster Hilfe trainiert bist.

In der V-V-Z brauchst du dir über extreme medizinische Fertigkeiten keinerlei Gedanken machen. Besteht ein Problem, so rufst du 112, und nach wenigen Minuten stehen Krankenwagen und Notarzt vor der Türe. Sanitäter und Notarzt kümmern sich um dich oder verfrachten dich sofort in das nächste Krankenhaus zur weiteren Versorgung. In leichten Krisenzeiten mag dies auch noch gelten, solange du zu Hause bleiben kannst. Je kritischer die Zeiten werden, umso mehr medizinische Kenntnisse und Fertigkeiten solltest du dir angeeignet haben. Kenntnisse und Fertigkeiten, die deutlich über den Rahmen eines normalen Erste-Hilfe-Kurses hinausgehen. **Es ist nicht sehr schwer, man muss sich nur trauen!**

Abbindung

Ein erwachsener menschlicher Körper hat etwa 8 Liter Blut. Diese Menge an Blut wird vom Herzen etwa jede Minute einmal durch den ganzen Körper und zurück gepumpt. Je nachdem, wie dick oder dünn ein Blutgefäß ist, fließt mehr Blut in kurzer Zeit durch. Ist ein Blutgefäß verletzt, so läuft das Blut heraus. Ist ein großes Blutgefäß verletzt, so läuft entsprechend mehr Blut in derselben Zeit heraus. Wird dies längere Zeit nicht gestoppt, wird der Betroffene vom Leben zum Tod befördert. Kann der Körper nicht selbst einen Wundverschluss herstellen (Schorf), so musst du diese Aufgabe übernehmen, denn ein Blutverlust von deutlich mehr als einem halben Liter führt meist zum Tod des Verletzten. Das Blut in den Blutbahnen zu halten ist also in diesem Moment die oberste Aufgabe. Dies kann als schnelle Lösung auf zwei Wegen geschehen:

1. durch Druck auf die Wunde
2. durch Abdrücken der verletzten Blutbahn.

Innerhalb unserer Adern befindet sich ein gewisser Druck, der durch unser Herz immer wieder von Neuem aufgebaut wird. In den Arterien befindet sich ein höherer, in den Venen ein niedrigerer Druck. Daher kann eine entsprechende Verletzung unter anderem auch an der Stärke, mit der das Blut aus dem Körper tritt, als arterielle oder venöse erkannt werden. In manchen Fällen ist der Druck, mit dem das Blut durch eine Wunde nach außen gedrückt wird, für den Körper zu groß, um einen eigenen Wundverschluss (Schorf) bilden zu können. Durch eine der beiden genannten Möglichkeiten – oder beide in Kombination – kannst du erreichen, dass der Druck von innen so lange reduziert oder ihm entsprechend entgegengetreten wird, bis der Körper seinen Wundverschluss aufbauen kann. Eine Abbindung mittels der Staubinde (Tourniquet) oder des Silikonschlauchs, der sich auch schon in der Minimedizinbox befindet, darf nicht dauerhaft angelegt werden. Die Abbindung wird alle paar Minuten für einige Sekunden gelöst, damit das Körperglied wieder mit frischem Blut versorgt werden kann. Beide Möglichkeiten werden in meinen Erste-Hilfe-Kursen trainiert, und zwar von jedem einzelnen Teilnehmer persönlich. Ist eine Hauptschlagader verletzt, so kann der Tod durch Verbluten innerhalb von 30 Sekunden eintreten. In diesem Fall müssen andere Maßnahmen ergriffen werden, denn die Abbindung darfst du hier nicht für mehrere Sekunden einfach öffnen. Eventuell ist es erforderlich, dass du in die Wunde hineingreifst und die Arterie mit den Fingern zudrückst. Ist Hilfe nicht in Aussicht, so musst du die Arterie zunähen. Erkundige dich nach einem guten Erste-Hilfe-Kurs in deiner Nähe. Auch im besten Erste-Hilfe-Kurs wirst du allerdings das Vernähen von Wunden oder Arterien nicht lernen. Dafür musst du dir spezielle Kurse suchen.

Bruch oder verstaucht?

Du solltest dir darüber im Klaren sein, dass du einen Bruch in der Wildnis nicht selbst behandeln kannst. Aus diesem Grund solltest du Situationen wie die folgenden unbedingt meiden:

- Sprung in einen Graben
- an einer Steilwand ungesichert abseilen
- schnelles Laufen über rutschige Steine
- offensichtlich sinnlose Aktionen oder Risiken.

Weit weniger dramatisch, wenn auch nicht unbedingt schmerzfreier ist da ein übertretener Fuß. Über eine Kante oder von einem rutschigen Stein abgerutscht, schon können die Bänder im Fußgelenk überdehnt sein. In diesem Fall ist es wichtig, das entsprechende Gelenk sofort zu entlasten und zu kühlen. Bedenke aber: Ziehst du den Schuh aus, um das Gelenk zu kühlen, so wirst du später den Schuh vermutlich nicht mehr anbekommen. Stabilisiere also für den Weg in dein Lager oder zur Notfallstation den Fuß, so dass das Gelenk eine Stütze erfährt. Baue dir rasch aus zwei Ästen und deren Astgabeln Gehstützen und bringe den notwendigen Weg zeitnah hinter dich. An einem Ort mit entsprechender Logistik (Biwakplatz oder Notfallstation) kann das Gelenk ausgiebig gepflegt und gekühlt werden. Um solche oder ähnliche Situationen zu vermeiden, solltest du Schuhe tragen, die über die Knöchel reichen und den Knöchel gut mit einbinden (siehe Abschnitt 13.6 »Schuhe«). Dadurch werden die Fußgelenke gut gestützt und stabilisiert.

14 REDUNDANZ

Redundanz ist ein Wort, das dich von nun an überall begleiten wird. Redundanz bedeutet, auf die Ausrüstung bezogen, »überflüssig« – du kannst auch »zusätzlich«, »doppelt«, »dreifach« oder »Sicherheit« dazu sagen. Ich bin seit Jahren Höhlentaucher. Dort ist das Wort Redundanz eine Grundlage, ohne die kein einziger Tauchgang stattfindet. Alle erforderlichen Systeme haben beim Höhlentauchen nicht nur eine einfache, sondern eine zweifache Redundanz. Das bedeutet, dass zum Beispiel für eine erforderliche Lampe zwei weitere mitgenommen werden, die nicht zum Einsatz kommen. Die Hauptlampe muss so ausgelegt sein, dass sie mindestens den ganzen Tauchgang lang hält. Es gab Taucher, die mit nur zwei Lampen in eine Höhle hineingetaucht sind. Sie tauchten mit der einen Lampe so weit rein, bis diese ausging. Nun holten sie die zweite Lampe heraus und tauchten mit dieser zurück. Einige dieser Höhlentaucher haben den Ausgang nie erreicht, weil die zweite Lampe aufgrund der geringeren Leistung/Ladung nicht die Leuchtdauer der ersten Lampe erreichen konnte. Vergleichbares gilt beim Atemgasvorrat des Tauchers: Ein Höhlentaucher verbraucht maximal ein Drittel seines ihm insgesamt zur Verfügung stehenden Atemgasvorrats. Das zweite Drittel veratmet er auf dem Rückweg, das dritte Drittel hat er für außerordentliche Notfälle reserviert und schleppt es einfach nur so mit. Diese Art von Redundanz solltest du dir für deine wichtigsten Ausrüstungsgegenstände aneignen.

Nach den Regeln der Redundanz lautet das Motto:
»**Ein** Ding ist **kein** Ding!«
Umgesetzt also:

- »**Eine** Lampe ist **keine** Lampe!«
- »**Ein** Messer ist **kein** Messer!«
- etc.

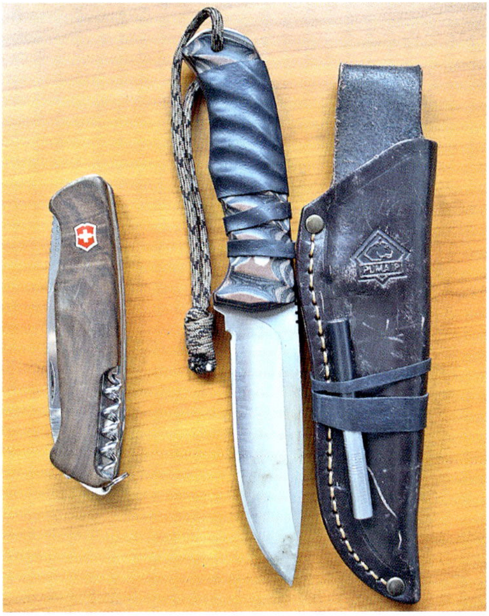

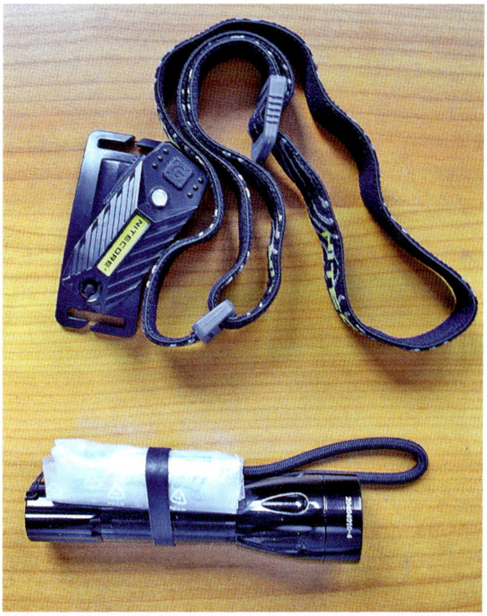

15 MEDIZINBOXEN

Die drei Stufen der Medizinboxen (siehe Checklisten S. 160 f.) bauen aufeinander auf. Erachtest du es zum Beispiel nicht für notwendig, die 3. Stufe »Erweiterte Medizinbox« zu etablieren, so lässt du die Informationen aus diesem Abschnitt einfach beiseite. Grundlegend solltest du dir aber in jedem Fall die 1. Stufe »Mini-Medizinbox (Körperkit)« erstellen. Die Mini-Medizinbox stellt die Mindestgrundlage dar, die du ständig zur Verfügung haben solltest. Die Medizinbox ist eine auf der Mini-Medizinbox aufgebaute Erweiterung und wird zu Hause deponiert oder im Rucksack mitgenommen. Möchtest du also im Fall eines Unfalls über die verbesserte Sicherheitsausrüstung verfügen, so musst du lediglich alle Teile der Medizinbox zusammenstellen. Die erweiterte Medizinbox (OP-Kit) dient kleinen Operationen, Infusionen etc. Diese benötigst du in jedem Fall, wenn medizinische Hilfe in kurzer Zeit nicht organisierbar ist. Mit etwas Fantasie und absolut sauberer Arbeitstechnik kannst du zwar solche kleinen Operationen wie das Vernähen einer Wunde etc. auch selbst durchführen, aber erweiterte Erste-Hilfe-Kenntnisse und -Fertigkeiten sind von großer Bedeutung.

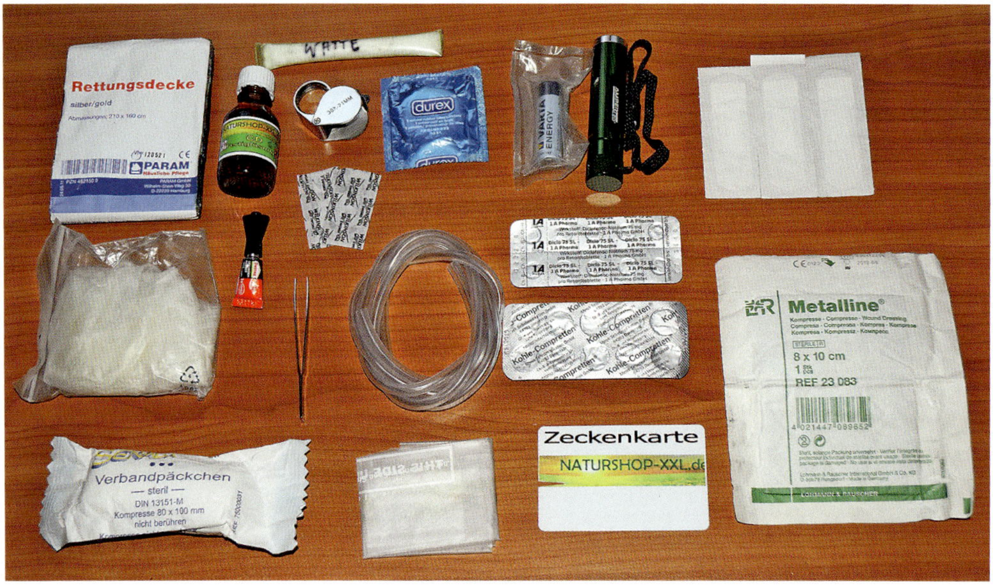

16 DESINFEKTION

In unserer jetzigen V-V-Z gibt es keinerlei Probleme, Lösungen und Mittel zur Desinfektion im Geschäft um die Ecke zu besorgen. Wir waschen, baden und duschen uns täglich, was auch eine Desinfektionswirkung hat. Täglich waschen wir uns mehrfach die Hände. Wir haben also Desinfektion, wohin wir schauen. Desinfektion, weil wir immer auf der Hut vor Bakterien sein müssen, die versuchen, in unseren Körper einzudringen und ihre Arbeit zu machen (sich zu vermehren und andere Zellen aufzulösen/zu zerstören).

Ändern sich unsere Umgebungsbedingungen, so ändern sich auch unsere Desinfektionsbedingungen. Sie werden sich eher verschlechtern. Kennen wir in der V-V-Z separate Desinfektionsmittel für Türklinken, Toilettensitze, Geschirr, den Körper, die Hände, die Kaffeemaschine, die Füße, die Haare, den Boden, eine Schürfwunde, Trinkwasser, Operationsbesteck, die Raumluft, Bettwäsche, tiefe Wunden, die Augen, die Ohren, den Mund, die Nase und für was weiß ich noch alles, so werden diese in anderen Situationen nicht in der aufgeführten Anzahl vorhanden/erreichbar sein. Vielleicht wirst du gar nicht an Desinfektionsmittel herankommen. Ohne Desinfektionsmittel bist du den Bakterien hilflos ausgeliefert. Und glaube mir: sie werden gewinnen.

Manche Desinfektionsmittel sind so aggressiv, dass sie auch die menschlichen Körperzellen nicht verschonen, andere wiederum (z.B. Wasserstoffperoxid) verfallen nach nicht allzu langer Zeit und werden unwirksam/unbrauchbar, wieder andere können zu Brand und/oder Explosion führen (Kaliumpermanganat). Ein Desinfektionsmittel sollte lange haltbar und für viele verschiedene Zwecke einsetzbar sein. Es sollte hochwirksam sein, aber die menschlichen Zellen nicht verändern oder zerstören. Da es auch reisetauglich sein sollte, muss es auf kleinstem Platz lagerbar sein und dies ohne spezielle Vorkehrungen wie Kühlung etc. Entsprechende Mittel zur Wasserentkeimung und/oder Wunddesinfektion findest Du im Ausrüstungshandel oder in der Apotheke.

17 SICHERHEITSRUCKSACK

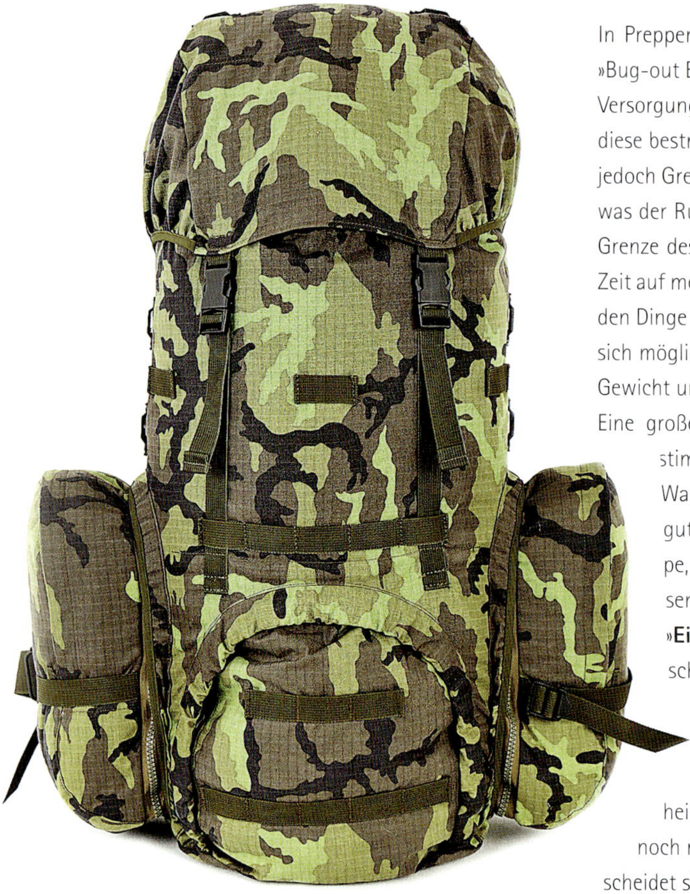

Die Bezeichnung Sicherheitsrucksack hört sich etwas martialisch an. Dennoch trifft diese Bezeichnung zu. Vielleicht könnte man ihn auch noch Überlebensrucksack nennen, denn er soll uns ermöglichen, zu überleben, ohne von Personen, Versorgungseinrichtungen, Unterkünften oder Institutionen abhängig zu sein. Hier haben wir auch schon den Knackpunkt: ohne von irgendwas oder irgendwem abhängig sein zu müssen. Genau vor diesem Hintergrund muss ich alle meine Überlegungen in Sachen Sicherheitsrucksack betrachten.

In Prepperkreisen wird der Sicherheitsrucksack auch »Bug-out Bag« (BoB) genannt. Da es hier um die letzte Versorgungsmöglichkeit vor meinem Tod geht, sollte diese bestmöglich bestückt sein. Der Bestückung sind jedoch Grenzen gesetzt: zum einen die Grenze dessen, was der Rucksack aufnehmen kann, zum anderen die Grenze dessen, was ich in der Lage bin, über längere Zeit auf meinem Rücken zu tragen. Die mitzunehmenden Dinge sollten also gut bedacht werden, sie sollten sich möglichst gegenseitig ersetzen können und vom Gewicht und Packmaß sehr zurückhaltend sein.
Eine große MAG-Lite-Lampe mitzunehmen, ist bestimmt in Sachen Lichtausbeute, Leuchtdauer, Wasserdichtigkeit und Schlagfestigkeit eine gute Wahl. Damit hat man aber nur eine Lampe, und die ist sauschwer und obendrein riesengroß. Eine wichtige Planungsregel besagt: »**Eine** Lampe ist **keine** Lampe!« (siehe Abschnitt 14 »Redundanz«) – es sollten in jedem Fall mindestens drei Leuchtmittel sein. Mit drei großen MAG-Lites wäre aber nicht mehr allzuviel Platz im Sicherheitsrucksack für die vielen Dinge, die sonst noch reingehören. Ein Sicherheitsrucksack unterscheidet sich deutlich vom leichten Wanderrucksack.
Der Sicherheitsrucksack sollte eine Farbe haben, die es erlaubt, diesen schnell irgendwo zu verstecken. Tarnfarbe oder eine gedeckte Farbe wäre eine gute Lösung. Für andere Zwecke mag es sinnvoll sein, wenn der Rucksack eine weithin gut sichtbare grelle Leuchtfarbe und/oder Reflektoren aufweist, für unsere Zwecke ist dies jedoch keinesfalls so. Reflektorstreifen sollten also unbedingt vom Rucksack entfernt werden. Hast du nur einen Rucksack in einer grellen Farbe, so bemale ihn entsprechend.
Weiterhin sollte er groß genug sein – es muss eine Menge an Ausrüstung hinein. Kräftige Männer kön-

nen sich an einem Füllvolumen von 120 l und 30 kg orientieren, Frauen eher an einem Füllvolumen von bis zu 80 l und 20 kg. Berücksichtige hierbei, dass alleine der mitzurechnende Bereitschaftsgürtel ca. 4,5 kg wiegt. In der Regel kannst du davon ausgehen, dass das Rucksackgewicht ein Drittel des Körpergewichts nicht überschreiten sollte. Der Rucksack sollte in mehrere Fächer unterteilt sein; alle Verschlüsse sowie der ganze Rucksack sollten wassergeschützt sein. Das Tragesystem sollte auf lange Märsche ausgelegt und sehr bequem sein. Er sollte sich sowohl automatisch als auch manuell an seinen Träger anpassen. Die Möglichkeit des schnellen Aus- und Anziehens ist eine wichtige Voraussetzung. Eine billige Lösung für den Sicherheitsrucksack kommt also in keinem Fall infrage, wenn du mit ihm weite Strecken marschieren willst/musst. Das Beste ist in diesem Fall gerade gut genug.

Für die richtige Auswahl ist es von Vorteil, wenn du alles, was du in den Rucksack packen willst, mit ins Geschäft nimmst. Nun kannst du in aller Ruhe den Rucksack deiner Wahl mit deiner Ausrüstung packen und sehen, ob dieser überhaupt für dich und dein Vorhaben geeignet ist.

In diesem Buch gibt es je eine Liste für den »Mini-Sicherheitsrucksack« und den »Voll-Sicherheitsrucksack« (S. 173–175). Der »Mini-Sicherheitsrucksack« sollte immer und jederzeit zur Verfügung stehen. Ein Griff, und alles muss klar sein. Je nach Wohnmöglichkeit wird es vielleicht ausschließlich möglich sein, einen »Mini-Sicherheitsrucksack« bereitzuhalten. Der »Mini-Sicherheitsrucksack« soll in jedem Fall das Überleben für bis zu fünf Tage sicherstellen können, auch wenn ansonsten kein Kontakt zur Zivilisation aufgenommen werden kann. Der »Mini-Sicherheitsrucksack« ist auch von einer schmächtigen Person leicht zu tragen und sollte idealerweise aus einem Rucksack bestehen, der sich mit wenigen Anpassungen zu einem »Voll-Sicherheitsrucksack« aufstocken lässt. Der Inhalt des »Mini-Sicherheitsrucksacks« muss also auch helfen, vor Kälte und Hitze zu schützen, und für die Wasserversorgung/-bearbeitung ausgerüstet sein. Ein Sicherheitsrucksack sollte im Idealfall immer in der Nähe des Wohnungsausgangs bereitstehen, zumindest sollte der Standort jeder im Haushalt wohnenden Person bekannt sein. Er sollte immer am selben Ort stehen: Es macht wenig Sinn, einen Sicherheitsrucksack erst einmal in sämtlichen Schrankfächern, dem Keller, auf dem Dachboden oder in der Garage suchen oder im Notfall sogar erst bestücken zu müssen. Ist der »Mini-Sicherheitsrucksack« zusammengestellt, so sollte er nicht mehr angerührt werden, außer für die jährliche Kontrolle. Möchte man den Sicherheitsrucksack oder einige Dinge daraus zum Training einsetzen, so ist dieser anschließend sofort wieder einsatzbereit an seinem festgelegten Platz zu deponieren. Je nach Situation kann es sinnvoll sein, mehr als einen Sicherheitsrucksack bereitzustellen. Vielleicht hast du unterschiedliche Aufenthaltsorte (Wohnung, Zweitwohnung, Wohnwagen, viel im Auto etc.). Sorge dafür, dass Kinder nicht an den Sicherheitsrucksack kommen; es befinden sich Dinge darin, die nicht in Kinderhände gelangen sollten (Messer, Feuer etc.). Es ist wichtig, dass alle betroffenen Personen über den Sicherheitsrucksack Bescheid wissen. Sie müssen den Aufbewahrungsort kennen wie auch Informationen über dessen Inhalt besitzen. Eine sich jährlich wiederholende Einsatzübung sollte Voraussetzung sein.

Es ist gedacht, dass der Besitzer mehr als drei Tage mit dem »Mini-Sicherheitsrucksack« und bis zu mehrere Wochen oder sogar Monate mit dem »Voll-Sicherheitsrucksack« in freier Natur überleben kann. Bei einer Durchschnittstemperatur in Deutschland im Jahresmittel von 8,4 °C kommt dem Kälteschutz besondere Aufmerksamkeit zu. Da in einem Sicherheitsrucksack auch eine bestimmte Menge Nahrung zu finden sein soll, kann das Gewicht leicht auf 50 kg steigen. 50 kg sind kein Pappenstiel. Möchte man mit solch einem Gewicht über längere Strecken laufen, so erfordert dies Training. Bereite dich also auf den schlimmsten Fall durch immer wiederkehrende Wanderungen mit schwerem Gepäck optimal vor und beginne nicht erst im Notfall mit dem Training. Ein Tragesystem für diesen Zweck muss im Training optimal an seinen Träger angepasst werden. Nur dann kann es nicht passieren, dass du nach einigen Kilometern schon schlappmachst. Die Kosten für einen »Mini-Sicherheitsrucksack« liegen bei etwa 800 Euro; die für einen »Voll-Sicherheitsrucksack« können leicht zwischen 1.500 und 1.800 Euro liegen.

Das ist natürlich viel Geld, aber was kostet kein Geld? Wie viel wird für Computer, Laptop, Spielekonsolen, Handys etc. ausgegeben? Diese Dinge sind aber alle nicht geeignet, dein Leben zu erhalten. Ein richtig guter »Voll-Sicherheitsrucksack« macht gerade mal den Preis eines normalen Urlaubs aus. Es ist tatsächlich eine Überlegung wert, ob du nicht lieber einmal einen Urlaub ausfallen lassen solltest, um besser auf extreme Notfälle vorbereitet zu sein.

Da dieses Thema so wichtig ist, solltest du dir für die Auswahl des richtigen Rucksacks die entsprechende Zeit nehmen. Einfach einen Rucksack im Internet zu bestellen, kann schwerwiegende Probleme nach sich ziehen. Vielleicht bekommst du im Geschäft sogar die Gelegenheit, den einen oder anderen Rucksack auszuprobieren. Dazu brauchst du nicht unbedingt alle Dinge aus der Empfehlungsliste einzupacken. Alleine schon der Tragekomfort ist elementar wichtig. Du kannst auch einfach nur Gewichte in den Rucksack tun und damit einige Kilometer zu Fuß hinter dich bringen. Natürlich sollte der Rucksack auch so viel Raum bieten, dass du alle Ausrüstungsgegenstände sicher unterbringen und transportieren kannst. Als Richtschnur kann für einen Mini-Sicherheitsrucksack ein Füllvolumen von etwa 50 – 70 Litern, für einen »Voll-Sicherheitsrucksack« von 110 – 130 Litern gelten. Bei der Auswahl des Rucksackgewebes kannst du dich auf Cordura konzentrieren. Leichtgeweberucksäcke sind zwar von der Idee her nicht schlecht, da du aber vielleicht fernab der Wege deinen Rucksack über Gebühr belasten musst, sollte dieser sehr strapazierfähig sein. Lass dich nicht von Bezeichnungen wie »Militär« etc. blenden. Diese gaukeln oft genug eine nicht vorhandene Haltbarkeit vor. Eine gute Sache ist es, wenn die Reißverschlüsse regendicht und geschützt angebracht sind. Der Rucksack beinhaltet im Idealfall eine separate Regenschutzplane, die schnell und leicht aktiviert werden kann. Sollte sie nicht schon Bestandteil des Rucksacks sein, so lege dir eine solche Plane in jedem Fall zu. Sie schützt den Rucksack und seinen Inhalt optimal vor Nässe, und du kannst den Rucksack auch bei schmuddeligem Boden ablegen ohne ihn gleich zu »versauen«. Achte bei der Auswahl auf ein gutes, gefüttertes Tragesystem mit Brustgurt. Ein außenliegender Tragerahmen hat den Vorteil, dass du den Rucksack abmontieren und mittels des Tragerahmens etwas anderes transportieren kannst. Zwischen Hüft-/Schultergurten und Körper sollte ausreichend Belüftungsabstand bestehen. Das verhindert zu starkes Schwitzen in diesen Bereichen. Das Tragesystem sollte manuell sowie auch automatisch einstellbar sein. Dem Tragegestell kommt eine sehr wichtige Aufgabe zu. Es verteilt die Last optimal auf deinem Rücken. Stimmt das Tragesystem nicht, so stimmt der ganze Rucksack nicht.

Außer dass der Rucksack verschiedene Außentaschen haben sollte, ist die Lade-/Entladeöffnung des Hauptfachs ein wichtiger Punkt. Es gibt Rucksäcke, die von oben (Top), von der Rückenseite (Back) oder von der hinteren Seite (Front) her be- oder entladen werden können. Bei einem ausschließlichen Back-Zugang ist der Reißverschluss zwar bestens geschützt, der Rucksack muss aber immer komplett abgenommen werden, wenn du oder eine andere Person etwas aus dem Hauptfach entnehmen will. Idealerweise besitzt ein Rucksack Top- und Frontverschluss. Zum Beladen ist der Top-Zugang ideal, zur Entnahme evtl. der Front-Zugang. Es ist wichtig, beim Rucksack verschiedene Außentaschen zu haben. So kann zum Beispiel eine Tasche für Dinge verwendet werden, die während des Marsches immer wieder gebraucht werden. Ein zusätzlicher Reißverschluss birgt zwar die Gefahr von Anfälligkeit, eine abnehmbare Außentasche bringt jedoch den Vorteil, dass man hierdurch ein separates kleines Marschgepäck realisieren kann. Kannst du den Bauchgurt des Rucksacks abnehmen oder nach hinten binden, so kannst du deinen Bereitschaftsgürtel zusätzlich zum Rucksack tragen. Muss der Rucksack schnell abgelegt/deponiert werden, so kann der Träger auch nach Verlust des Rucksacks mit dem Bereitschaftsgürtel sofort weiter agieren und bleibt handlungsfähig. Sollten dich andere Personen nötigen, deinen Rucksack herzugeben, so bist du mit dem Bereitschaftsgürtel um den Bauch wenigstens nicht ohne jegliche (Not-)Ausrüstung.

Ein Sicherheitsrucksack, egal ob in einer kleinen oder großen Version, sollte dir einige Dinge ermöglichen. Er sollte Ausrüstung beinhalten, die es dir erlaubt:

- Feuer zu machen
- zu trinken
- zu essen
- eine Unterkunft zu bauen
- Witterungsschutz aufzubauen
- Licht zu machen
- zu schlafen
- Erste Hilfe zu leisten
- deine Qualifikationen nachzuweisen
- deine Besitztümer nachzuweisen
- Sicherheit herzustellen
- Nahrung zuzubereiten (Kochen)
- die Hygiene einzuhalten
- die Orientierung zu behalten
- Reparaturen durchzuführen
- mit anderen Leuten Dinge zu tauschen
- dich zu verteidigen
- Fallen zu bauen
- Nahrung zu beschaffen.

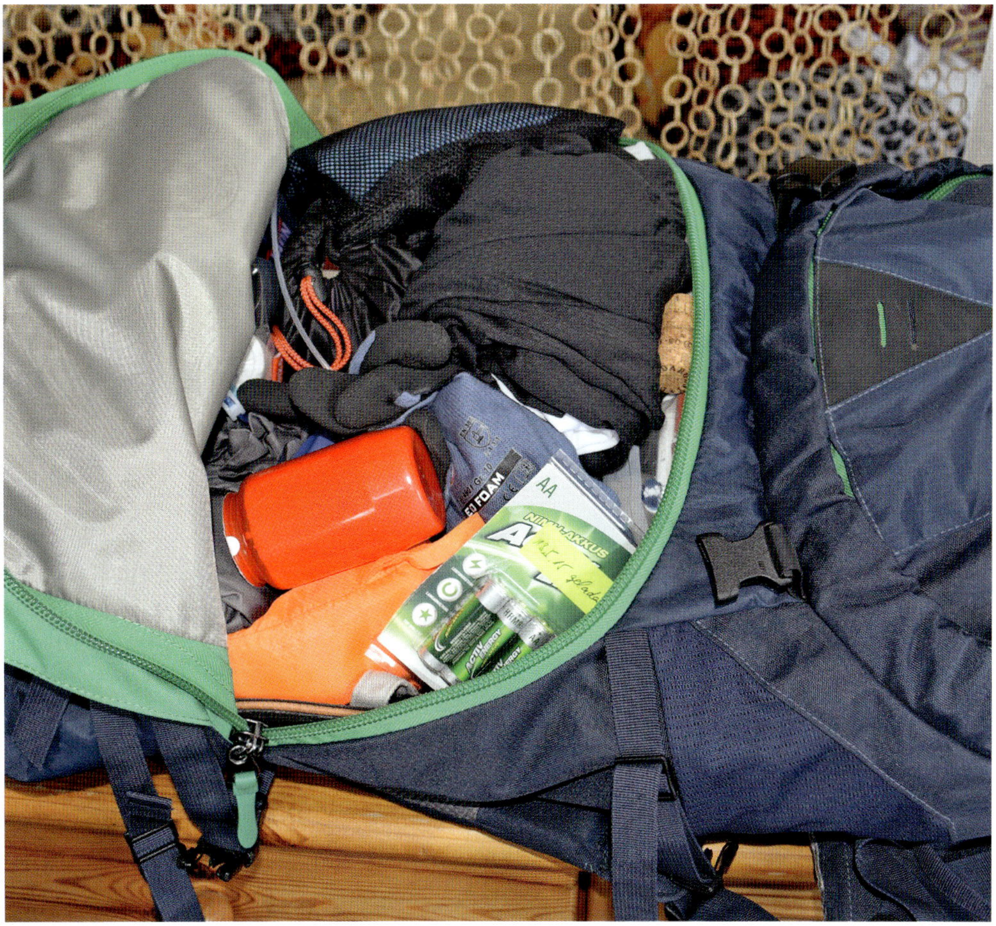

18 REGELMÄSSIGE KONTROLLE UND WARTUNG

Generell gilt, dass Notfallausrüstungen eine jährliche Kontrolle und Wartung erfahren müssen. Notiere das Datum der letzten Kontrolle auf/an der Notfallausrüstung, dies erleichtert dir Planung und Kontinuität. Für die jährliche Kontrolle und Wartung machst du dir eine To-do-Liste. Diese Liste ist natürlich auf deine persönliche Ausrüstung bezogen, weshalb ich hier im Buch keine Vorgaben für eine derartige Liste mache. Viele deiner Ausrüstungsgegenstände wirst du eingeschweißt und vakuumiert haben. Schreibe immer das Datum der letzten Kontrolle auf die Packung, so kannst du besser abschätzen ob es Sinn macht, den Vakuumbeutel zur Kontrolle zu öffnen.

Grundsätzlich kannst du dich an folgenden Punkten orientieren:

- Inhalt auf Vollständigkeit überprüfen
- Kleidungsstücke auf Funktion und Sauberkeit kontrollieren
- alle Reißverschlüsse an Kleidung, Taschen, Beuteln: Funktionskontrolle und Pflegemittel drauf
- Akkus komplett entladen, wieder neu laden und korrekt verpacken
- Akku von Dynamolampe und Dynamoradio entladen und neu aufladen
- Kontrolle aller Batterien (evtl. Ladezustand kontrollieren)
- Funktionskontrolle aller Lampen
- Funktionskontrolle aller Geräte
- Dicht-O-Ringe aller Lampen und Geräte mit Silikonfett einfetten und wieder einbauen
- alle Metallteile (Messer, Säge, Axt etc.) entrosten, evtl. schärfen und einölen
- Ablaufdaten von Lebensmitteln, Medikamenten, Filtern etc. kontrollieren.

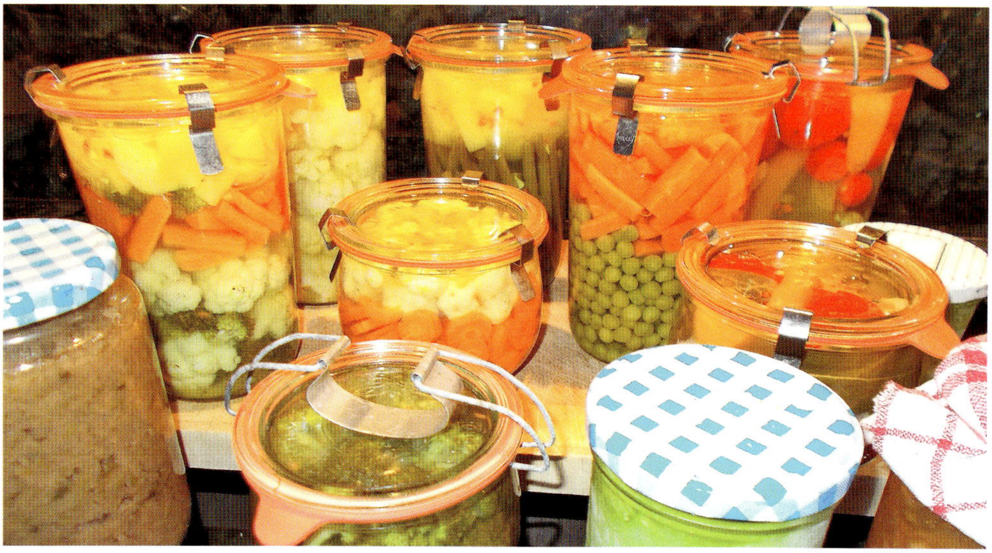

19 BEREITSCHAFT UND EINSTELLUNG

19.1 Psyche

Unterschätze die psychische Belastung durch die Einsamkeit nicht. Der Mensch ist von Grund auf auf Gesellschaft eingestellt. In der Einsamkeit lauert die Verwirrung. Die Gefahr, jegliche kommunikativen Fertigkeiten und Fähigkeiten zu verlieren, steigt mit andauernder Einsamkeit. Eine gewisse Zeit der Einsamkeit ist manchmal sogar der dringende Wunsch vieler Menschen, aber es geht hier nicht nur um ein, zwei oder drei Wochen der Einsamkeit. Hast du dich schon vor dem Eintritt eines Extremfalls mit Gleichgesinnten verständigt, so ist es einfacher, auch später eine Gemeinschaft zu bilden. Hast du das Glück, dass sich in deinem Dorf, deiner Stadt oder in der Nähe auch andere Vorsorger (Prepper) befinden, so lassen sich bestimmt in der V-V-Z in bestimmten Abständen Treffen veranstalten. Ob dies nun gleich in einem gemeinsamen Barbecue bei dir zu Hause enden muss, bleibt dir selbst überlassen. In jedem Fall kann sich so ein Teamgeist entwickeln und jeder kann vom anderen lernen. Auch bist du im Ernstfall nicht alleine auf einer Insel, du kannst Unterstützung erfahren. Im Fall einer erforderlichen Flucht oder einer extremen Situation kann sich so gleich ein Team von korrekt ausgerüsteten und geprägten Personen zusammenfinden und am gemeinsamen Ziel arbeiten.

Bedenke: Der Einzelne ist stark – die Gemeinschaft ist stärker!

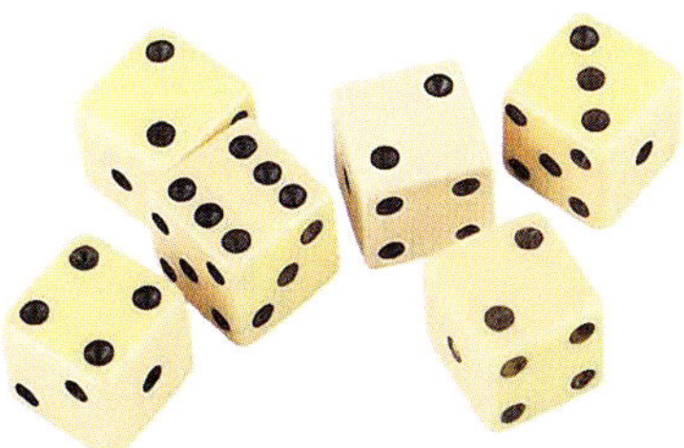

19.2 Spiele

Um deine Gedanken etwas zu ordnen, hilft oft die Konzentration auf ganz andere Probleme. Probleme, die es beispielsweise während eines Spiels zu lösen gilt. Jeder hat eine Vorliebe für bestimmte Spiele. Suche dir Spiele aus, welche mit mehreren Personen gespielt werden können und auch solche, die du für dich alleine spielen kannst.

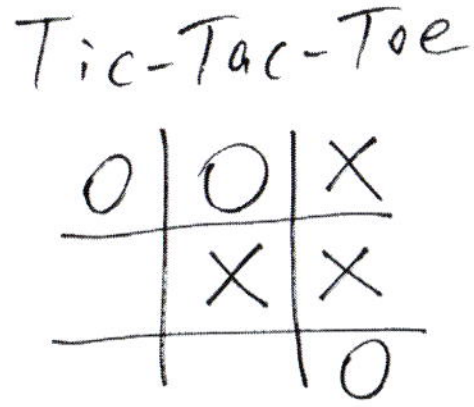

Die Spiele sollten von Volumen und Gewicht her nicht zu sehr belasten, damit sie auch im Rucksack mitgenommen werden können. Manche Spiele kannst du auch ganz einfach mit Mitteln aus der Natur zusammenstellen. Spiele wie Tic-Tac-Toe o.Ä. sind schnell aufgebaut und können eine ganze Menge Spaß bereiten. So mancher schwierige Abend kann durch ein Spiel wieder entlastet werden.

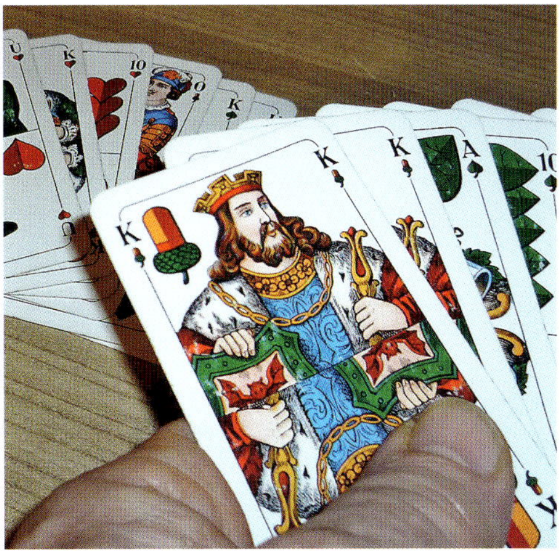

20 DIE 10 PREPPERGEBOTE DER VORBEREITUNG

1. Befreie dich von allen Schulden.
2. Stelle deinen Bereitschaftsgürtel und/oder BoB (»Bug-out Bag«) zusammen.
3. Baue dein Lager in »Monatsschritten« bis zu sechs Monaten aus.
4. Organisiere und halte eine alternative Heizmöglichkeit bereit.
5. Organisiere und halte eine alternative Kochmöglichkeit bereit.
6. Organisiere und halte eine alternative Stromversorgung bereit.
7. Sichere ein Drittel deines Vermögen in Edelmetallen und Devisen.
8. Baue deinen Sicheren Ort (SO).
9. Bewaffne dich gesetzeskonform.
10. Trainiere Kondition und mentale Stärke, aber verhalte dich normal.

Jedes der 10 Gebote ist für sich alleine gesehen sehr wichtig, in Kombination sind sie unschlagbar für eine gute Vorbereitung.

Das 3. Gebot kannst du nach deinen Ideen auch weiter ausdehnen. Irgendwann geht es aber räumlich und sinnvoll nicht mehr per Lagerhaltung, sondern dann nur noch als Selbstversorger.

Kannst du eines der aufgeführten Gebote noch nicht erfüllen, so arbeite an dessen Umsetzung. Natürlich kann sich jemand, der sein Haus finanziert hat, nicht mit einem Schlag schuldenfrei machen. Dieser Punkt kann also je nach persönlicher Situation unterschiedlich lange dauern. Solange du das 1. Gebot noch nicht erfüllen kannst, bleibt dir nur übrig, bereits an den anderen Geboten zu arbeiten. Sehr schnell kannst du aber mit dem 10. Gebot beginnen: **»Trainiere Kondition und mentale Stärke, aber verhalte dich normal!«**

Dass du dich ganz normal unter deinen Mitmenschen bewegst, ist eine sehr wichtige Eigenschaft der Vorbereitung. Sorge auf jeden Fall dafür, dass du nicht auffällst oder aus der »Menge« herausstichst. Andernfalls ziehst du die Aufmerksamkeit anderer Personen auf dich. Nicht jede »andere Person« ist dir gut gesonnen, in einer Krisenzeit wird sich diese Einstellung noch vertiefen.

Im Endeffekt ist entscheidend, dass du zu irgendeinem Zeitpunkt alle 10 Gebote erfüllen kannst. Das ist der Zeitpunkt, von dem aus du beruhigt in die Zukunft blicken kannst, den Dingen, die da kommen mögen, entgegentretend.

Hast du dich entsprechend der 10 Preppergebote vorbereitet, so deckst du damit den größten Teil der möglichen Szenarien für längere Zeit ab.

Wer vorbereitet ist, wird vom Glück verfolgt.

21 COOPER-CODE

Wir brauchen nicht erst auf eine Katastrophe zu warten, um unsere Bereitschaft und Einstellung testen zu können. Auch in der V-V-Z gibt es Gelegenheiten zur Genüge, Bereitschaft und Einstellung entsprechend zu trainieren.

Ein sehr gutes Hilfsmittel, um die Bereitschaft jederzeit herstellen und aufrechterhalten zu können, ist der hier beschriebene Cooper-Code. Verinnerliche diesen und trainiere dessen Umsetzung ständig, so bist du jederzeit vor Überraschungen sicher. Nur gut vorbereitet können dir Angst und Schock nicht »die Knochen lähmen«. Das bedeutet nun nicht, dass du durch die Umsetzung des Cooper-Codes keine Angst mehr haben wirst – das wäre zu schön. Außerdem ist es gut, sich die Angst zu erhalten. Sie macht uns wach und lässt uns nicht in unser Verderben rennen. Sie macht uns schneller und schmerzunempfindlicher. Gehst du mit deiner Angst richtig um, so kannst du sie nutzbringend für dich einsetzen.

John Dean Cooper, ein ehemaliger Colonel der US-Marine, hat einen Farbcode für die persönliche Verteidigung entwickelt. Die Farben hierbei sind:

- **Weiß**
- **Gelb**
- **Orange**
- **Rot**
- **Schwarz**

Die Farben beziehen sich auf Entspannung, Vorsicht, Bereitschaft, Aktion und Panikstarre.

- **Weiß = Entspannung**
- **Gelb = Vorsicht**
- **Orange = Bereitschaft**
- **Rot = Aktion**
- **Schwarz = Panikstarre**

Durch Verinnerlichung und Umsetzung des Cooper-Codes kannst du dich mental und körperlich besser auf bedrohliche Situationen einstellen und diesen entsprechend begegnen, um nicht in Schwarz (Panikstarre) zu verfallen. In unserer heutigen V-V-Z siehst du viele Menschen, die sich draußen im »Code Weiß« aufhalten. Sie liegen arglos in Parks oder auf Parkbänken herum, sie telefonieren oder lesen in geistiger Abwesenheit eine Zeitschrift. Du kannst an ihnen weder Angst noch Achtsamkeit erkennen. Warum auch? Es gibt in der V-V-Z kaum etwas, vor dem man tagsüber und unter Menschen Angst haben sollte. Ich möchte dich jetzt auch nicht dazu auffordern, immer in einer gewissen Anspannung oder Angst zu leben – dazu soll der Cooper-Code in keinem Fall missbraucht werden, im Gegenteil.

Der Cooper-Code lehrt dich, besser mit der Angst umzugehen und aufmerksamer zu sein. Angst kann einen »übermannen«, sie kann einen hilflos und regungslos werden lassen. Angst kann tödlich sein. Kommst du völlig arglos in eine lebensbedrohliche Situation, so kann dich die Angst bis in den kleinsten Finger lähmen. So kannst du zur leichten Beute von Übeltätern werden. Je übler die Zeiten sind oder je übler die Gegend ist, in der du dich gerade aufhältst, umso stärkeren

Nutzen kannst du aus dem Cooper-Code ziehen. Durch den Cooper-Code kannst du mit der Angst umgehen und sie kanalisieren. Der Cooper-Code von weiß bis schwarz ist definiert wie folgt:

Code Weiß (Entspannung): Diesen Zustand hast du einzig und alleine in deinem Heim, wenn alle Fenster und Türen geschlossen sind und du alleine oder unter vertrauten Personen bist. Nichts und niemand kann dich in diesem Moment bedrohen. Du kannst völlig entspannen und dich »gehen lassen«.

Code Gelb (Vorsicht): Diesen Zustand hast du, sobald du dein Heim verlässt. Du beobachtest jederzeit deine Umgebung. Zwar entspannt, aber beobachtend bewegst du dich außerhalb deines Heims. Du bist dir zu jedem Zeitpunkt bewusst, wer sich in welche Richtung bewegt und warum. Sobald du jemanden oder etwas entdeckt hast, das dir vielleicht bedrohlich werden könnte, wechselst du in Code Orange.

Code Orange (Bereitschaft): Lege dir ein Bild zurecht: »Was ist, wenn ...« Was tust du, wenn die entgegenkommende Person kurz vor dir ein Messer zieht? Wirfst du alles weg und rennst schreiend zurück? Lässt du dich sofort die abschüssige Böschung hinunterrollen? Nimmst du deinen Abwehrstock heraus und wehrst sein Messer ab? Lockerst du schon vorher deinen Rucksack, um einen Angriff besser abwehren zu können? Gibst du sofort deine Geldbörse heraus? Indem du dir vorher schon die Lösung für ein auftretendes Problem erarbeitet hast, bist du bestens auf den Zwischenfall vorbereitet und erstarrst nicht in Angst. Ist die Person an dir vorbeigelaufen oder hast du die Situation zur Zufriedenheit gelöst, so gehst du wieder auf »Code Gelb« zurück.

Code Rot (Aktion): Trifft deine Vorausahnung zu und kommt es zu einer Konfrontation, so bist du in »Code Rot«. Durch deine perfekte Vorbereitung bist du in der Lage, konzentriert und entschlossen deinen Handlungsplan umzusetzen, ohne erst nachdenken zu müssen. Handle genau nach diesem Plan und führe die Aktion durch. So hast du dem Angreifer das Überraschungsmoment genommen und ihn durch deine schnelle Reaktion selbst überrascht. Du läufst nicht Gefahr, in den Angst-Blackout zu fallen und damit vielleicht ein Opfer deines Angreifers zu werden. Sobald die Situation bereinigt oder gelöst ist, gehst du in »Code Orange« und evtl. gleich darauf in »Code Gelb« zurück. Immer dann, wenn jemand gezwungen wird, von »Code Weiß« oder »Code Gelb« direkt in »Code Rot« zu springen, kann ein geistiger Blackout in Kraft treten, die Panikstarre.

Code Schwarz (Panikstarre): Nach Cooper-Code hat die Panikstarre die Farbe schwarz, siehe hierzu auch den Abschnitt »Schock« (S. 146). Sie tritt meistens ein, wenn eine Person von Code Weiß oder Gelb unvermittelt angegriffen wird. Panikstarre, und sei diese auch noch so kurz, ermöglicht es dem Angreifer, dich leicht zu erledigen. Um Code Schwarz zu verhindern oder zu umgehen, musst du immer vorbereitet sein. Code Weiß darf ausschließlich in deinem persönlichen Wohnumfeld oder einer absolut sicheren Umgebung zugelassen werden. Sobald du dein persönliches Wohnumfeld oder die sichere Umgebung verlässt, schalte direkt in Code Gelb oder höher um.

21.1 Angst

Die Angst kann dich immer treffen. Aus diesem Grund solltest du dich mit diesem Gedanken deutlich auseinandersetzen. Niemand ist vor Angst gefeit, außer er ist so dumm, dass er die Gefahr erst gar nicht erkennt. Nur der Narr hüpft noch lustig auf dem Gleis herum, obwohl der sich schnell nähernde Zug schon kurz vor ihm ist.

Angst ist ein Urinstinkt, der tief verwurzelt in uns (fast) allen schlummert. Durch Angst und das, was daraus folgerte, wurde das Überleben der Menschheit sichergestellt. Angst setzt mit einem Schlag Adrenalin in unserem Körper frei. Adrenalin ist ein Stoff, den wir aus Urzeiten noch in unserem Körper produzieren. Ursprünglich war Adrenalin dazu da, um unsere Muskeln leistungsfähiger und stärker zu machen, sie mit mehr Nährstoffen zu versorgen. Müdigkeit, Hunger und Durst verlieren an Wichtigkeit, das Verdauungssystem ist lahmgelegt, die Schmerzunempfindlichkeit steigt enorm. So konnte durch Adrenalin oft die Flucht vor einem gefährlichen Tier gut glücken. Adrenalin hat aber auch eine unangenehme Seite: Es blockiert unser Großhirn. Adrenalin schiebt sich zwischen Nervenenden und Synapsen und blockiert dadurch die Signalübertragung. In gefährlichen Situationen ist es uns dann unmöglich, eine Aufgabe logisch anzugehen. Sogenanntes »Lösungsdenken« ist nicht mehr möglich (Code Schwarz). Davon können Leute, die mitten in der Prüfung Angst bekommen, ein Liedchen singen. Ihnen fällt zu keiner Frage mehr eine Antwort ein. In manchen Fällen ist es dem Betroffenen noch nicht einmal mehr möglich, die gedruckten Worte auf dem Blatt zu lesen oder zu verstehen. Dies schürt die Angst vor Versagen noch mehr, die Person befindet sich in einer Angstspirale. Dieser Zustand hält an, solange sich Adrenalin im Körper befindet. Da der Betroffene von immer neuen Angstschüben geplagt wird, kann dies sehr lange dauern, zumindest über die Zeit des Tests hinaus.

Angst vor der eigenen Ausweglosigkeit kann sogar zum Tod führen. So gab es Höhlentaucher, die unweit vom rettenden Ausgang tot in der Höhle lagen oder schwammen. Einige hatten auf ihre wasserfeste Schreibtafel noch letzte Grüße an ihre Hinterbliebenen geschrieben und starben dann einfach, obwohl sie noch genug Atemgas in ihren Flaschen hatten, mit dem sie den Höhlenausgang leicht hätten erreichen können. Was war geschehen? Sie hatten beim Hineintauchen in die Höhle schwerwiegende Fehler gemacht, z. B. aufgrund der guten Sicht auf eine Führungsleine verzichtet und mit ihren Flossen den am Boden liegenden Lehm aufgewirbelt. Lehm, der im Wasser schwebt, wirkt optisch wie eine dichte, undurchdringliche Wand. Erst nach dem Umdrehen bemerkten diese Taucher ihren Fehler, da war es aber schon zu spät: Die Höhle war auf die ganze Länge vom Ausgang bis zu den Tauchern gänzlich mit schwebendem Lehm gefüllt. Lehm braucht Stunden, um sich wieder abzusetzen, keine Atemgasflasche würde reichen, um dies abwarten zu können. In solch einer »Lehmwand« sieht man noch nicht einmal mehr den starken Lichtstrahl der eigenen Taucherlampe. Die Taucher waren nun so verzweifelt, dass sie in Panik Wände und Decke nach einem Ausgang absuchten, anstatt innezuhalten, um einen Plan zu machen. Bei der Sucherei kann es auch passieren, dass der Taucher in einem »toten« Seitengang der Höhle landet, ein Ausweg scheint absolut ausgeschlossen zu sein. So gibt er sein Leben einfach auf und stirbt. Genau so kann es dir gehen, wenn du Angst und Panik zulässt. Alleine das panische Ausharren über mehrere Stunden kann durch physiologische Einflüsse wie Kälte/Hitze/Nässe im Endeffekt zum Tod führen.

Die Lösung: Adrenalin ist ein starkes, andererseits aber auch recht empfindliches Hormon. Du kannst es nämlich mit Bewegung quasi »auflösen«. Je mehr du dich bewegst, umso schneller bist du das Adrenalin los und kannst Probleme wieder gedanklich verarbeiten. Sitzt du vor Angst zusammengekauert in einem Loch und kannst nicht heraus, weil du ansonsten sofort angegriffen wirst, dann ist dein Bewegungsspielraum nicht sehr groß. In diesem Fall musst du nehmen, was

du hast. Bewege alle Muskeln im Körper so oft und so intensiv du kannst. Je mehr Bewegung, umso klarer wird der Kopf. Je größer der Muskel, umso mehr Adrenalin verarbeitet er, umso klarer wird der Kopf. Ein weiterer Punkt ist die Atmung. Atme kontrolliert. Atme dreimal hintereinander schnell und tief aus und ein. Halte den Atem für 15 Sekunden an und wiederhole dann die Prozedur – umso klarer wird der Kopf.
Bist du in Meditationstechniken trainiert, so kann es auch helfen, wenn du dir in Gedanken eine schöne und positive Umgebung vorstellst. Ein Beispiel wäre ein Spaziergang über eine Blumenwiese an einem herrlichen Sommertag. Nebenher pflückst du einen Strauß Wildblumen.
Hast du deine Angst/Panik durch diese Techniken etwas gedämpft, so verfalle nicht gleich in blinden Aktionismus. Bleibe als Erstes ruhig und analysiere die Situation. Nun analysiere die dir zur Verfügung stehenden Ausrüstungsgegenstände, anschließend analysiere die damit/daraus zu erzeugenden Möglichkeiten und Situationen. **Erst jetzt machst du einen Plan und setzt diesen sofort in die Realität um.**

21.2 Schock

Die Angst kann – wie du jetzt weißt – durchaus auch zu einem Schockzustand führen (Code Schwarz). Im Schock bist du unfähig, klar strukturierte Gedanken zu fassen und Handlungsabläufe zu kontrollieren. Im Schock erweitert das vegetative System die Blutgefäße. Unvermittelt steht ein großer Raum für das Blut zur Verfügung (Blutbahnen), aber die Menge an vorhandenem Blut reicht nicht, um diesen Raum zu füllen. Das Blut sackt durch die Erdanziehungskraft sozusagen nach unten, wichtige Organe werden nicht mehr genug mit Blut und damit nicht mehr genug mit Sauerstoff versorgt. Das Herz versucht auszugleichen und erhöht den Herzschlag. Dies kann bis zum schnellen »Trommeln« des Herzens gehen. Hast du einen Schock, so siehst du blass aus und fühlst dich kalt an. Oft kommt Verwirrung durch fehlenden Sauerstoff im Gehirn dazu. Kann das Gehirn nicht mehr ausreichend mit Blut (sprich Sauerstoff) versorgt werden, so schaltet es auf Notversorgung um und das Bewusstsein ab. Dadurch fällt der Betroffene zu Boden, das Blut kann wieder besser im Körper verteilt werden. So einfach es sich anhört, diese Situation kann höchst gefährlich für dich sein. Zum einen weil eine Bewusstlosigkeit in der Wildnis immer eine Bedrohung darstellt und du handlungs-/abwehrunfähig bist, zum anderen weil lebenswichtige Organe in dieser Situation ihren Dienst quittieren können, was unweigerlich zu deinem Tod führt.
Einen Schock kannst du nicht kontrollieren, du kannst jedoch versuchen, die Auswirkungen zu dämpfen. Bist du alleine, so muss ein Schock als in höchstem Grade lebensgefährlich eingestuft werden. In einem Schock schlägt dein Herz schneller, obwohl du dich nicht angestrengt hast. Dennoch wird dir kalt werden, da die zur Verfügung stehende Blutflüssigkeit nicht für den ganzen Körper reicht. Bemerkst du obendrein noch ein »wattiges« oder »dumpfes« Gefühl, so solltest du dich sofort hinsetzen, besser hinlegen. Gut ist es in diesem Fall, wenn du die sogenannte »Selbstinfusion« durchführst. Hierbei liegst du flach auf dem Rücken, die Beine sind etwa 40 cm angehoben und mit einem Hilfsmittel (Fels, Baum, Ast, Rucksack) unterstützt. Durch diese Position fließt dein Blut aus den Beinen zurück in den Körper und in dein Gehirn. So kannst du eine Ohnmacht verhindern. Bleibe so lange liegen, bis sich Atmung und Herzschlag wieder einigermaßen beruhigt haben. Bleibe nach einem Schock unbedingt so lange liegen, bis sich deine Körpersysteme beruhigt haben, was durchaus bis zu einer Stunde dauern kann. Jede andere Aktivität würde dich nur unnötig in Gefahr bringen. Ein Problem hierbei dürfte der Wärmeverlust durch Kontakt mit dem Boden sein. In der Regel hattest du vorher nicht noch Gelegenheit, eine Matte unterzulegen. Sollte es dir möglich sei, so lege deine Isomatte aus und schiebe deinen Körper anschließend auf die Matte. Stehe hierzu nicht auf, sondern bleibe flach auf dem Boden liegen.

22 REISEPLAN (FLUCHTPLAN)

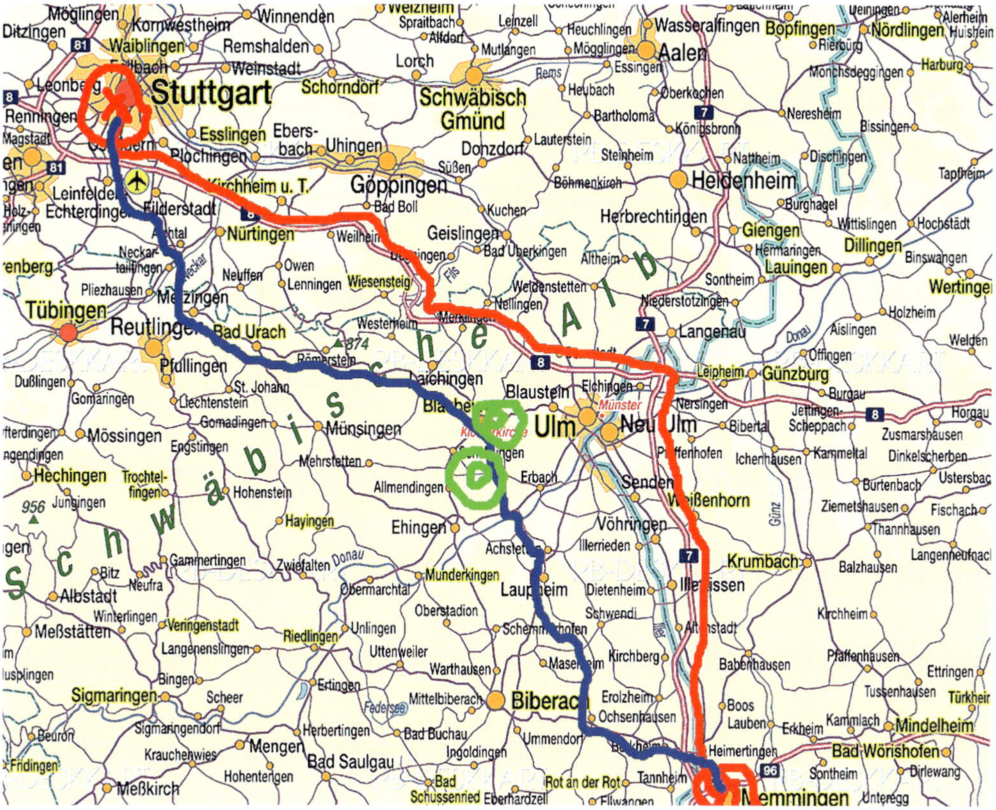

Wie schon erwähnt, halte ich es eher für sinnvoll, sich zu Hause ein ausreichendes Lager zur Selbstversorgung anzulegen als gleich irgendwelche Fluchtpläne zu schmieden. Außer bei Evakuierung, Verstrahlung oder Verseuchung bin ich überzeugt, dass ein Ausbau von Haus und Hof die eindeutige Priorität hat. Dennoch kann es auch zur Realität werden, dass du dein Heim verlassen musst. Solltest du dazu gezwungen werden, so ist ein sinnloses Herumirren in verschiedenen Richtungen nicht gerade das, was dich weiterbringt.

Es ist also auch für diesen Fall sehr wichtig, dass du dir über dein Reiseziel Gedanken machst. Gibt es Freunde oder Familienangehörige, bei denen du unterkommen kannst? Hast du ein Ferienhaus oder einen Wohnwagen irgendwo stehen, den du aufsuchen kannst? Willst du in ein anderes Land reisen, in eine einsame Gegend? Hast du ein Fluchtdomizil, in welches du deinen Aufenthaltsort verlegen willst? Für den Extremfall ist es gut, wenn du dir schon lange vorher in aller Ruhe für mehrere Ziele einen genauen Plan zurechtgelegt hast. Hast du ein Ziel (oder mehrere), so ist die weitere Planung wesentlich einfacher. Du weißt nun, ob du Geld in anderer Währung, spezielle Winterkleidung, speziellen Sonnenschutz oder andere Dinge für die Reise benötigst. Obendrein weißt du, mit welchem Reisegefährt du dein Ziel erreichen können willst. Im Plan oben ist die Autostrecke in Rot eingezeichnet: Distanz 160 km, Fahrtzeit 1,5 Stunden. Gehört dein Auto in die Reiseplanung, so sorge in jedem Fall dafür, dass du zu Hause permanent genug Sprit bunkerst, um die ganze Strecke ohne Tankstopp hinter dich bringen zu können. Entsprechend viele 20-Liter-Kanister sind die richtigen Aufbewahrungsbehälter. Willst du es richtig machen, dann befrage vorher die Behörden, unter welchen Umständen du wie viel Sprit lagern darfst. Der fertig gepackte Rucksack befindet sich bei Reiseantritt dann selbstverständlich sofort einsatzbereit im Kofferraum, der Bereitschaftsgürtel immer um die Hüfte gebunden. Von diesem trennst du dich möglichst nicht. Für den Fall der Fälle befindet sich dein Survival-Kit nicht in dem Bereitschaftsgürtel, sondern in einer deiner Oberschenkeltaschen. Dieses Survival-Kit ist im Extremfall deine allerletzte Ausrüstung, diese gibst du in keinem Fall aus der Hand, egal was kommen mag. Kennst du deine möglichen Ziele, so kannst du auch rechtzeitig die entsprechenden topographischen Karten besorgen. Plane in jedem Fall auch, dass dein Fahrzeug ausfällt und du mit dem Fahrrad oder zu Fuß die Strecke bewältigen musst (blaue Linie). Distanz 142 km, Fahrradzeit zwei Tage, Wanderzeit sechs Tage. In diesem Fall muss kalkuliert werden, ob du mit der Rucksackfüllung das Ziel erreichen kannst, ohne auf zusätzliche Versorgung angewiesen zu sein. Ist dies nicht der Fall, so musst du entsprechende Depots (grüne Kreise) einplanen. So vorbereitet kannst du dich beruhigt zurücklehnen – dich wird so schnell nichts aus der Bahn werfen.

22.1 Machen wir einen Reiseplan (Fluchtplan)

Dein Reiseziel befindet sich, bei normalen Straßenverhältnissen und auf der regulären Straße gefahren, etwa 160 km weit weg von deinem Heim. Die Strecke dazwischen ist sehr bergig und geht teilweise über 800 m ü. M. Viele Abschnitte seitlich der Straße sind mit dichtem Wald belegt.
Die Rahmenbedingungen sind also festgelegt. Durch die Höhe von 800 m ergibt sich zwischen November und März eine mögliche Temperatur von bis zu –25 °C. In dem Fall müssen sich natürlich in dieser Zeit warme Klamotten und ein alpiner Schlafsack in deinem Gepäck befinden.

Du hast drei Möglichkeiten, um an dein Ziel zu kommen:

1. mit dem Auto
2. mit dem Fahrrad
3. zu Fuß.

Weiterhin sind die Bedingungen für die folgenden Situationen zu klären:

1. Kannst du auf der regulären Straße fahren/gehen?
   a. Sind die Geschäfte noch geöffnet, bekommst du Dinge zu kaufen?
   b. Musst du dich völlig autark bewegen?
2. Musst du Nebenstraßen, Feldwege oder eine Strecke querfeldein wählen?
   a. Sind die Geschäfte noch geöffnet, bekommst du Dinge zu kaufen?
   b. Musst du dich völlig autark bewegen?

Situation 1a: Die normale Straße kann benutzt werden. Waren, Lebensmittel, Dienstleistungen und Sprit gibt es zu kaufen.

1. Die Straße ist nicht durch Fahrzeuge blockiert.
2. Die Straße wird nicht durch marodierende Banden kontrolliert.
3. Die Straße muss nicht für militärische Zwecke frei gehalten werden.
   a. **Mit dem Auto – Fahrtzeit 1,5 Stunden:** Besondere Vorkehrungen sind nicht erforderlich. Der Mini-Sicherheitsrucksack ist immer dabei.
   b. **Mit dem Fahrrad – Fahrtzeit 2 Tage:** Du benötigst den Mini-Sicherheitsrucksack und evtl. 100 Euro für Übernachtung, Essen etc. (in Notzeiten ist alles teurer).

c. **Marschierend – Marschzeit sechs Tage:** Du benötigst den Mini-Sicherheitsrucksack und evtl. 600 Euro für Übernachtung, Essen etc. (in Notzeiten ist alles teurer).

Situation 1b: Die normale Straße kann benutzt werden. Waren, Lebensmittel, Dienstleistungen und Sprit gibt es nicht zu kaufen. Du bist alleine auf dich gestellt.

1. Die Straße ist nicht durch Fahrzeuge blockiert.
2. Die Straße wird nicht durch marodierende Banden kontrolliert.
3. Die Straße muss nicht für militärische Zwecke freigehalten werden.
   a. **Mit dem Auto – Fahrtzeit 1,5 Stunden:** Besondere Vorkehrungen sind nicht erforderlich, vorausgesetzt du hast genügend Sprit im Tank. Der Mini-Sicherheitsrucksack ist immer dabei.
   b. **Mit dem Fahrrad – Fahrtzeit 2 Tage:** Du benötigst den Mini-Sicherheitsrucksack und zusätzliche Ausrüstung im Winter.
   c. **Marschierend – Marschzeit sechs Tage:** Du benötigst den Voll-Sicherheitsrucksack oder den Mini-Sicherheitsrucksack und auf halber Strecke ein Depot mit trockener Kleidung Brennmaterial und Nahrung/Wasser. Ab hier ist also evtl. schon ein Depot erforderlich – auf eine Strecke, die du in der heutigen Zeit mit dem Auto in 1,5 Stunden hinter dich bringen kannst.
   Bedenke: Ein Depot ist nur so sicher wie seine Redundanz. Dies bedeutet, dass du in diesem Fall zwei Depottonnen richten und getrennt vergraben solltest.

Situation 2a: Die normale Straße kann nicht benutzt werden. Waren, Lebensmittel, Dienstleistungen und Sprit gibt es zu kaufen.

1. Die Straße ist durch Fahrzeuge blockiert oder
2. Die Straße wird durch marodierende Banden kontrolliert oder
3. Die Straße muss für militärische Zwecke freigehalten werden.
   a. **Mit dem Auto – Fahrtzeit 4 Stunden:** Die Fahrzeit verlängert sich durch die erforderlichen Umwege. Weitere besondere Vorkehrungen sind nicht erforderlich. Sprit bekommst du an den Tankstellen. Der Mini-Sicherheitsrucksack ist dabei.
   b. **Mit dem Fahrrad – Fahrtzeit 3 Tage:** Du benötigst den Mini-Sicherheitsrucksack und evtl. 300 Euro für Übernachtung etc. (in Notzeiten ist alles teurer).
   c. **Marschierend – Marschzeit 7 Tage:** Du benötigst den Mini-Sicherheitsrucksack und evtl. 700 Euro für Übernachtung, Essen etc. (in Notzeiten ist alles teurer).

Situation 2b: Die normale Straße kann nicht benutzt werden. Waren, Lebensmittel, Dienstleistungen und Sprit gibt es nicht zu kaufen.

1. Die Straße ist durch Fahrzeuge blockiert oder
2. Die Straße wird durch marodierende Banden kontrolliert oder
3. Die Straße muss für militärische Zwecke frei gehalten werden.
   a. **Mit dem Auto – Fahrtzeit 4 Stunden:** Die Strecke verlängert sich durch die erforderlichen Umwege. Weitere besondere Vorkehrungen sind nicht erforderlich, sofern du genug Sprit im Tank hast. Der Mini-Sicherheitsrucksack ist dabei.
   b. **Mit dem Fahrrad – Fahrtzeit 3 Tage:** Du benötigst den Mini-Sicherheitsrucksack.
   c. **Marschierend – Marschzeit sieben Tage:** Du benötigst entweder den Mini-Sicherheitsrucksack und auf halber Strecke ein Depot mit trockener Kleidung, Brennmaterial und Nahrung/Wasser oder den Voll-Sicherheitsrucksack.

Wie du an diesen Beispielen sehr schön sehen kannst, gibt es für ein und dieselbe Strecke zwölf verschiedene Varianten für die Planung. Immer gleich mit dem Voll-Sicherheitsrucksack losrennen zu wollen, kann auch zu Problemen führen. Zuerst gilt es, die richtigen Entscheidungen für das geeignetste Transportmittel in

Bezug auf die Strecke zu treffen, wobei ein Fußmarsch nur als letzte Möglichkeit in die Überlegungen miteinbezogen werden sollte. Darauf aufbauend werden Entscheidungen für die mitzunehmenden Dinge getroffen. Wie du anhand der Beispiele sehr gut erkennen kannst, ist der Mini-Sicherheitsrucksack immer erforderlich. Vielleicht bestärkt dich das in deiner Entscheidung, deine mobile Vorsorge in jedem Fall bis zum Mini-Sicherheitsrucksack zu betreiben. Verrenne dich aber nicht gleich in dein Ziel, gehe es langsam an, von Stufe zu Stufe.

Flucht-Tarneinrichtung

Ohne vom Verfolgungswahn geplagt zu sein, solltest du bedenken, dass deine Ausrüstung auch für andere interessant sein kann. Andere, die nicht so viel haben wie du oder die nicht entsprechend vorgesorgt haben. Leute, die hungrig sind und für eine Dose Bohnen alles tun würden. Die Flucht-Tarneinrichtung kann sowohl auf dich auf der Tour als auch auf dein bereits eingerichtetes Lager (Biwak) bezogen sein.

Bist du unterwegs, so halte dich von belebten Straßen fern. Selbst in einzeln stehenden Gebäuden können große Gefahren lauern. Bedenke: Du bist alleine, die Angreifer könnten zu dritt oder viert sein. Solltest du andere Personen entdecken, so ist die erste Priorität

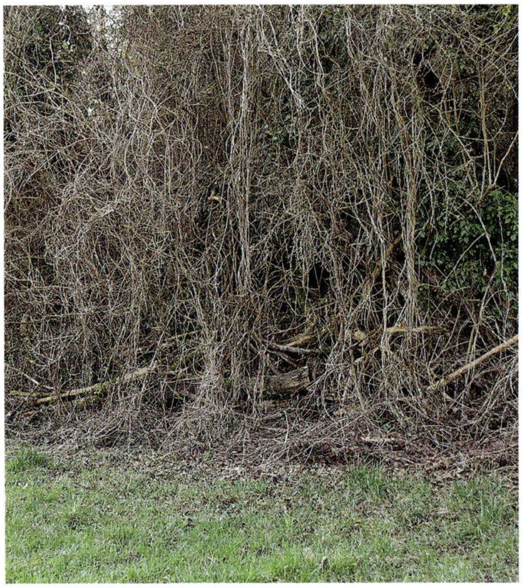

Deckung!

Sorge dafür, dass dich die anderen Personen nicht sehen. Beobachte sie und entscheide dann, was du tun willst. Beobachte aber lange genug oder zieh dich gleich unbemerkt zurück und verlasse die Gegend. Erst wenn du dich absolut sicher wähnst, legst du dein gesamtes Gepäck getarnt ab. Zur Sicherheit nimmst du aber etwas Essbares mit, um dieses im Notfall abgeben zu können. Denke auch hier daran, **zwei** Teile Essbares getrennt in deinen Taschen aufzubewahren. Sind deine Gegenüber davon überzeugt, dass du mehr in den Taschen haben musst als die bereitwillig abgegebene Portion, so kannst du die zweite Portion auch noch abgeben mit der Versicherung, dass du jetzt wirklich nichts mehr hast. Bedenke: Anfangs noch offensichtlich ungefährliche Situationen können schnell ins Gegenteil umschlagen.

Solltest du gefährlichen Personen begegnen, so sollte nicht mit einem Mal deine ganze Ausrüstung verloren gehen. Gut vorbereitet, näherst du dich aus einer anderen Richtung als der, wo sich dein Gepäck befindet. Die bösen Buben suchen dann in der falschen Richtung, falls es dazu kommen sollte. Gehe in solchen Situationen nach dem Cooper-Code vor – er kann dich vor einer bösen Überraschung bewahren. Trotz angespannter Situation solltest du aber nicht gleich in scheue Panik verfallen, wenn du eine fremde Person siehst. Nicht alle Menschen sind schlecht, und manche sind sogar so gut, dass du dich besser mit ihnen verbündest. Mehrere Menschen sind kein so leichtes Ziel für Banditen. Wage etwas, sorge aber dafür, dass du anschließend nicht nackt dastehst. Entwickelt sich ein Kontakt kritisch, so leite unbedingt die sofortige Flucht oder zumindest den geordneten Rückzug ein. Gehe kein Risiko ein, aber scheue nicht alle Menschen. Auch für diesen Fall ist es besser, du bist nicht mit allzu schwerer Ausrüstung beladen. Eine Flucht mit einem 25-kg-, 40-kg- oder gar 50-kg-Rucksack würde sehr kurz ausfallen.

Ein gut gebautes Biwak wird auch der zufällige Passant nicht finden, siehe Bild. Achte aber darauf, dass Du selbst es wiederfinden kannst.

Es macht keinen Sinn, dass du dein Biwak mitten auf einer Wiese oder einem Feld aufbaust. Vielleicht ist ein Waldrand oder eine Stelle mitten im Wald dein idealer Platz. Hast du einen idealen Platz gefunden, so wird dieser sich wohl meist **an** oder **in** einem Waldstück befinden. Vielleicht findest du sogar eine kleine Höhle, die du besetzen kannst. Bedenke aber, dass Höhlen in der Regel auch anderen Personen bekannt sind und damit von diesen schnell und einfach aufgefunden werden können. Ein gut getarntes Biwak können auch knapp daran vorbeigehende Personen nicht leicht entdecken. Da du natürlich dein Biwak selbst finden können solltest, mach dir Markierungen, mit denen nur du etwas anfangen kannst, oder präge dir Landschaftsbegebenheiten gut ein. Halte dich grundsätzlich an die Empfehlungen für die »Heim-Tarneinrichtung«. Um dein Biwak herum sollten keine Spuren verteilt sein, die auf dich schließen lassen können. Kannst du keinen entsprechenden Platz in einem tieferen Waldstück finden, so musst du eigene Tarneinrichtungen um dein Lager herum bauen.

Ein **Tarnschirm** besteht aus einem Geflecht von ca. 1 bis 2 m langen Ästen, die zusammen zu einem Rechteck verbunden werden. Hierzu suchst du zuerst die geeigneten Äste zusammen und legst die Grundform vor dir am Boden aus. Im zweiten Schritt verbindest du die Astkreuzungen mit Nähfaden, Paracord oder Lianen. In dieses Astgeflecht werden dann frische Zweige mit Blättern von Bäumen am Biwakplatz geflochten. Befinden sich Farne und Moos am Platz, so kannst du diese ebenso in den Tarnschirm integrieren. Einige solche Tarnschirme um dein Lager herum aufgestellt erhöhen deine Tarnung enorm.

Im den Bildern siehst du den signalfarbenen Bereitschaftsgürtel am Baum hängen. Darunter dann den davor gestellten Tarnschirm aus steigender Entfernung. Du kannst solch einen Tarnschild auch leicht mit dir und vor dir herumtragen, wenn du etwas auskundschaften oder dich tarnen willst. Sollte sich dein Lager an einer etwas exponierten Stelle befinden, so halte dich an die Regeln des taktischen Feuers (siehe Abschnitt 13.7 »Feuer«).

Halte dich ebenso an die Regel »Keine klaren Linien oder Farben«: Klare Linien kannst du durch Pflanzen, Blätter und Äste auflösen. Dasselbe gilt für Farbflächen. Zusammenhängende Farbflächen sind leicht auszumachen. Es muss nicht nur eine helle Fläche vor dunklem Hintergrund oder umgekehrt sein. Löse einfarbige Flächen durch Pflanzenmaterial auf oder bedecke sie ganz mit Moos, Blättern und Ästen. Stoffe in Camouflage sind dafür oft sehr hilfreich, weil sie keine großen einfarbigen Flächen bieten. Für manche Situationen gilt jedoch das genaue Gegenteil: Befindest du dich z. B. in der Wüste oder auf einer Schneefläche, so würden zu sehr unterteilte Farbflächen eher auffallen. Diese Regeln gelten nicht nur für dein Biwak, sondern auch für dich persönlich. Ändere deine Körperumrisse durch Pflanzenmaterial, löse Farbflächen auf. Dein Gesicht und die Hände sind Farbflecken, die die Aufmerksamkeit von anderen Personen hervorrufen. Der Suchende hält nach bekannten Formen oder Auffälligkeiten Ausschau. Wenn dich jemand wirklich finden will, gehen seine Anstrengungen mit hoher Konzentration in genau diese Richtung. In deinem Gepäck hast du einen Korken. Diesen machst du mit einer Flamme etwas »rußig« und schwärzt dir damit das Gesicht fleckig. Auch die Umrisse deines Körpers solltest du auflösen. Stecke Äste mit Blättern oder Grasbüschel in deine Mütze oder deinen Shemagh. Achte aber darauf, dass die Materialien nicht rascheln, um zusätzliche Geräusche zu vermeiden. Anstatt das ganze Gesicht zu tarnen, kann es auch ausreichen, wenn du deinen Shemagh so trägst, dass nur noch die Augen frei bleiben. Auch Schultergürtel, Torso und Beine sollten ihre Umrisse verlieren. Die Arme lässt du frei, damit du agieren kannst. Bei Bedarf legst du sie eng an deinen Körper, so sind sie nicht auszumachen. Ist Tarnung erforderlich, so bewege dich immer sehr langsam und mache keine schnellen, hektischen Bewegungen. Denn solche werden sofort erkannt und zum optischen Ziel eines Beobachters.

Nachdem du die Tarnung für dein Biwak aufgebaut hast, entfernst du dich 10 Schritte vom Lager und betrachtest den Platz mit den Augen eines hungrigen

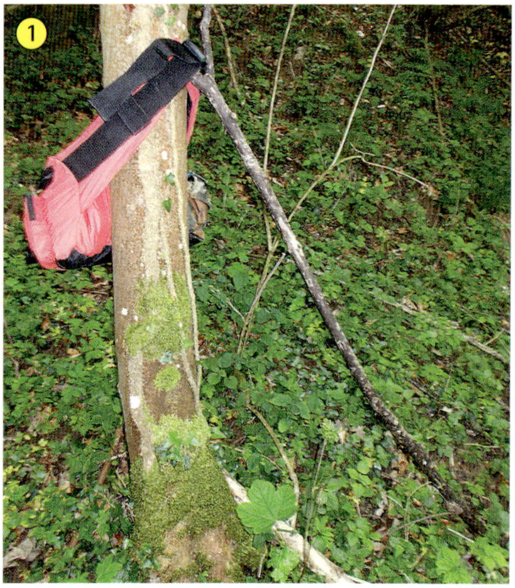
1

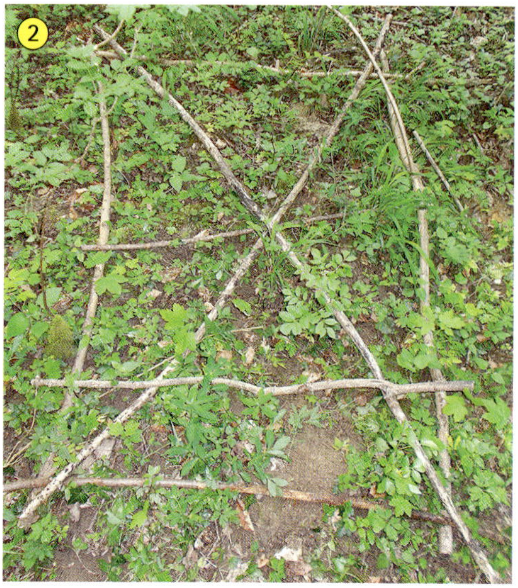
2

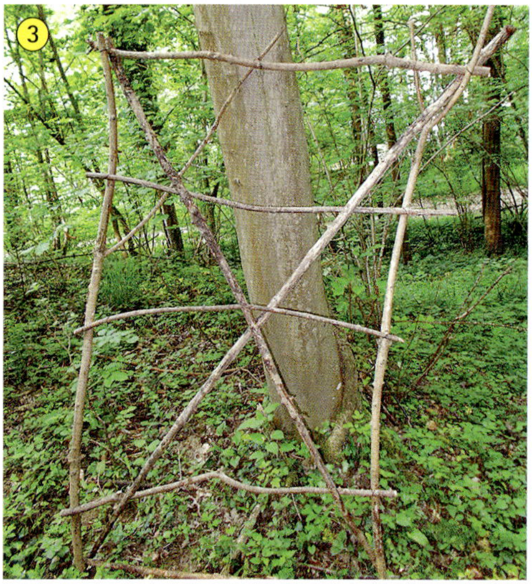
3

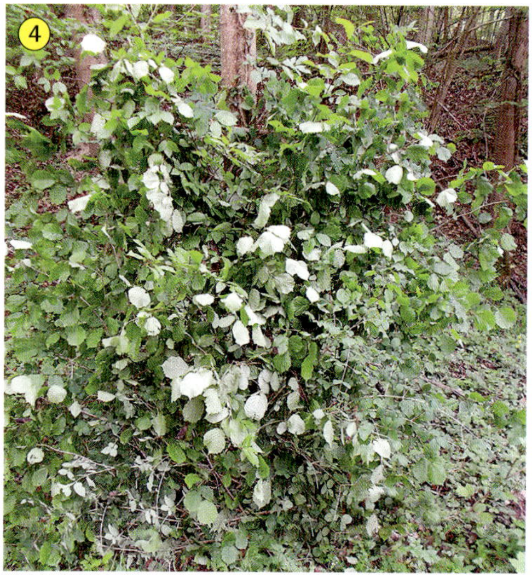
4

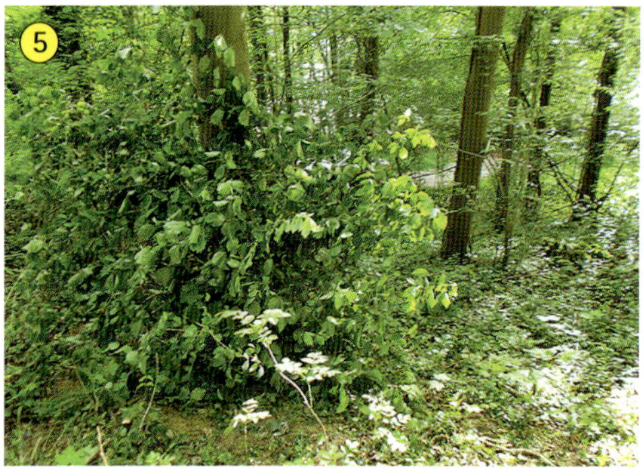
5

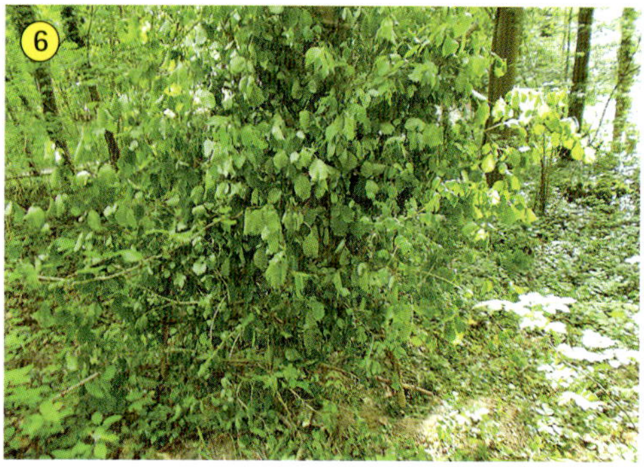
6

Banditen. Kannst du dein Lager noch ausmachen, so verbessere die Tarnung weiter.

Willst du nach einer Erkundungstour zu deinem Lagerplatz zurückkommen, so streife erst durch die nähere Umgebung und begib dich nicht direkt in dein Lager. Du könntest Verfolger haben, oder zufällig in der Nähe verweilende Personen könnten so dein Lager leicht ausmachen. Ebenso kann es sein, dass dein Lager während deiner Abwesenheit von anderen Personen entdeckt wurde und diese sich noch darin aufhalten. Eine Konfrontation wäre in diesem Moment zu gefährlich, denn die »Finder« wollen ihr neues Gut nicht wieder hergeben oder teilen, und du willst vielleicht nichts abgeben. Erst wenn du absolut sicher sein kannst, dass niemand dich oder dein Lager entdeckt hat oder entdecken kann, gehst du hinein. Befanden sich auffällige Personen in der Umgebung des Lagers, so packe umgehend ein und verlasse die Gegend. Baue dein Lager an anderer Stelle neu auf.

Beachte also:

- keine großen einfarbigen Flächen (außer die Umgebung gibt dies her)
- Struktur muss der Umgebung entsprechen
- keine klaren Linien
- keine bekannten Konturen
- keine schnellen Bewegungen
- maximal taktisches Feuer.

Flucht-Verteidigungseinrichtung

In der Regel ist es besser, du gehst einer offenen Konfrontation aus dem Weg. Manchmal ist dies aber nicht möglich, weil du vielleicht von deinem Gegenüber zur Konfrontation gezwungen wirst oder ansonsten alles verlieren könntest. Zur Flucht-Verteidigungseinrichtung gehören alle Verteidigungsbereiche, ob du auf dem Marsch oder im Biwak bist. Es ist durchaus möglich, dass du dich nicht nur gegen Personen, sondern auch gegen Tiere zur Wehr setzen musst. Es ist keine schlechte Idee, wenn du dir einen Speer baust, ob für im Biwak oder auf einer Wanderung. Dazu schneidest du einfach einen etwa 4 cm dicken und 1,80 bis 2 m langen Stock und spitzt ihn auf einer Seite an. So hast du einen Wanderstock und eine gute Möglichkeit zur Abwehr von Mensch und Tier.

- **Im Biwak:** Die Gefahr des Kontakts mit Wildschweinen ist in vielen europäischen Wäldern gegeben. Auch werden wieder vermehrt Bären und Wölfe angesiedelt. Eine hungrige Hundemeute sollte von alleine marschierenden Personen niemals unterschätzt werden.

  Dies sind aber dann auch schon alle Tiere, vor denen du dich in Mitteleuropa in Acht nehmen solltest. Am bedenklichsten sind Wildtierkontakte, wenn diese Junge (Frischlinge, Welpen) haben oder wenn du in die Nähe ihrer Lagerstätte kommst. Hast du dein Biwak bereits aufgebaut, so ist die Gefahr, mit dem Zelt in die Nähe eines Lagers zu kommen, weniger gegeben. Wärst du in die Nähe eines solchen gekommen, dann hätten sich die Tiere schon längst gezeigt und Abwehr- oder Angriffsposition bezogen. Überraschungen kann es aber noch geben, wenn Wildtiere hungrig sind und in deinem Biwak Fressbares wittern. Lass also keinerlei Lebensmittel offen herumliegen und bringe die Reste weit genug vom Biwak weg. Ebenso sollten Exkremente in ausreichendem Abstand zum Biwak vergraben werden.

  Sollte sich dennoch einmal ein Tier aus Neugier in dein Biwak verirren, so ist es in der Regel nicht auf Mord an einem Menschen aus. Hat dein Zelt einen zweiten Ausgang, so zieh dich langsam und leise, das Tier immer im Auge behaltend, zurück. Wenn es keinen zweiten Ausgang gibt, kannst du mit deinem Messer eine Öffnung in dein Zelt schneiden und den Rückzug antreten. Ist dies nicht möglich, so kannst du dir Vorteile verschaffen, indem du dich groß machst und sehr laut wirst; gleichzeitig solltest du dich aber auch zurückziehen, um keine Abwehrreaktion des Tieres zu provozieren. Der Schreckeffekt führt dann in der Regel zur instinktiven Fluchtreaktion.

Sei dir dessen bewusst, dass du mit deinem Messer keinerlei Chance gegen die genannten Wildtiere hast, ohne Verletzungen davonzukommen. Hast du eine Armbrust oder eine Schreckschusspistole dabei, so sieht deine Position schon wieder anders aus. Mit der Armbrust musst du versuchen, das Tier zu töten, da ein verwundetes Tier sehr aggressiv werden kann. Hast du dein Pfefferspray, besser deine Pfefferpistole korrekterweise einsatzbereit neben dir liegen, so kann dieses nun zum Einsatz kommen. Mit einem Schuss aus der Schreckschusspistole kannst du das Tier erschrecken, es wird die Flucht ergreifen. Bedenke aber dass solch ein Schuss auch andere Menschen auf dich und dein Lager aufmerksam machen kann. Hast du nur einen Bogen mit im Zelt, so sieht deine Position nicht sehr gut aus. Ein Bogen braucht mehr Platz als im Zelt vorhanden ist. Um früh genug vor anrückenden Tieren oder Personen gewarnt zu werden, solltest du verschiedene Stolperfallen und Auslösefallen um dein Biwak herum platzieren. Oft ist das Auslösegeräusch einer solchen Falle schon ausreichend, um Tiere und Personen in die Flucht zu schlagen.

- **Auf dem Marsch:** Selbstverständlich kannst du auch auf deinem Marsch mit einem der genannten Tiere (Wildschwein, Wolf, Bär, Hund) in Kontakt kommen. Aufgrund von Jungtieren, Tollwut, vorliegender Verletzung oder Hunger können die Tiere aggressiv sein. Hast du deine Ausrüstung wie empfohlen zusammengestellt und trägst sie auch so wie hier im Buch empfohlen, so steckt dein Pfefferspray am Bereitschaftsgürtel oder am Tragegurt deines Rucksacks. Setze es bedenkenlos und sofort ein. Warte nicht, wie sich das Verhalten des Tieres entwickelt. Verlasse danach den Ort umgehend und bringe Distanz zwischen dich und das Tier.

  Bei einem Angriff durch einen Menschen ist es dir laut Gesetz nicht erlaubt, das Pfefferspray anzuwenden. Kannst du dich durch Flucht nicht entziehen, so lege sofort deinen Rucksack ab. Hier zeigt sich, wie wichtig es ist, den Rucksack durch Öffnen weniger Schnallen schnell ablegen zu können. Nun zeigt sich, ob du ausreichende Selbstverteidigungskenntnisse und -fertigkeiten hast oder nicht. In erster Linie stehen dir deine Fäuste und Hände zur Gegenwehr zur Verfügung. Ein Schlüsselbund in der Faust, jeden Schlüssel einzeln zwischen den Fingern durchgeführt, ist eine hervorragende Abwehrwaffe und sehr effektiv. Bist du laut Empfehlungen dieses Buches korrekt ausgerüstet, so trägst du zwei Abwehrnadeln in Hemdkragen oder -revers. Mit diesen kannst du dich recht gut verteidigen, da eine Nadel ziemlich schnell und leicht durch die Schichten der Kleidung deines Gegenübers geht und gut Schmerzen erzeugt. Auch freut sich dein Angreifer nicht, wenn er eine deiner Abwehrnadeln im Auge stecken hat. Eine weitere recht effektive Waffe stellen angespitzte, ca. 20 – 30 cm lange Stöckchen (Kubotan) dar. Mit diesen kannst du deinem Angreifer deutlich wehtun. Selbst mit einem Kugelschreiber mit ausgefahrener Spitze kannst du deinem Angreifer erhebliche Pein verschaffen. Solcherart Waffen werden generell entweder gegen die Rippenseiten oder in den Weichteilbereichen (Hals, Ohren, Augen, Gesicht, Bauch, Genitalien) eingesetzt. Stöcke oder Stift lassen sich auch prima wie ein Messer halten und von oben nach unten oder umgekehrt zustoßen, das tut weh. Für solche Aktionen kannst du alles verwenden, was sich gut in der Hand halten lässt und eine Spitze aufweist. Kennst du die Schmerzpunkte (Selbstverteidigungstraining), so kannst du mit solchen kleinen »Waffen« deinen Angreifer sehr leicht in die Knie zwingen und außer Gefecht setzen. So weit bewegst du dich im derzeitigen gesetzlichen Rahmen. Sollten deine persönlichen Möglichkeiten nicht ausreichen und ist deine körperliche Unversehrtheit in Gefahr, so lässt der Gesetzgeber (§227 BGB) zu, dass du dich in Notwehr mit allen gebotenen Mitteln verteidigst. Laut §42a WaffG gehören Schlagstöcke nicht zu den Selbstverteidigungsmöglichkeiten und dürfen nicht mitgeführt werden. Jeglicher Angriff deinerseits kann rechtliche Folgen haben.

Bitte beachte: Verteidigen, nicht angreifen!

Solltest du nicht so der Typ für Selbstverteidigung sein, so nutze den Moment der Überraschung. Wirf deinem Angreifer einfach irgendetwas ins Gesicht. Dies kann ein Päckchen Papiertaschentücher, etwas Kleingeld, ein Etui oder Ähnliches sein. Am wirkungsvollsten ist eine Handvoll Kleingeld. Nutze die Verwirrung deines Angreifers und flüchte vom Ort des Geschehens. Ziel ist es nicht, den Angreifer zu verletzen oder gar zu töten, Ziel ist es, selbst möglichst unverletzt aus der Gefahrensituation zu entkommen.

22.2 Depot

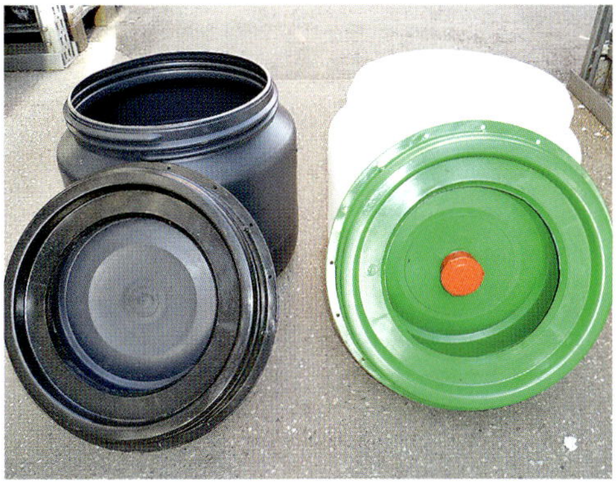

Wie im Abschnitt **»Reiseplan«** bereits geschildert, ist es vielleicht erforderlich, Depots anzulegen, um ein zuvor geplantes Ziel zu erreichen. Bei der Planung musst du unbedingt davon ausgehen, dass der zurückzulegende Weg ausschließlich zu Fuß bewältigt werden muss. Hast du wider Erwarten ein Fahrzeug zur Verfügung, umso besser. Planst du aber deine Reise mit einem Fahrzeug, so bist du darauf angewiesen, dass das Fahrzeug zu 100 % funktioniert. Da dies im Extremfall mit hoher Wahrscheinlichkeit nicht so sein wird, bist du aufgeschmissen, wenn dein nächstes Depot noch 80 Kilometer vor dir liegt und du auf den Inhalt zeitnah angewiesen bist. Der Vorteil eines Depots liegt in der Tatsache, dass du in deinem Rucksack nicht immer alles für alle möglichen Situationen mitschleppen musst. Weithalstonnen für das Anlegen eines Depots bekommst du in den Größen 30 (wie hier im Bild; am gebräuchlichsten), 60 und 120 Liter. Mit 30 Litern kosten sie mit dichtem Deckel knapp über 20 Euro (2015). Achte darauf, dass deine Tonnen lebensmittelecht sind. Es spielt keine Rolle, ob du dich für eine weiße oder schwarze Tonne entscheidest. Die Tonne wird eh vergraben und ist nicht dem UV-Licht der Sonne ausgeliefert. Beachte zum Thema Depot auch den Abschnitt 12.5 »Rohrbomben« in diesem Buch.

Außer natürlich einem Nachschub an Lebensmitteln und Wasser können in solch einem Depot auch Dinge untergebracht werden wie:

- etwas trockenes Brennholz
- trockener Zunder
- Funkgerät
- etwas zu lesen
- Kleidung für spezielle Witterung in dieser Umgebung (heiß/kalt)
- eine zusätzliche Decke
- etwas Landeswährung
- Sprachführer
- Werkzeuge
- Waffen
- Spiele etc.

Auch können weitere topographische Kartenabschnitte in dem Depot untergebracht werden. Hast du zum Beispiel drei verschiedene Notfallziele in verschiedenen Richtungen geplant, so ist es kaum möglich, für alle Routen topographische Karten im Rucksack mitzunehmen. So viele Karten wären zu schwer und würden zu viel Platz in Anspruch nehmen.

Kannst du letztendlich die ganze Strecke doch mit dem Auto hinter dich bringen und brauchst das Depot überhaupt nicht – auch gut. Jedenfalls hast du das Depot, falls du es benötigst; es kann dein Leben retten. Ein Depot legst du vorzugsweise in Weithals-Kunststofftonnen an. Diese sind normalerweise luft- und wasserdicht, und deine Lebensmittel/Ausrüstung sind bestens geschützt.

Wo unterbringen?

Kennst du die maximal mögliche Strecke, die du mit dem Rucksack auf dem Rücken und den mitgenommenen Lebensmitteln zurücklegen kannst, dann weißt du schon, in welchem Gebiet auf deinem Weg du ein Depot schaffen musst. Solche Informationen erhältst du durch entsprechende Trainingsmärsche. Ist das Gebiet festgelegt, so ist noch kein geeigneter Platz gefunden. Natürlich wäre der beste Platz der, welcher dein Eigentum ist. Solltest du in der festgelegten Gegend eine Ferienwohnung oder ein Grundstück haben – prima. Genau da wäre dein Depot richtig aufgehoben und relativ sicher vor dem Zugriff anderer. Da du wohl eher nicht so viele Wohnungen und Grundstücke hast, musst du dir etwas einfallen lassen.

Weithals-Kunststofftonnen lassen sich bestens auch unter der Erde lagern. Da sie luft- und wasserdicht sind, besteht keine Gefahr der Verrottung oder des Verderbens von Lebensmitteln. Das Vergraben der Depottonnen oder »Rohrbomben« muss natürlich unbemerkt von anderen Personen ablaufen. Verwendest du 30-Liter-Tonnen, so ist das zu schaffende Erdloch in recht kurzer Zeit hergestellt. Die Depottonne sollte in jedem Fall ca. 50 cm unter der Oberfläche eingegraben werden, um einigermaßen sicher zu sein. Buddelnde Tiere würden ansonsten vielleicht deine Depottonne schnell freilegen, neugierige Passanten dann den Rest besorgen. Suche dir eine markante Stelle aus wie z. B. am Rand einer Lichtung, am Fuß eines großen Felsens o. Ä. Verbirg die Depottonne nicht in einem verlassenen Gebäude und vergrabe sie auch nicht in der direkten Nähe eines solchen. Verlassene Gebäude werden gerne und oft durchsucht. Wird das Gebäude abgerissen, um neu aufgebaut zu werden, so ist dein Depot vielleicht verloren.

Hast du den geeigneten Platz gefunden, um die Depottonne zu vergraben, so präge dir die Stelle genau ein. Mache anschließend ein oder zwei Bilder von der Stelle, eine möglichst genaue Beschreibung und bewahre diese auf. Sechs oder sieben Jahre später (oder mehr) kannst du dich vielleicht nicht mehr so genau erinnern; vielleicht wurde die Topographie des Geländes verändert. Je genauer du die Stelle dokumentiert hast, umso eher kannst du dein Depot wieder finden. Bedenke auch, dass du vielleicht eine andere Person mit dem Auffinden des Depots beauftragen musst.

Beachte bei einem Depot die Regeln der Redundanz – verlass dich niemals darauf, dass du das angelegte Depot in jedem Fall auch nutzen kannst. Vielleicht wurde es durch andere Personen inzwischen gefunden und geplündert. Vielleicht haben sich Wildtiere zu deinem Depot durchgewühlt und sich mit dem Inhalt auseinandergesetzt. Für ein Depot gelten dieselben Redundanzregeln wie für alle anderen wichtigen Ausrüstungsteile.

22.3 Fluchtdomizil

Mit genügend Kleingeld kannst du dir ein Fluchtdomizil in einer ansonsten verlassenen und menschenleeren Gegend einrichten. Eine andere Möglichkeit besteht darin, dass du dir mit anderen Vorsorgern zusammen ein Fluchtdomizil einrichtest. Auch hier gilt: **Der Einzelne ist stark – die Gemeinschaft ist stärker!**

In einer ansonsten menschenleeren Gegend, also auch ohne jegliche Industrie oder Gewerbe in weiter und weitester Umgebung, kannst du evtl. etwas mehr Schutz vor Pandemien oder chemischer Verseuchung erzielen. Solch ein Fluchtdomizil geht aber ins Geld, der Preis eines Eigenheims kann durch ein Fluchtdomizil locker erreicht werden. Es soll gut gesichert und dennoch auf Autarkie aufgebaut sein. Die lange Versorgung mit Trinkwasser, Energie, Heizung, medizini-

scher Hilfe und Nahrung sollte in jedem Fall gewährleistet sein. Als Vorteil kann es angesehen werden, wenn das Fluchtdomizil die Möglichkeit bietet, eine nachhaltige kleine Landwirtschaft aufzubauen. Es gibt natürlich schon einen Unterschied, ob du dein Fluchtdomizil im heißen Südamerika, im feucht-kalten China oder eher im kalten Kanada einrichten willst. Immer mehr Leute legen sich in Kanada (Nova Scotia) ein Grundstück zu, um dort ihr Fluchtdomizil aufzubauen.
Je nach dem Ort deines geplanten Fluchtdomizils musst du den Reiseweg, die Reisemöglichkeiten und die Reisezeit berücksichtigen. Ein nicht unwichtiger Punkt ist die Frage, ob du dein Fluchtdomizil im Notfall auch ausschließlich zu Fuß erreichen kannst. Sollte dies nicht der Fall sein, so begib dich rechtzeitig auf den Weg dorthin, bevor du vielleicht keine hierzu erforderliche Zug-, Bus-, Flugzeug- oder Schiffsverbindungen mehr erhalten kannst.
Kannst du dein Fluchtdomizil auch ausschließlich per Fußmarsch erreichen, so musst du die Strecke als dein Trainingsziel ansehen. Trainiere diese Strecke, um sie mit völlig autarker Ausrüstung und ausschließlich zu Fuß zurücklegen zu können. Reichen die im Rucksack mitzunehmenden Lebensmittel nicht für die ganze Strecke aus, plane entsprechende Depots (siehe Absatz 22.2 »Depot«) entlang der Marschstrecke. Sieh dir zum Thema Fluchtdomizil auch die Informationen im Abschnitt 10.1 »Sicherer Ort« an.

23 CHECKLISTEN

Zuerst findest du hier Checklisten für Bereiche, die sowohl Indoor wie auch Outdoor eine große Bedeutung für dich haben können. Im zweiten Abschnitt folgen Checklisten für Indooranforderungen, und im letzten Schritt sollen dir die Checklisten deinen Outdooraufenthalt so lebenswert wie möglich machen. Die hier aufgeführten Checklisten sind nicht »in Stein gemeißelt«, passe sie an deine Gegebenheiten und Bedürfnisse an.

23.1 In- und Outdoor-Hilfsmittel

Die hier vorgestellten Abschnitte bauen aufeinander auf, du kannst also frei nach deinen Ideen oder deinem Geldbeutel deine Sicherheitsausrüstung zusammenstellen und vielleicht mit der Zeit erweitern. Entscheide selbst, ob der Bereich »Baumaterial« und/oder »ABC-Ausrüstung« für dich sinnvoll erscheint. Das Hab-und-Gut-Päckchen stellt die erste Stufe der Vorbereitung dar, also quasi die Grundvoraussetzung für alle folgenden Schritte.

Hab-und-Gut-Päckchen

Hab-und-Gut-Päckchen (HUGP)

Gescannt und fotografiert:

- ☐ Geburtsurkunde
- ☐ Familienstammbuch
- ☐ Heiratsurkunde
- ☐ Rentennachweise
- ☐ Führerscheine
- ☐ Kfz-Briefe
- ☐ Qualifikationsnachweise
- ☐ Versicherungspolicen
- ☐ Krankenkasse
- ☐ Rentenbescheide
- ☐ Wertpapiere
- ☐ Depots
- ☐ Sparbücher
- ☐ Kontodaten
- ☐ Kreditkartendaten und -sperrnummern
- ☐ Kennwörter und Zugangsdaten für die verschiedenen Bereiche wie Internet, Mail etc.
- ☐ Organspendeausweis
- ☐ Patientenverfügung
- ☐ Testament
- ☐ Bilder deiner Wohnung
- ☐ Bilder deiner Wertgegenstände, Möbel, Schmuckstücke und Münzen
- ☐ Kaufquittungen aller Möbel, Wertgegenstände, Münzen und Schmuckstücke
- ☐ Bilder deiner Fahrzeuge
- ☐ Liste von Freunden, Familienangehörigen, Bekannten mit kompletter Adresse UND Telefonnummer
- ☐ Bilder von Familienangehörigen

ABC-Box

ABC-Box

- ☐ FFP3 Maske für Staubpartikel (oft nicht ganz dicht)
- ☐ Vollmaske mit Partikelfilter, Zivilschutzfilter und Reaktorfilter
- ☐ Kaliumiodid-Tabletten
- ☐ Einmalanzug mit angeschnittener Kopfhaube
- ☐ Gummihandschuhe (Chemie)
- ☐ Gummistiefel
- ☐ Panzertape (Arme und Beine abdichten)
- ☐ Augenspülflasche (Partikel und Chemikalien)
- ☐ Geigerzähler, der auch Gammastrahlung messen kann
- ☐ Dosimeter
- ☐ 100 g Borax

Medizinboxen

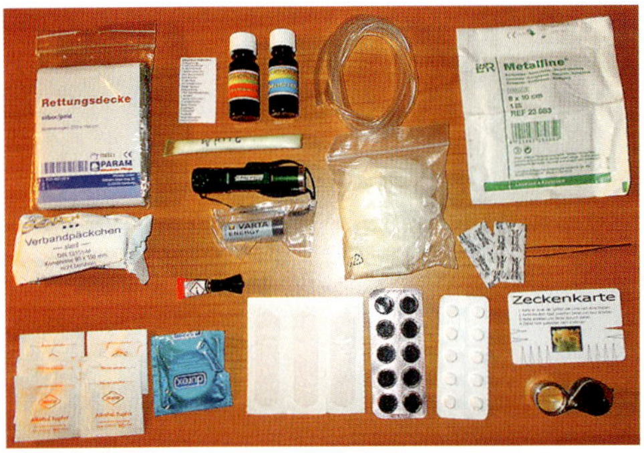

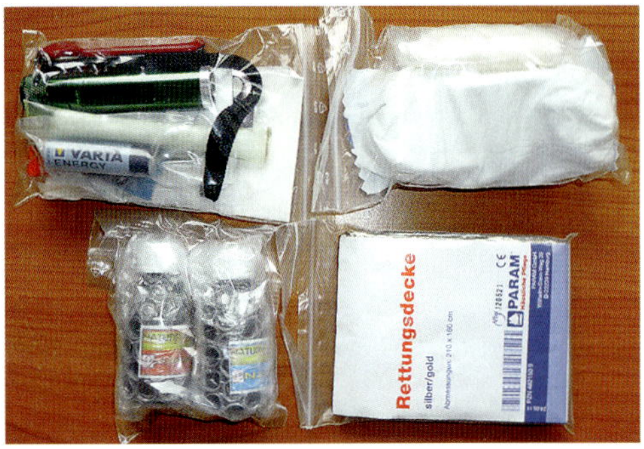

Max Mustermann
22.04.1953
Muster Straße 25
79591 Musterhausen
Tel.: 000333444
E-Mail: muster@gmx.de

Tel.-Bruder:
0033449922
Tel.-Schwester:
0987654321

Blutgruppe: A Rh–

Allergien:
- Hausstaub
- Gräser
- Blüten

Sonstige Krankheiten:
- keine

Medikamente:
- keine

Mini-Medizinbox (Körperkit)

Die abgebildete Mini-Medizinbox passt in vier kleine Zipp-Beutel und diese wiederum leicht in den Bereitschaftsgürtel oder eine der Beintaschen.

- ☐ Notfall- und Kontaktinfo
- ☐ 2 × Rasierklinge
- ☐ 1 × Sekundenkleber
- ☐ 3 × Wundverband (Pflaster)
- ☐ 1 × Beatmungstuch
- ☐ 1 Brandwundenauflage mit Aluminiumfläche
- ☐ Wunddesinfektionsmittel
- ☐ 4 × Alko-Pads (schnelle Desinfektion)
- ☐ 10 × Schmerzmittel (Diclofenac 75)
- ☐ Steriler Verband
- ☐ Rettungsdecke
- ☐ 1 Paar Latexhandschuhe
- ☐ 1 Kondom
- ☐ 1 kleine LED-Lampe
- ☐ 10 Kohletabletten
- ☐ spitze Pinzette (Splitterpinzette)
- ☐ Zeckenkarte
- ☐ 1 Wattestick (siehe Strohhalmbehälter)
- ☐ Staubinde (1 m Silikonschlauch)
- ☐ Vergrößerungslupe
- ☐ evtl. erforderliche persönliche Medikamente
- ☐ Desinfektionsmittel

Medizinbox (Rucksackkit)

- ☐ 4 × steriles Skalpell
- ☐ weitere 7 × Wundverband (Pflaster) in verschiedenen Größen
- ☐ weiterer Sekundenkleber
- ☐ Antibiotikum Streptomycin
- ☐ 5 Wundkompressen 10 × 10 cm
- ☐ sterile Brandwundenauflage
- ☐ 2 Elastikbinden
- ☐ 100 ml geeignetes Desinfektionsmittel
- ☐ weitere 3 Kondome
- ☐ weitere 20 Kohletabletten
- ☐ weitere 40 Schmerztabletten (Diclofenac 75)
- ☐ Mebendazol (Parasitenkur)
- ☐ 1 weitere Rettungsdecke
- ☐ Dreiecktuch
- ☐ 90-ml-Klistierball
- ☐ 1 Pack Watte
- ☐ sterile chirurgische Nadel mit nichtauflösendem chirurgischem Faden
- ☐ 1 Nadelhalter
- ☐ 4 × 5 ml sterile Einmalspritze
- ☐ 4 × 20 ml sterile Einmalspritze
- ☐ 10 × sterile Kanüle für Einmalspritzen
- ☐ weitere 4 Paar Latexhandschuhe
- ☐ Brand- und Wundgel
- ☐ flache Pinzette
- ☐ Nagelknipser/Nagelschere

Erweiterte Medizinbox (OP-Kit)

- ☐ 1.000 ml geeignetes Desinfektionsmittel
- ☐ weitere 5 sterile chirurgische Nadeln mit nichtauflösendem chirurgischen Faden
- ☐ weitere 10 sterile Skalpelle
- ☐ 1 weiterer Nadelhalter
- ☐ Infusionsbesteck, 2 × Infusionsbehälter
- ☐ 10 sterile Braunülen
- ☐ 5 weitere Brandwundenauflagen mit Aluminiumfläche
- ☐ Beatmungsmaske
- ☐ weitere 10 sterile Einmalspritzen 5 ml mit Kanüle
- ☐ weitere 10 sterile Einmalspritzen 20 ml mit Kanüle
- ☐ 1 Karton Latexhandschuhe
- ☐ 3 OP-Tücher, 5 kleine Tücher
- ☐ 2 Klemmscheren (Arterienklemmen)
- ☐ 2 Venenkatheter
- ☐ 1 Wundspreizer
- ☐ Betäubungsmittel (viel)
- ☐ 2 Zahnzangen (1 × abgekröpft, 1 × gerade)

23.2 Indoor-Hilfsmittel

Hier gilt dieselbe Listenidee wie bei den anderen Checklisten in diesem Buch. Die beiden Versorgungspakete »Mini-Notversorgung zu Hause« und »Voll-Notversorgung zu Hause« bauen logisch aufeinander auf. In der Mini-Notversorgung findest du teilweise eine bestimmte Anzahl von Ausrüstungsteilen, die in der Voll-Notversorgung einfach erhöht wird. Du kannst also zuerst alle Teile aus der Mini-Notversorgung zusammenkaufen und dann, wenn du etwas mehr Geld zur Verfügung hast, die restlichen Teile bis zur Voll-Notversorgung zusammentragen.

Baumaterial und Werkzeuge

Baumaterial

- ☐ 3 Rollen Schnur
- ☐ 100 m Seil
- ☐ 5 Karabiner
- ☐ 2 Rollen Blumenbindedraht
- ☐ 1 Rolle dicker Draht
- ☐ dicke Malerfolie (zweifache Fläche aller Türen und Fenster)
- ☐ lichtdichte Folie oder Planen (einfache Fläche aller Türen und Fenster)
- ☐ je Fenster oder Türe 6 m Dachlatten
- ☐ Baubretter oder -tafeln für alle Fenster- und Türöffnungen
- ☐ je Maueröffnung (Fenster, Türe) einen Verstärkungsbalken vertikal, bei Doppeltüren/-fenstern zwei

Werkzeuge

- ☐ 1 Wasserrohrzange
- ☐ 1 Wasserpumpenzange
- ☐ 1 Kombizange
- ☐ 1 Kneifzange
- ☐ 1 Satz Schraubendreher, jeweils in Kreuz und Schlitz
- ☐ 1 Elektroprüfer
- ☐ 1 Pack Schrauben 40 mm
- ☐ 1 Pack Schrauben 100 mm
- ☐ 1 Pack Nägel 55 mm
- ☐ 1 Pack Nägel 100 mm
- ☐ 1 Hammer
- ☐ 1 Axt
- ☐ 1 Säge
- ☐ 1 Handbohrmaschine und zwei Satz Bohrer (4-, 5- und 6-mm-Bohrer fünffach)

Mini-Notversorgung zu Hause

Die Materialien sind jeweils auf eine Person bezogen. In Haushalten mit mehr als einer Person sollten die Mengen entsprechend angepasst werden.

Die Mini-Notversorgung zu Hause unterscheidet sich deutlich von der Monatstonne. Die Mini-Notversorgung zu Hause ist im Lebensumfeld integriert, wird ständig benutzt, fortlaufend erneuert, die Bestandteile unterliegen also einer ständigen Rotation. Die Mini-Notversorgung besteht teilweise aus frischen, teilweise aus verderblichen Lebensmitteln.

Mini-Notversorgung

- ☐ Bereitschaftsgürtel oder zumindest dessen Inhalt
- ☐ private Bilder
- ☐ 1 Packung feuchte Desinfektionstücher
- ☐ 1 Tube Waschmittel
- ☐ 1 Stück Seife
- ☐ 1 × Duschgel
- ☐ 1 × Shampoo
- ☐ 1 × Zahnpasta
- ☐ 1 × Zahnbürste
- ☐ 1 Kamm/Bürste
- ☐ 1 Läusekamm
- ☐ 2 Handtücher
- ☐ 1 Waschlappen
- ☐ 1 Paar Haushaltshandschuhe
- ☐ 1 Pack Tampons/Slipeinlagen
- ☐ 5 Päckchen Papiertaschentücher
- ☐ warme Jacke
- ☐ warme Hose
- ☐ warme Schuhe
- ☐ Wollmütze mit Windstopper
- ☐ lange Unterhose
- ☐ langes Unterhemd
- ☐ kleiner Kartuschen-Campingkocher und zwei Ersatzkartuschen
- ☐ 2 LED-Lampen + 3 × Batteriesatz
- ☐ Handy, Karte und Ladekabel (USB)
- ☐ Solarladegerät und Akkus
- ☐ 1 Sturmlampe + 1 Liter Petroleum oder Lampenöl
- ☐ 2 Großpackungen Teelichter mit Aluschale
- ☐ 2 dicke Kerzen
- ☐ 1 batteriebetriebene LED-Lampe (evtl. Campingleuchte)
- ☐ 2 Pack Streichhölzer + 2 Piezo-Feuerzeuge
- ☐ Feuerlöschdecke
- ☐ Dosenöffner + Korkenzieher
- ☐ Taschenmesser
- ☐ Radio (Weltempfänger) mit Batterien (evtl. auch Solar)
- ☐ 100 ml geeignetes Desinfektionsmittel
- ☐ 12 Liter Wasser/Person (Mineralwasser ist sehr lange haltbar)
- ☐ 2 Rollen Toilettenpapier + 2 Rollen Küchentücher
- ☐ 1 Flasche Reinigungsmittel
- ☐ 2 vakuumverpackte Brote
- ☐ 2 Pack Knäckebrot + 2 Pack Zwieback
- ☐ 1 Pack Haferflocken
- ☐ 2 Liter H-Milch
- ☐ 5 × Joghurt
- ☐ 2 Dosen Corned Beef
- ☐ ¼ kg Rauchfleisch/Speck
- ☐ 2 Dosen Fisch
- ☐ 3 Dosen Gemüse + 3 Dosen Obst
- ☐ 2 Pack Butter
- ☐ 12 Eier
- ☐ 2 Glas Brotaufstrich (Nusscreme, Marmelade etc.)
- ☐ 1 Liter Essig
- ☐ 7 Liter Frucht-/Gemüsesaft
- ☐ 3 Pack Spaghetti (Hartweizengrieß, hält länger)
- ☐ 3 Pack Reis (Parboiled, hat mehr natürliche Stoffe)
- ☐ 3 Pack Kartoffelbrei
- ☐ 3 Pack Trockengemüse (Linsen, Bohnen, Erbsen etc.)
- ☐ 2 kg Mehl
- ☐ 2 Pack Backpulver
- ☐ 1 Glas Kaffeeweißer
- ☐ 1 Glas Instantkaffee
- ☐ 1 Pack Tee
- ☐ 1 Liter Sonnenblumenöl
- ☐ 2 Tafeln Zartbitterschokolade (nicht Vollmilch oder Weiße)
- ☐ 5 × gerade und 1 × gebogene Nähnadel
- ☐ 2 × Sternfaden
- ☐ Armbrust + Pfeile oder Bogen + Pfeile
- ☐ Schreckschuss- und Gaswaffe für Leuchtmunition
- ☐ ausreichend Leuchtmunition etc.
- ☐ 100 g Salz
- ☐ 1 kg Zucker
- ☐ 1 Dose Pfeffer
- ☐ 1 Pack gefriergetrocknete Zwiebeln und Knoblauch
- ☐ 1 Dose Erdnüsse
- ☐ 10-Liter-Eimer (für Nottoilette) oder Campingtoilette mit 100 Ersatzbeuteln
- ☐ 100 größere Müllbeutel für in den Eimer (Nottoilette)
- ☐ 100 normale Müllbeutel
- ☐ 10 Liter Wasserkanister mit Hahn
- ☐ 5 kg lebensmittelechte Filterkohle (Granulat)

Stck	Artikel	à kcal	ges. kcal	MHD	Preis in Euro
1	Chili, im Mühlenglas	–	–	06/18	0,99
1	Dosenöffner/Korkenzieher	–	–	–	4,79
1	Satz Kleidung	–	–	–	–
2	LED-Lampen + 3 × Batteriesatz	–	–	–	30,00
2	Handtuch und Waschlappen	–	–	–	12,00
2	Stück Seife	–	–	–	1,12
2	Tuben Handwaschmittel	–	–	–	6,90
100	Teelichte mit Aluschale	–	–	–	1,95
1	mittlere Kerze	–	–	–	4,00
5	Päckchen Papiertaschentücher	–	–	–	1,00
3	Piezo-Feuerzeuge	–	–	–	0,99
1	Feuerlöschdecke	–	–	–	10,00
	Gesamt:		**83.631**		**215,19**

83.631 kcal ergeben 2.788 kcal pro Tag, 3 Liter Trinkwasser täglich sind ebenfalls vorhanden. Diese Mengen sind korrekt, um eine Person einen Monat lang autark zu versorgen.

Auf dem Bild siehst du die Tonne und alle Lebensmittel wie in der Liste aufgeführt. Es hat sich gezeigt, dass vom Volumen her eine 120-Liter-Tonne für 44,95 Euro erforderlich ist. In dieser hast du

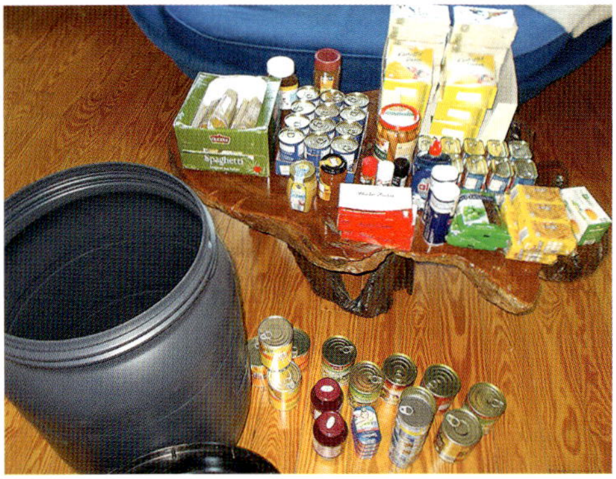

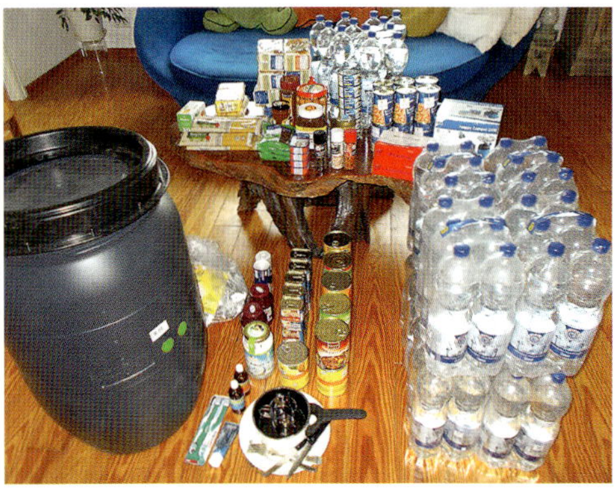

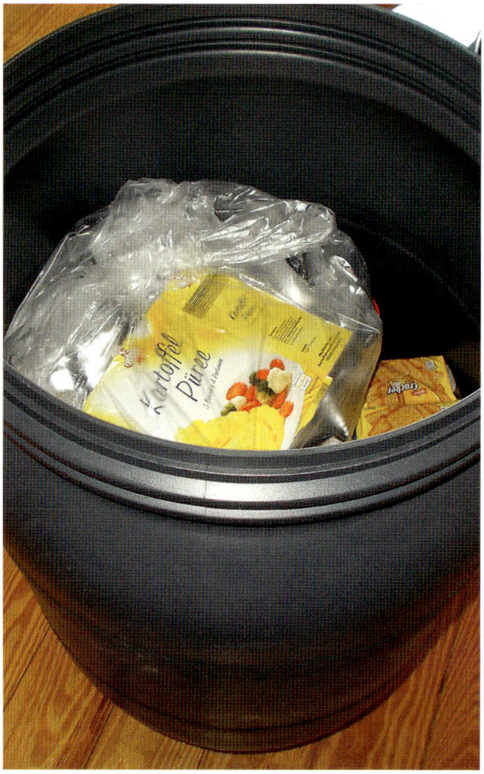

noch etwas Luft für Klamotten, wenn alle Lebensmittel in ihr untergebracht sind. Dies kannst du auch im Bild sehen. Die Kartoffelpüreebeutel wurden aus der eigentlichen Verpackung entnommen und zu je 4 Beuteln vakuumiert. Dies spart noch einmal Platz.

Nun beginnt aber das eigentliche Problem: Wo bringst du die erforderlichen 90 Liter Wasser unter? Auf dem Bild siehst du alle in der obigen Liste aufgeführten Dinge. Alle Dinge, die auf dem Tisch und in der Mitte auf dem Boden liegen, passen in die Tonne. Die Wasserflaschen auf dem Tisch und die acht großen Wasserpacks rechts im Bild haben aber keinen Platz in der Tonne. Entweder stellst du also die Wasserpacks zur Tonne dazu oder du gibst einen Wasserfilter (z. B. Sawyer Mini), 1 kg Filterkohle und einen 20-Liter-Faltwassersack mit in die Tonne. Diese haben noch Platz zwischen den Flaschen und Büchsen.

Stellst du die Monatstonne in einem SO unter, so sollte sie um einige wenige Dinge ergänzt werden, die du in der Tabelle unten findest. Im Bild sind sie bereits platziert. Der Kocher mit zwei Kartuschen steht auf dem Tisch rechts, alle anderen Dinge ganz vorne im Bild in der Mitte. Hier handelt es sich natürlich nur um ein absolutes Minimum an Zusatzartikeln. Eine Anpassung an deine Gewohnheiten sollte unbedingt erfolgen.

Ausgehend davon, dass du deinen Bereitschaftsgürtel und deinen Mini-Sicherheitsrucksack dabeihaben wirst, kannst du die Lebensmittel mittels der zusätzlichen Ausrüstung zubereiten und aus akzeptablem Geschirr essen. Zahnbürste, Zahnpasta und Desinfektionsmittel sind rein zur Sicherheit mit aufgeführt. Solltest du keinerlei weitere Ausrüstung beim Eintreffen am SO dabeihaben, so ist dadurch eine gewisse Mindesthygiene sichergestellt. Zudem kann mit dem Desinfektionsmittel organisiertes Wasser schnell und leicht entkeimt werden. Das über ein ganzes Bett zu spannende Moskitonetz kann eine große Hilfe sein.

23.3 Outdoor-Hilfsmittel

Sich im sicheren Heim aufhalten zu können, hat auch im Notfall oberste Priorität. Dies ist allerdings nicht immer möglich. Es kann erforderlich sein, das Heim kurzzeitig, für längere Zeit oder auf Dauer zu verlassen. Musst du dein Heim für Besorgungen kurz verlassen, so bist du mit dem Bereitschaftsgürtel, in dem sich auch das Survival-Kit und die Mini-Medizinbox befinden, gut bestückt. Dauert die Besorgungs-/Versorgungstour länger, so ist mindestens der Mini-Sicherheitsrucksack (BoB) erforderlich.

Stck	Artikel	à kcal	ges. kcal	MHD	Preis in Euro
1	Moskitonetz	–	–	–	12,99
1	Topf	–	–	–	–
1	Teller	–	–	–	–
1	Besteck (Messer, Gabel, Löffel)	–	–	–	–
1	Tasse/Glas	–	–	–	–
1	Gaskocher + zwei Kartuschen	–	–	–	17,95
1	Zahnbürste	–	–	–	0,65
1	Zahnpasta	–	–	–	3,20
1	50 ml Wasserdesinfektionsmittel	–	–	–	15,00
	Gesamt				**49,79**

Die 4 SZ (Sicherheits-Zonen)

1. Survival-Kit
2. Bereitschaftsgürtel
3. Notfallrucksack (BoB/INCH)
4. Depot/SO.

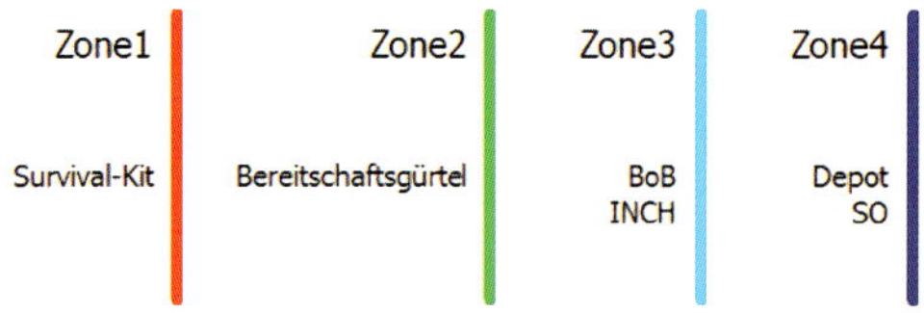

Deine Outdoor-Ausrüstung sollte in die vier genannten Sicherheitszonen aufgeteilt sein. Diese vier Sicherheitszonen sind der Grund dafür, warum jedes der einzelnen Ausrüstungs-Kits genau so zusammengestellt ist:

- **SZ1** beinhaltet Dinge, die du in keinem Fall verlieren darfst; hier ist das Survival-Kit anzusiedeln. Dieses Kit wird separiert von der anderen Ausrüstung am Körper getragen. Nichts und niemand sollte dazu in der Lage sein, dir dieses Kit abzunehmen. Es sichert dein Überleben auf unterster Stufe.
- **SZ2** beinhaltet Dinge, die dir im Extremfall abhandenkommen können. Der Bereitschaftsgürtel stellt die Ausrüstung für SZ2 dar. Bist du für eine Tages- oder Erkundungstour mit deinem Bereitschaftsgürtel unterwegs und wirst dazu gezwungen, diesen herzugeben, so hast du dein Survival-Kit immer noch am Mann und kannst ausreichend agieren. Es macht keinen Sinn, um den Bereitschaftsgürtel zu kämpfen. Lege ihn in solch einem Fall ab und wirf ihn weit weg von dir. Da es deinem Gegenüber vermutlich wichtiger ist, den Gürtel an sich zu nehmen als dir etwas anzutun, wird er von dir ablassen. Tritt sofort die Flucht an (man könnte auch sagen: »den geordneten Rückzug«). Nun begibst du dich auf direktem Weg zu SZ4.
- **SZ3** umfasst die Teile, welche du evtl. aus zwingenden Gründen freiwillig hergeben wirst. SZ3 umfasst deinen kleinen oder großen Notfallrucksack (BoB/INCH). Musst du schneller vorankommen, so kann es sein, dass du den Notfallrucksack freiwillig abwerfen musst. Evtl. wirst du überfallen. In diesem Fall wirfst du deinen Rucksack so weit es geht von dir weg, denn das Ziel des Räubers ist dein Rucksack. So kannst du evtl. die direkte weitere Konfrontation umgehen und die Flucht ergreifen. Vielleicht deponierst du aber auch deinen Rucksack im Gebüsch, um leichter beladen die nähere Umgebung zu erkunden. Nach deiner Rückkehr stellst du fest, dass sich jemand anderer deines Rucksacks bemächtigt und diesen mitgenommen hat. Du bist auch in diesem Fall nicht ohne jegliche Ausrüstung, du verfügst immer noch über Survival-Kit, Erste-Hilfe-Kit und den restlichen Inhalt deines Bereitschaftsgürtels. So stehen dir viele Optionen zur Wahl. Du kannst dich ohne Eile auf den Weg zu SZ4 machen.
- **SZ4** stellt deine Redundanz für vorher genannte Fälle dar. Musst du dein Heim nicht verlassen, so kann SZ4 hier realisiert werden; im anderen Fall muss sich ein Depot in für dich erreichbarer Nähe befinden. Ein Depot, das du zu Fuß und mithilfe deines Bereitschaftsgürtels (oder im Extremfall mithilfe deines Survival-Kits) erreichen kannst. In SZ4 kannst du dich wieder ausreichend ausrüsten. SZ4 bietet alle Ausrüstungsteile, um Wasser, Nahrung, Kleidung, Werkzeug, Schutz bereitzustellen.

Bist du dir nicht sicher, dass du SZ4 in jedem Fall zu Hause aufrechterhalten kannst, so solltest du schon im Vorfeld ein entsprechendes Depot in erreichbarer Nähe zu deinem Aufenthaltsort einrichten. Vielleicht richtest du SZ4 so ein, dass diese auf mehrere »Lager« aufgeteilt ist. Ein Lager für Kleidung, Schutz, Schlafen, Werkzeug, Feuer und ein Lager für Nahrung, Lampen und Batterien. Auf diese Weise muss nur das kleinere Lager (Nahrung) von Zeit zu Zeit auf Funktion überprüft werden.

SZ1 bis SZ3 sollten idealerweise immer voneinander getrennt getragen werden. Trägst du z. B. alle Bestandteile der SZ1 bis SZ3 zusammen in deinem Rucksack, so sind im schlimmsten Fall auch alle zusammen weg. Eine üble Sache, wenn du dich weit weg von SZ4 befindest.

Survival-Kit

Das Survival-Kit ist nicht dazu gedacht, dass du dich eine Woche lang autark und bequem in der Natur aufhalten kannst. Es beinhaltet nicht

- Erste-Hilfe-Materialien
- Schutzmaterialien
- oder andere Dinge für einen längeren Outdoor-aufenthalt.

Stattdessen hilft dir das Survival-Kit, auf der untersten Ebene Probleme zu lösen. Es ist auf die Erhaltung und Rettung deines Lebens auf minimaler Stufe ausgerichtet. Verschiedene Prepper tragen ein Survival-Kit als EDC ständig bei sich.

Du wirst demzufolge weder Wasser, noch einen Shemagh, ein Outdoor-Messer oder ein Tarp im Survival-Kit finden. Bist du unterwegs, so sollte das Survival-Kit weder im Bereitschaftsgürtel noch im Rucksack deponiert sein.

Davon ausgehend, dass dir dein Rucksack oder Bereitschaftsgürtel abhanden kommen könnten, ist das Survival-Kit so zu packen, dass es bequem in eine Oberschenkeltasche passt, wo es auch getragen werden sollte. Solltest du Rucksack oder Bereitschaftsgürtel »verlieren« (Diebstahl, Raub, Überfall, Verlust) so kannst du zumindest auf dein Survival-Kit zurückgreifen und bist nicht ganz verloren.

Hier siehst du ein Beispiel für ein Survival-Kit, wie ich es verwende. Das Kit ist so gepackt, dass es bequem in eine Tasche passt, ohne zu stören. Es wiegt gerade einmal 316 Gramm.

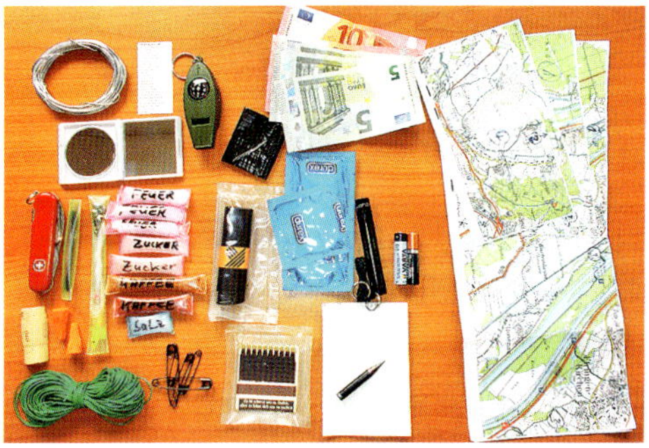

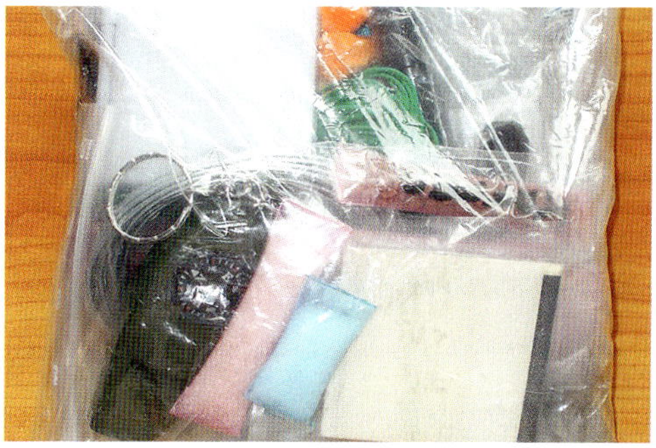

Packliste Survival-Kit

- ☐ Notfallinfos
- ☐ 50 Euro in kleinen Scheinen
- ☐ Signalpfeife
- ☐ Spiegel
- ☐ 1 eingeschweißter Streichholzpack
- ☐ 1 eingeschweißtes Piezo-Feuerzeug
- ☐ Ohropax
- ☐ Minikompass
- ☐ Minimesser mittel
- ☐ 3 Feuersticks
- ☐ 1 Nähstick
- ☐ 1 Salzstick
- ☐ 2 Zuckersticks
- ☐ 1 Angelstick
- ☐ 2 Kaffeesticks
- ☐ starker Draht
- ☐ Bleistift + Papier in wasserfest
- ☐ 16 m Paracord 1 mm
- ☐ 5 Sicherheitsnadeln
- ☐ topographische Karte(n)
- ☐ Mini-LED-Lampe + 1 × Ersatzbatterie
- ☐ etwas Panzertape
- ☐ 3 Kondome
- ☐ 1 Korken

Bereitschaftsgürtel

Der Inhalt des Bereitschaftsgürtels ermöglicht es dir, einen ganzen Tag völlig autark in der Natur zu verbringen und in dieser Zeit auch mit Unwettern klarzukommen. Durch den Inhalt des Bereitschaftsgürtels hast du etwas zu essen und Wasser dabei, kannst Schutz und Wärme erzeugen. Obendrein kannst du Verletzungen versorgen und Hilfe herbeiholen. Zu guter Letzt hast du auch Tauschmittel dabei (Geld aus dem Survival-Kit). Der komplette Bereitschaftsgürtel inklusive Survival-Kit und gefüllter Wasserflasche wiegt 4,4 kg. Auf Dauer ein nicht zu unterschätzendes Gewicht. Zum Bereitschaftsgürtel gehört die folgende Ausstattung.

Packliste Bereitschaftsgürtel

- ☐ Hab-und-Gut-Päckchen (HUGP)
- ☐ Survival-Kit
- ☐ Mini-Medizinbox
- ☐ Pfefferspray zur Hundeabwehr, griffbereit in Halterung
- ☐ Victorinox-Tool mit arretierbarer Klinge
- ☐ Outdoormesser
- ☐ 2 Abwehrnadeln
- ☐ Feuerstahl
- ☐ Fotoapparat
- ☐ wasserdichter Plastikbeutel (Zipp-Beutel)
- ☐ 16 m Paracord 2,5 mm
- ☐ Wasserfiltersystem (Sawyer Mini oder ähnlich)
- ☐ Marschkompass (evtl. Navi)
- ☐ wassergeschützte Lampe + Reservebatterien
- ☐ gefüllte Wasserflasche
- ☐ Stahlbecher mit Griff
- ☐ Handy mit Ladegerät und Karte
- ☐ Poncho (oder Regenjacke +Regenhose)
- ☐ Shemagh
- ☐ 1 Pack Papiertaschentücher
- ☐ Sonnenbrille
- ☐ für Brillenträger eine Brille in der Schutzbox
- ☐ 2 Energieriegel

Als Bereitschaftsgürtel lassen sich unterschiedliche Lösungen verwenden. Du findest solche Gürtel im Outdoorshop. Ich verwende zwei verschiedene Arten von Bereitschaftsgürteln. Den kleineren roten für Kurztouren in der näheren Umgebung, den größeren schwarzen für Eintagestouren. Der größere (Mil Tec) bietet etwas mehr Platz, bauscht sich dafür aber etwas mehr nach vorne auf. In diesem kann ich locker alle Ausrüstungsteile wie in der Liste aufgeführt, meinen Künzi-HOBO und zusätzlich ein Mittagessen unterbringen. Dadurch, dass Erste-Hilfe-Kit und Survival-Kit in Zipptüten zusammengefasst sind, ist es ein Leichtes, die paar Dinge von dem einen in den anderen Gürtel umzupacken. Wasserflasche und Messer umgesteckt, und schon ist der aktuelle Bereitschaftsgürtel einsatzbereit.

Die einzelnen Dinge sind im Bild nummeriert und aufgeführt:

1. HUGP
2. Wasserfiltersystem
3. Outdoormesser
4. Kamera + Ersatzbatterien
5. Notponcho
6. topographische Karten
7. 1-Liter-Wasserflasche
8. Trinkbecher mit Griff
9. Sonnenbrille
10. Handy + Ladekabel
11. Erste-Hilfe-Kit
12. Survival-Kit
13. Shemagh
14. Wenger Viktorinox (Tool)

15. zwei Abwehrnadeln (stecken innerhalb der Tasche, gleich hinter dem Reißverschluss, oben)
16. MagLite
17. 2 Energieriegel
18. Kompass
19. Mischmetallstab
20. 16 m × 2,5-mm-Paracord
21. Piezo-Feuerzeug
22. Papiertaschentücher

Zusatz: Für Brillenträger 1 × Brille in Sehstärke in harter Schutzbox

Hinweis: Der komplette Bereitschaftsgürtel hat etwa ein Gewicht von 4,3 – 4,5 kg, dieses Gewicht ist auch ohne entsprechendes Training zu tragen.

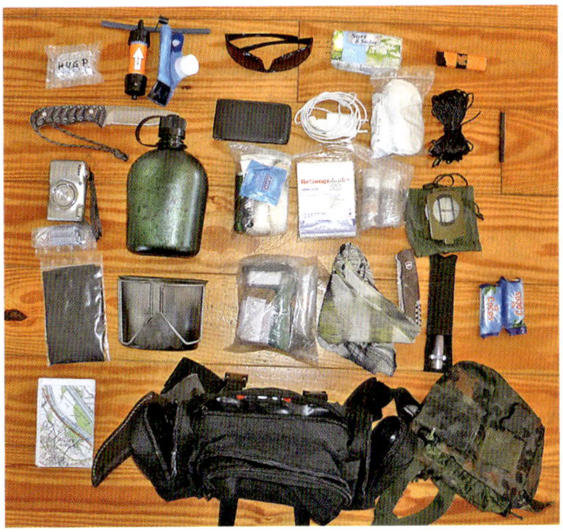

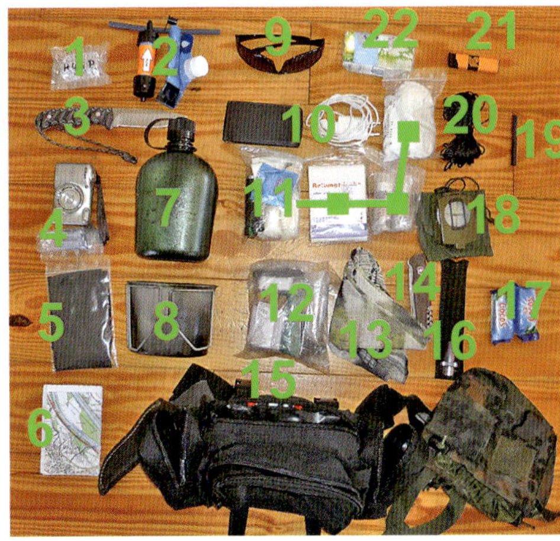

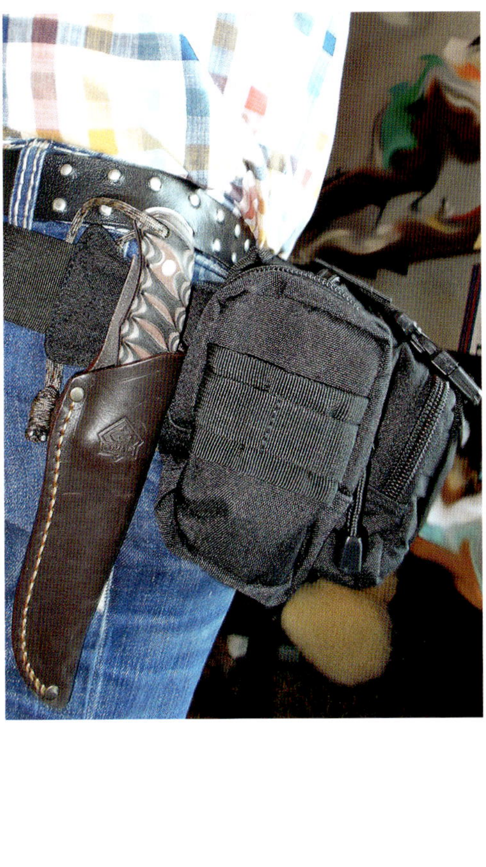

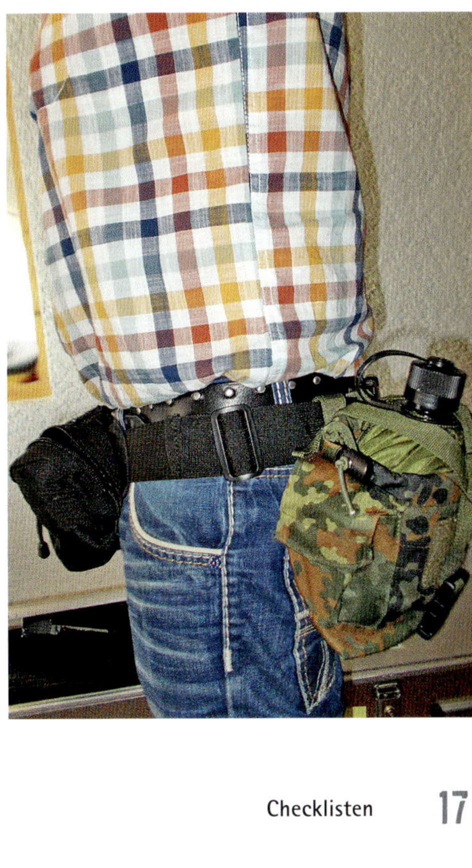

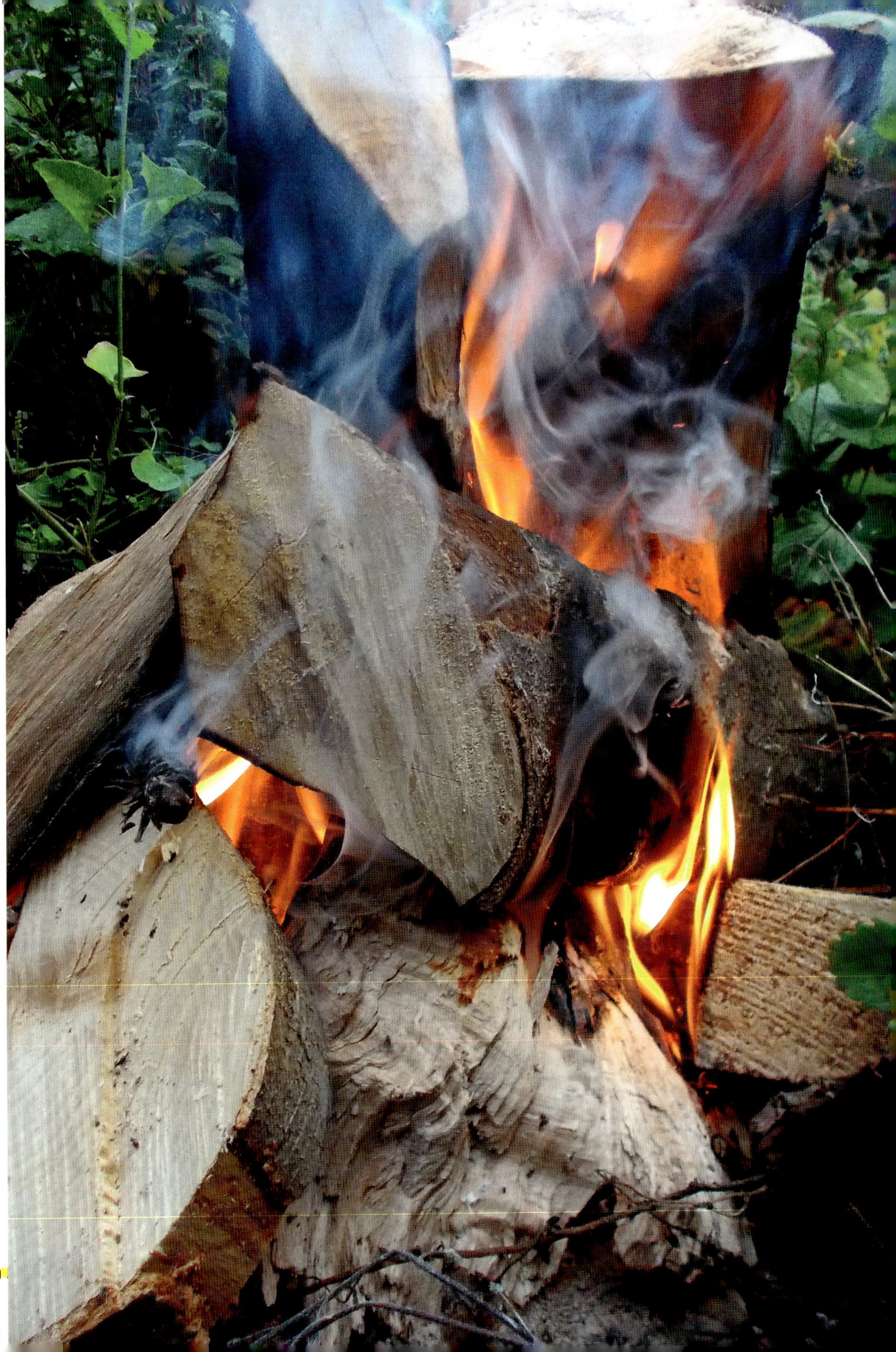

24 ZUSÄTZLICHE FERTIGKEITEN

Sollte man über die unten aufgeführten Fertigkeiten noch nicht verfügen, so ist es ratsam, sie sich anzueignen, zumindest einige davon. Solange in unserer V-V-Z alles ruhig ist, kann frisch und fröhlich gelernt werden, was das Herz begehrt. Im Notfall kann es dafür zu spät sein.

- **Fremdsprachen (Englisch, Spanisch, Französisch, Italienisch, Russisch):** Alle Sprachen zu erlernen, ist in kurzer Zeit nicht möglich. Eine Fremdsprache zu erlernen soll in deinen Alltag integrierbar sein, aber deinen Alltag nicht beherrschen. Such dir die Fremdsprache aus, welche du am wahrscheinlichsten benötigen wirst. Soll dich deine Flucht in den Süden, Richtung Italien, führen, so sollte natürlich Italienisch die erste Wahl sein. Ist dein Fluchtziel Kanada, so hast du die Wahl zwischen Englisch und Französisch. Kanada hat zwei Amtssprachen. Ist hingegen die Balearenhalbinsel oder Südamerika dein Ziel, so bist du mit Spanisch besser dran. Hast du kein Fluchtziel, weil du eine Flucht erst gar nicht in Erwägung ziehst, so kann dir Englisch evtl. sehr weiterhelfen.
- **Erste-Hilfe-Kurs:** Einen-Erste-Hilfe-Kurs zu absolvieren, gehört heute nicht mehr zu den exotischen Dingen. Um den Führerschein zu erhalten, musst du einen solchen Kurs nachweisen, der innerhalb der letzten 24 Monate absolviert wurde. Viele Firmen trainieren ihre Belegschaft einmal jährlich in Erste-Hilfe-Techniken. Absolviere alle zwei bis vier Jahre einen Erste-Hilfe-Kurs, um ständig up to date zu sein.
- **Notfallversorgung extrem:** In den normalen Erste-Hilfe-Kursen lernst du die grundlegenden Dinge der Ersten Hilfe. Die Kurse sind auf der Tatsache aufgebaut, dass innerhalb von 10–20 Minuten nach Unfallauftreten ein Notarzt oder Rettungswagen vor Ort sein wird. Kann kein Notarzt oder Rettungswagen zum Unfallort kommen und kannst du den Verletzten nicht in ein Krankenhaus bringen, so musst du schwere Notfälle selbst behandeln können oder jemanden bei dir haben, der dies kann. Das Leben des Verletzten oder gar dein eigenes kann in Gefahr sein, wenn niemand die Verletzung behandelt. Es ist vielleicht erforderlich, ein Bein abzunehmen, damit der Verletzte nicht stirbt. Erkundige dich nach Kursen dieser Art und besuche diese.
- **Wunden nähen:** Der »Bereich Wunden« nähen gehört eigentlich zum vorherigen Bereich »Notfallversorgung extrem«, kann aber durchaus auch separat erlernt werden. Es dürfte sicherlich viel öfter der Fall sein, dass eine Wunde vernäht als dass ein Bein amputiert werden muss. Obwohl es nicht allzu schwer ist, eine Wunde zu nähen, trauen sich viele Leute nicht an diese Thematik heran. Die Haut ist ein Organ, das unbedingt geschlossen sein muss, um den Körper vor Angreifern (Bakterien) zu schützen. Lediglich die physiologisch erforderlichen Öffnungen müssen frei bleiben (Mund, Nase etc.). Diese Tatsache trifft schon auf kleine Wunden zu, natürlich auch auf große. Einige Wunden lassen sich verkleben – lass dir die Techniken zeigen. Sekundenkleber lässt sich z.B. ganz hervorragend verwenden, um eine Wunde zu verkleben. Dazu muss sie aber vorher zu 100 % sauber gemacht werden. Manchmal (siehe Wildtierbiss) ist es jedoch besser, die Wunde offen oder zumindest teiloffen zu lassen, um von innen heraus den Heilungsprozess zu unterstützen. **Wichtig:** Wunden zu nähen oder zu verschließen muss vorher unbedingt geübt werden. Extrem sauberes Arbeiten ist bei dieser Tätigkeit immens wichtig.
- **Schwimmtraining:** Es mutet vielleicht seltsam an, aber sehr viele Erwachsene in Deutschland können nicht schwimmen. Um es genau zu sagen:

sogar ein Viertel der Bevölkerung. Das bedeutet, dass es alleine in Deutschland 20 Millionen Nichtschwimmer gibt. Die Tendenz ist steigend, da nicht einmal jedes zweite Kind die Grundschule mit Schwimmkenntnissen verlässt. Solltest du noch nicht schwimmen können, so setze dies mit an oberste Stelle der zu erlernenden Fertigkeiten. Schwimmenkönnen ist ein MUSS im Notfall.

- **Angeln/Fischen:** Angeln oder Fischen darf man nur, wenn man eine Erlaubnis hat. Begehe nicht den Fehler zu wildern. Eine Angelkarte kostet nicht viel, vielleicht wirst du Mitglied in einem Angelverein. Dort kannst du außer Anglerlatein auch viele Tipps zur richtigen Durchführung erhalten. Angeln ist kein Hexenwerk – hast du es vorher erlernt, so kannst du dich auf die Fertigkeiten im Notfall verlassen.
- **Knotentechniken:** Mit etwas Glück kann jeder ein Seil irgendwie zusammenwurschteln, bis ein Knoten hält. Soll ein Knoten aber dein Körpergewicht über einem steilen Abhang oder deine wertvolle Ausrüstung zuverlässig halten, so muss er auch sicher sein. Nicht nur dass der Knoten sicher sein sollte, er sollte sich nach Gebrauch auch wieder einwandfrei lösen lassen, da du nur ein Seil dabeihast. Durch die Verwendung der richtigen Knotentechnik bist du jederzeit vor sich öffnenden oder durchrutschenden Knoten bewahrt, egal wie tief die Steilwand unter dir ist. Einige der wichtigsten Knoten siehst du hier im Buch.
- **Klettern/Seiltechniken/Abseiltechniken:** Saubere Knotentechnik sorgt noch nicht dafür, dass du einen steil abfallenden Abhang sicher hinauf- oder hinunterkommst. Auch kannst du mit korrekten Seiltechniken leicht einen Baum hinauf- und sicher wieder hinunterkommen. Bedenke: Im Notfall solltest du die Möglichkeiten, sich schwer zu verletzen, auf das kleinste Minimum reduzieren. Ganz ausschalten wirst du die Gefahr niemals können, aber deutlich reduzieren. Mit einigen schnell zu erlernenden Klettertechniken kannst du für sichere Ab- und Aufstiege sorgen.
- **Selbstverteidigung:** Besser als Konfrontation ist in der Regel Deeskalation. Lieber flüchten als kämpfen. In der direkten Konfrontation (Kampf) kann es Verletzte und Tote geben, und dies auf beiden Seiten. Ist Konfrontation trotz entsprechender Bemühungen nicht mehr zu umgehen, so hast du zwei Möglichkeiten: Entweder du hältst die Hände schützend vor dich und hoffst, dass dein Gegenüber nicht so hart zuschlägt oder sein Messer nicht zu tief in deine Brust rammt, oder du versuchst, dich durch gezielte Gegenangriffe zu verteidigen. Solche Techniken erlernst du in entsprechenden Selbstverteidigungskursen, die in jeder Stadt angeboten werden. Gute Selbstverteidigungsstrategien in Kombination mit dem Cooper-Code helfen dir, Situationen für dich positiv aufzulösen. **Wichtig:** Verwende Selbstverteidigungstechniken nur, um aus der direkten Gefahr zu kommen. Sobald du ohne Gefahr die Flucht antreten kannst, so tue dies. Verletzte und Tote kann es auf beiden Seiten geben.
- **Schießen auf dem Schießstand:** Es ist in Deutschland verboten, eine Waffe zu besitzen (mit Ausnahmen). Eine Waffe stellt die kleinstmögliche Gelegenheit dar, einen Gegenstand (Kugel) mit hoher Energie in einen anderen Körper zu jagen. Dadurch können leicht Organe oder Gefäße verletzt werden, die schnell zum Ableben der Person führen. Solange im ganzen Land niemand eine Waffe besitzen oder mit sich herumtragen darf, ist die Gefahr, dass du mit einer solchen angegriffen wirst, nicht sehr groß. Sollte sich dies in einem Notfall allerdings ändern (weil niemand da ist, der die Gesetze durchsetzt), so kann es wichtig sein, im Umgang mit Waffen nicht »wie der Ochs vor dem Berg zu stehen«. In Schützenvereinen ist das Schießen auf dem Schießstand gesetzlich erlaubt. Nutze diese Gelegenheit zum Training, eine andere wirst du nicht bekommen, außer du meldest dich zur Bundeswehr oder einem Spezialkommando.

- **Morsetechniken:** Eine verbreitete Art der Kommunikation ist die Morsetechnik. Früher war dies die einzige Möglichkeit der direkten Fernübertragung von Informationen. Morsen kannst du mit vielerlei Dingen. Einige davon wären:
  - Klopfen an einen Gegenstand
  - Blinken mit einem Spiegel
  - Blinken mit einer Lampe
  - Pfiffe mit einer Pfeife
  - Rauchabdeckung eines Feuers
  - Schließen eines elektrischen Kontakts (klassisch).

  Vielleicht hältst du das wassergeschützte Morsealphabet in deiner Ausrüstung. Hier im Buch findest du ein Morsealphabet abgedruckt.
- **Kochen:** In diesem Bereich geht es sicherlich nicht darum, die hohe Kunst des Kochens zu erlernen. Es geht darum, die Lebensmittel, welche du zur Verfügung hast, richtig zu behandeln und daraus eine essbare Variante zu erzeugen. Einige grundlegende Kochkenntnisse wären also durchaus von Vorteil. Kochkurse kannst du bei jeder Volkshochschule besuchen. Als Koch bist du unverzichtbar für eine Gruppe.
- **Handwerken:** Je mehr handwerkliche Fertigkeiten, umso besser im Notfall. Es geht nicht darum, eine Schreiner- oder Schlosserlehre zu absolvieren. (Hast du eine solche absolviert, ist das natürlich auch gut.) Was du sicherlich oft und viel brauchen können wirst, ist der Umgang mit Holz. Aus Holz lassen sich viele Dinge bauen. Ob Unterstand, Hilfsgestelle, Tragen, Möbel, Aufbewahrungsorte, Konstruktionen, Brücken, Abwehreinrichtungen, Fallen, Boote, Betten, Geschirr, Tarnung, Waffen – alles lässt sich mit Holz organisieren/realisieren. Als Handwerker kannst du vieles in eine Gruppe einbringen oder deine Fertigkeiten verkaufen.
- **Elektrotechnik:** Um sein Heim eventuell mit Solar- oder Windenergie zu versorgen, sind gewisse Kenntnisse in Elektrotechnik unverzichtbar. Kenntnisse in Elektrotechnik sind auch eine gute Tauschware für Waren und Dienstleistungen etc.
- **Gärtnern:** Nicht jeder hat »den grünen Daumen«, aber es ist sehr leicht, ein paar Körner in den Boden zu stecken, den Bereich unkrautfrei zu halten, ab und zu etwas Wasser darauf zu gießen und einige Monate später die Pflanzen, das Obst, das Gemüse zu ernten. Natürlich sättigen derartige Fertigkeiten nicht sofort, können aber für das Überleben auf Dauer wichtig sein.
- **Haltbarmachung und richtige Lagerung von Lebensmitteln:** Es ist leider so: Wenn Lebensmittel geerntet werden, stehen sie im Überfluss zur Verfügung. Teilweise sind sie unbehandelt auch noch zwei oder drei Monate genießbar. Aber was kommt nach dieser Zeit? Es dauert noch neun lange Monate, bis neue Lebensmittel nachgewachsen sind. In der heutigen V-V-Z ist das alles kein Problem. Es fehlen Tomaten zum Mittagessen? Da geht man schnell zum Discounter an der Ecke und holt welche. Im Notfall gibt es beim Discounter nicht alles und zu jeder Jahreszeit, oder die Dinge sind unerschwinglich teuer. Ob du nun Lebensmittel mittels Gärtnern selbst erzeugst oder günstige Einkaufszeiten nutzt (die Zeiten, wo immer alles zu jeder Zeit und in beliebiger Menge verfügbar war, sind schon lange vorbei) – die Lebensmittel müssen haltbar gemacht werden, damit sie dir länger als das normale Ablaufdatum zur Verfügung stehen. Es gibt eine Fülle von Büchern über Lebensmittelkonservierung. Diese hier zu behandeln würde den Rahmen des Buches deutlich sprengen. **Wichtig:** Probiere die eine oder andere Technik der Lebensmittelkonservierung in der V-V-Z aus. So weißt du später, was dein Gaumen akzeptieren kann und wie du der unnötigen Vernichtung von Lebensmitteln durch falsche Verarbeitung entgegentrittst.
- **Sport:** In unserer heutigen Zeit ist Sport eher eine Mode- oder Ansichtssache. Im Ernstfall ist es von elementarer Bedeutung, einen trainierten Körper zu besitzen. Solltest du mit Rucksack unterwegs sein, so wirst du als Untrainierter nach kurzer Strecke vom Gewicht des Rucksacks und der ungewohnten

25 UNABHÄNGIGKEIT

Wir befinden uns in der Phase der Vollversorgung. Dies bedeutet, dass wir immer und jederzeit an alles herankommen, was wir gerade benötigen. Schwindet eines Tages die Vollversorgungssituation, so können dir bestimmte Geräte helfen, das Manko weitestgehend auszugleichen. Es gibt eine Unzahl an Geräten, und willst du dir alles kaufen, so kannst du schnell viel Geld in Geräten binden, die du vielleicht niemals brauchen wirst.

Dennoch gibt es einige sinnvolle bis sehr sinnvolle Geräte, die auch im normalen Alltag der V-V-Z gut anzuwenden oder zu verwenden sind:

- Baumaterial (wie unter »Baumaterial« beschrieben)
- Werkzeuge (wie unter »Werkzeuge« beschrieben)
- Solarstation (wie unter »Energieversorgung zu Hause« beschrieben)
- Keimstation
- Frühbeete
- Blumentöpfe und -kästen
- Gartenbeete
- Sedona-Trockenofen (oder ähnlich)
- sehr gutes Vakuumiergerät (200 bis 300 Euro)
- Gefriertruhe oder -schrank
- Säuerungstopf
- Getreidemühle
- Kombuchafarm.

Nicht jeder hat die Möglichkeit, sich in seinem und um sein Heim herum weitestgehend unabhängig von äußeren Einflüssen zu machen. Bedeutet dies nun, dass man es dann gleich ganz sein lassen kann? **Nein**.

Jeder noch so kleine Schritt in Richtung Unabhängigkeit bringt mehr Freiheit und Vielfalt. Ob du dir nun lieber einen Sedona-Trockenofen, eine Keimstation für die Fensterbank, eine kleine Photovoltaik-Anlage oder einen Säuerungstopf zulegst, bleibt deiner Entscheidung überlassen. Es muss nicht immer ein Gartenbeet oder gar ein Feld sein, um unabhängiger zu werden. Die Vorteile eines Vitalstoffkicks durch auf der Fensterbank gezogene Sprossen sollten niemals unterschätzt werden. Unserer heutigen Ernährung mangelt es oft an wichtigen Mineralien, Vitaminen und Spurenelementen. Diesen Mangel können selbst gezogene Sprossen leicht ausgleichen. Nährstoffmangel kann einfach mit Kombucha ausgeglichen werden, und der Körper nimmt durch die ansonsten bestehende Unterversorgung keinen Schaden. Natürlich ist alles mit etwas Aufwand verbunden. Etwas mehr Aufwand, als einfach nur auf der Couch zu sitzen.

Generell gilt, dass es Tausende Bücher über Pflanzen und deren Aufzucht gibt. Dieses Buch soll dir nicht zeigen, wie du zum Beispiel Kartoffeln zu maximaler Größe und Nährstoffdichte bekommst, es soll dir lediglich Anreize geben, um Versuche in Richtung Selbstversorgung zu starten. Trau dich – das Einzige, was falsch wäre, ist, nichts zu tun.

25.1 Keimstation

Eine Keimstation für Sprossen jeglicher Art funktioniert in jeder noch so kleinen Bude. Ob du dir die Keimstation aus Watte und einigen leeren Marmeladengläsern selbst baust oder dir eine schöne Station mit mehreren Etagen zulegst, spielt dabei zuerst einmal keine Rolle. Die Keimlinge müssen jeden Tag gewässert werden. Nach wenigen Tagen hast du dir richtiges Powerfood herangezüchtet. Was du nicht isst, kannst du auch in ganz normale Blumentöpfe umsetzen und die Keimlinge bis zum Gemüse heranwachsen lassen. Oder du ziehst die Pflanze so weit, dass du wieder neuen Samen erzeugen kannst. Zum Starterset für eine Keimstation gehören also auch einige Tüten Samen. Diese Samen halten sehr lange,

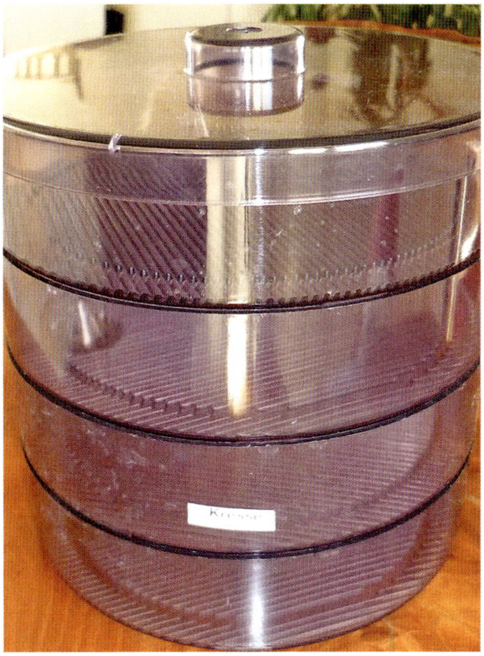

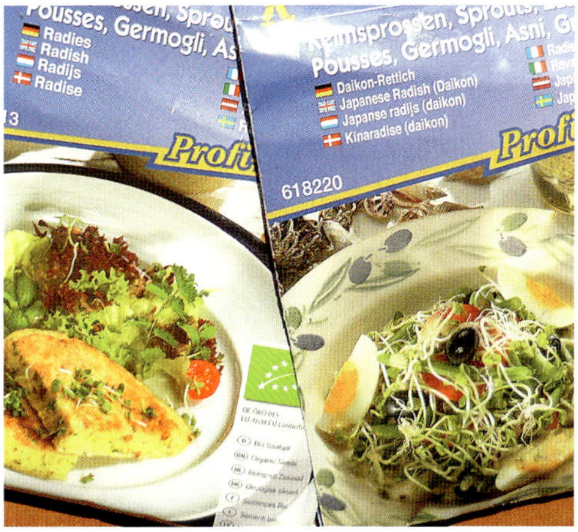

sind aber irgendwann nicht mehr keimfähig. Hältst du dir eine Keimstation, so füge einen entsprechenden Punkt in der jährlichen Überprüfungsliste ein (siehe Abschnitt 18 »Regelmäßige Kontrolle und Wartung«). Versieh deine Samenpäckchen in jedem Fall mit dem Kaufdatum, um besser abschätzen zu können, wann du diese ersetzen solltest. Auch in unserer V-V-Z ist ein Powerkick durch einige Sprossen auf einem mit Frischkäse bestrichenen Brot oder als Smoothie nicht zu unterschätzen.

25.2 Frühbeet

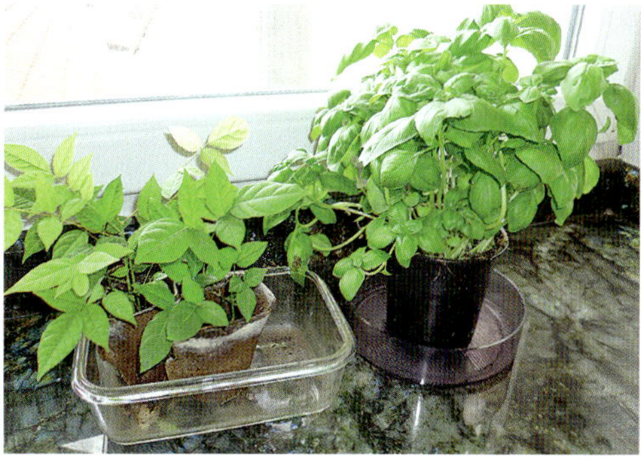

Durch ein Frühbeet bist du – was die Nährstoffversorgung angeht – von der Jahreszeit unabhängig. Du benötigst lediglich eine sonnige Fensterbank. Ein Frühbeet ist also auch im kleinsten Heim realisierbar. Kannst du ein Frühbeet in deinem Garten oder auf deinem Balkon anlegen, umso besser. Dort hast du in der Regel etwas mehr Platz als auf der Fensterbank. Arbeitest du mit einem Frühbeet, so solltest du die Anschlussversorgung der Pflanzen mit in die Planung aufnehmen. Entweder du setzt diese in Blumentöpfe, -kästen oder -schalen um, oder du hast ein Fleckchen Erde oder ein Eckchen auf deinem Balkon/deiner Terrasse zur Verfügung, das du mit einem Beet verschönern kannst. Bleiben die Pflänzchen innerhalb der Wohnung, so ist außer Sonne, Wasser und ab und zu etwas Dünger fast nichts zu berücksichtigen. Setzt du die Pflänzchen nach draußen, so dürfen sie keinem Frost oder anderen »schärferen« Umweltbedingungen ausgesetzt werden. Sollen die Pflanzen ausschließlich in deinem Heim bis zur Reife gezogen werden, so können dies natürlich nur kleinere Pflanzen sein. Hier kommen Radieschen, Kräuter, Mohrrüben, kleine Tomatenstöcke etc. infrage. Hast du ein Plätzchen außerhalb deines Heims, so können auch größere Pflanzen gut aufgepäppelt werden, das Frühbeet kann entsprechend größer sein. Bestimmte Pflanzen (Kartoffeln, Getreide etc.) machen nur Sinn, wenn das Beet deutlich größer als 2 × 2 m ist oder wenn du mehrere Beete dein Eigen nennst.

25.3 Blumentöpfe und -kästen

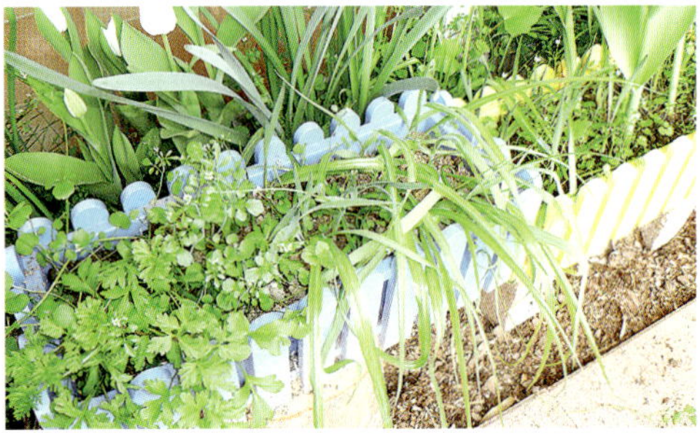

Blumentöpfe und -kästen sind nicht nur für Blumen geeignet. Bist du nicht in der glücklichen Lage, über ein Beet oder gar einen Garten zu verfügen, so bist du mit Blumentöpfen und -kästen nicht schlecht beraten. In diesen lässt sich fast dasselbe Gemüse ziehen wie in einem Beet. Klar, dass natürliche Barrieren gesetzt sind. Siehe hierzu auch die Informationen im Abschnitt 25.2 »Frühbeet«.

25.4 Gartenbeete

Als Gartenbesitzer bist du fein raus. Es gab Zeiten, in denen sich eine ganze Familie von den Erträgen aus 100 Quadratmeter Garten ernährt hat. In einem Garten steht es dir frei, einige Obstbäume und Beerensträucher, Kartoffeln, Getreide, Bohnen, Erbsen, Wurzelgemüse und alles Kleinere zu pflanzen. Natürlich ist der Arbeitsaufwand entsprechend. Je mehr Pflanzen du heranziehst, umso mehr deiner Zeit musst du dafür investieren, wenn aus den Pflanzen verwertbare Lebensmittel entspringen sollen. Es ist in keinem Fall erforderlich, ein ganzes Feld zu bestellen, wenn du Lebensmittel für zwei oder drei Personen produzieren willst. Ein Gartengrundstück mit einer Fläche von 200 bis 300 qm braucht keine Wünsche offen zu lassen. Hast du einen Garten, so pflanze in erster Linie Nutzhölzer an, Bäume und Sträucher also, die Essbares produzieren.

25.5 Trockenofen

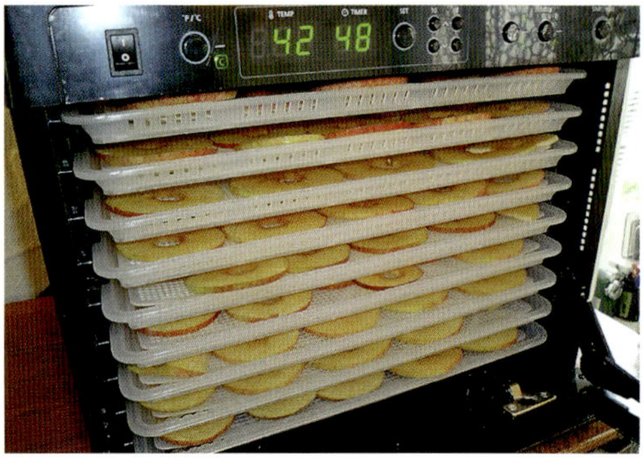

Es muss nicht unbedingt ein Sedona-Trockenofen wie hier im Bild sein, diese sind jedoch meiner Erfahrung nach die besten. Der Ofen im Bild ist gerade mit Apfelscheiben bestückt und verfügt über neun Etageren. Ich hatte zu Anfang einen runden Trockenofen mit aufeinander aufbauenden Trockenböden. Was soll ich sagen: Dieser Trockenofen war zwar sehr billig, die Ergebnisse jedoch nicht befriedigend, und ein gutes Arbeiten war auch nicht gewährleistet.

Mit dem Sedona-Trockenofen kannst du Kräuter, Früchte und Gemüse durch Trocknung für sehr lange Zeit haltbar machen. So kannst du die Zeit zwischen den Ernten jeweils mit »frischen« Produkten überbrücken. Beim schonenden Trocknen bei 42 °C gehen so gut wie keine Vitamine, Enzyme etc. verloren. Eine wirklich tolle Vorbereitung für schlechte Zeiten. Ein Apfel in Scheiben geschnitten und 2 Tage lang im Sedona getrocknet schmeckt ganz hervorragend. Durch die Trocknung entziehst du dem Gut fast das gesamte Wasser. Ohne Wasser können Mikroorganismen ihr Zerstörungswerk nicht fortsetzen.

Ein weiterer wichtiger Punkt ist, dass das getrocknete Gut auch 90 % seines Gewichts verliert. Ein nicht zu vernachlässigender Vorteil auf einem Marsch. Wenn das Gut ausreichend getrocknet ist, sollte es luftdicht abgeschlossen werden, da es sich ansonsten die Feuchtigkeit wieder aus der Umgebungsluft holt, was die Vorteile der Trocknung aufhebt. Luftdicht abschließen kannst du das Gut entweder in großen Gläsern mit Weithalsöffnung und dicht schließendem Deckel oder durch Vakuumieren. So konserviert hält sich das Gut über ein Jahr (länger habe ich es noch nicht versucht, die Sachen waren immer vorher schon aufgegessen) in hervorragendem Zustand.

Viele trocknen ihre Lebensmittel im Backofen. Die hierbei anfallenden Temperaturen sind nicht zu kontrollieren und in der Regel deutlich zu hoch. Durch die hohen Temperaturen werden die meisten wichtigen Nährstoffe im Gut vernichtet. Das Resultat kann bestenfalls noch als »Leckerei«, aber nicht als wertgebendes Lebensmittel bezeichnet werden.

Ein Sedona-Trockenofen läuft leider nur auf Wechselstrom. Solltest du dir also eine kleine Photovoltaik-Anlage zulegen wollen, so achte darauf, dass diese den Stromforderungen des Ofens gerecht wird, um zu jeder Zeit und unabhängig von Stromlieferungen das Gerät betreiben und wertvolle Nahrung herstellen zu können.

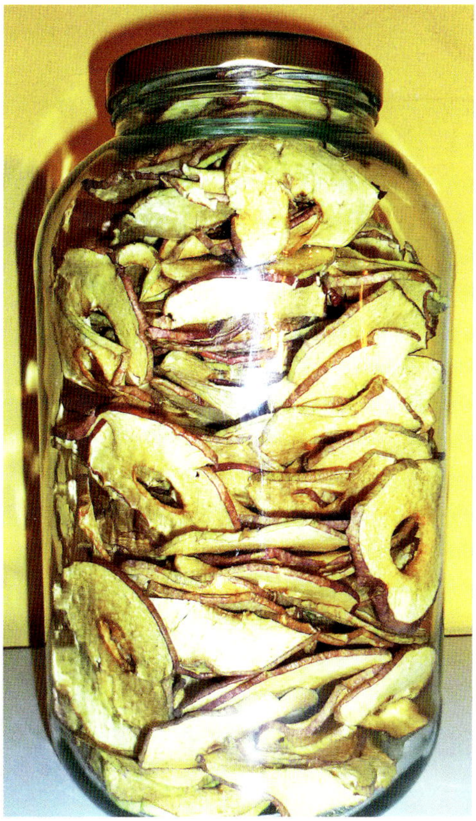

25.6 Vakuumiergerät

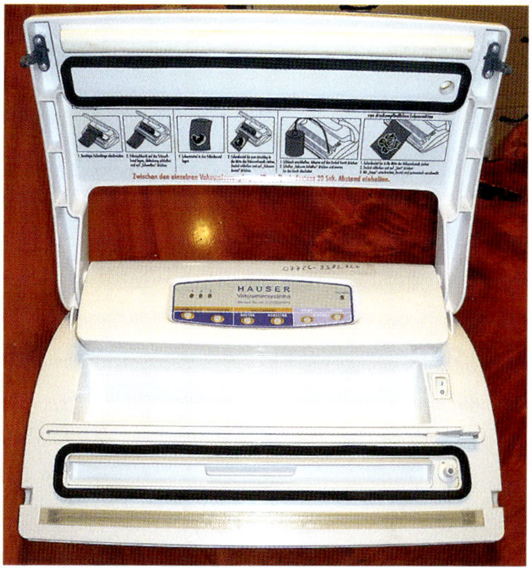

Verlass dich nicht darauf, dass die normalen kleinen Vakuumiergeräte für die Küche gute Arbeit leisten. Diese Geräte sind für die Anforderungen der Vorsorge nicht geeignet. Solche Geräte haben nicht die erforderliche Kraft, um wirklich alle Luft aus dem Beutel herauszuziehen, die hierbei zu verwendenden dünnen Beutel halten nicht lange dicht (wenn überhaupt). Ein Vakuumiergerät muss das Gut so von Luft befreien können, dass dieser Zustand über viele Monate anhält, es muss also im Kunststoffbeutel einen starken Unterdruck erzeugen können. Solch ein Gerät kostet dann aber schnell um die 200 bis 300 Euro. Auch die normalen Vakuumierbeutel für die üblichen Küchengeräte sind untauglich für unser Vorhaben. Der Lieferant des Vakuumiergerätes kann dich aber auch mit passenden Beuteln versorgen. Bei einem Hauser-Vakuumiergerät z. B. ist der Service in jedem Fall sehr gut. Mit dem Vakuumiergerät kannst du sowohl getrocknetes Gut haltbar machen wie auch alle Arten von Lebensmitteln sicher einschweißen. Lebensmittel wie Mehl, Korn, Zucker, Reis, Salz, Nudeln etc. sollten in verbrauchsüblichen Portionen vakuumiert werden. Ob du nun die 1-kg-Tüten komplett einschweißt oder das Gut à 1 kg direkt in die Vakuumierbeutel schüttest, spielt keine Rolle.

Beachte: Bei allen Lebensmitteln werden während der Verarbeitung automatisch Kleinstlebewesen und Gelege von verschiedenen Tieren mit eingetütet. Dies ist ein normaler und nicht steuerbarer Prozess. Bevorratest du z. B. 50 kg Mehl in einem luftdicht abgeschlossenen Fass, so wirst du nach einiger Zeit bestimmte Schädlinge wie Mehlwürmer und anderes Getier darin finden. Selbiges gilt auch für andere Lebensmittel. Das liegt daran, dass die Gelege schon während der Wachstumsphase der Pflanze eingebracht werden. Vakuumierst du zum Beispiel dein Dinkelkorn zu je 1-kg-Portionen, so kann sich ein bereits im Korn befindlicher Käfer mit seinem Gelege nicht auf deinen ganzen Vorrat ausdehnen.

Eine perfekte Lösung besteht in der VG-Behandlung. VG steht hier für vakuumieren UND anschließend gefrieren. Teile deine Notnahrung in übliche Portionen, vakuumiere diese und gefriere den fertigen Beutel anschließend für mehrere Tage im Gefrierschrank. Durch das Vakuum sind die Mikroorganismen nicht arbeitsfähig, durch die Gefrierbehandlung werden alle Gelege in und an der Nahrung zerstört. So behandelt, halten deine Vorräte wirklich sehr lange, zumindest mehrere Jahre. Beachte auch hier beim Kauf einer Photovoltaikanlage den Strombedarf.

25.7 Gefriertruhe oder -schrank

Eine Gefriertruhe oder einen Gefrierschrank findet man heute in jeder noch so kleinen Wohnung. Dies kann auch das kleine Gefrierabteil der Kühl-Gefrierkombination sein. Je kleiner der Raum, umso länger dauert es, bis alle vakuumierte Notnahrung behandelt ist. Macht aber nichts, wir haben ja Zeit. Die Gefriertruhe ist bei Stromausfall für die Haltbarmachung von Lebensmitteln unbrauchbar. Die eingefrorenen Lebensmittel müssen also bei fehlendem Strom recht zügig verzehrt werden, da sie schnell verderben. Wozu wir aber einen Gefrierschrank noch viel besser verwenden können, wurde schon vorher beim Vakuumiergerät erläutert. In der V-V-Z bietet uns der Gefrierschrank (oder die Gefriertruhe) eine hervorragende Möglichkeit, um unsere Notnahrung von unsichtbarem Ungeziefergelege zu befreien. Je größer der Gefrierraum, umso größer kann auch die einzelne Portion oder umso höher kann die Anzahl der Einzelportionen unserer Notnahrung sein. Nach Stromausfall können Kühlschrank und Gefriertruhe sehr gut für die Lagerung von Langzeitlebensmitteln benutzt werden. Hier herrscht ein gutes Klima für solche Art von Lebensmitteln. Beachte auch hier beim Kauf einer Photovoltaikanlage den Strombedarf.

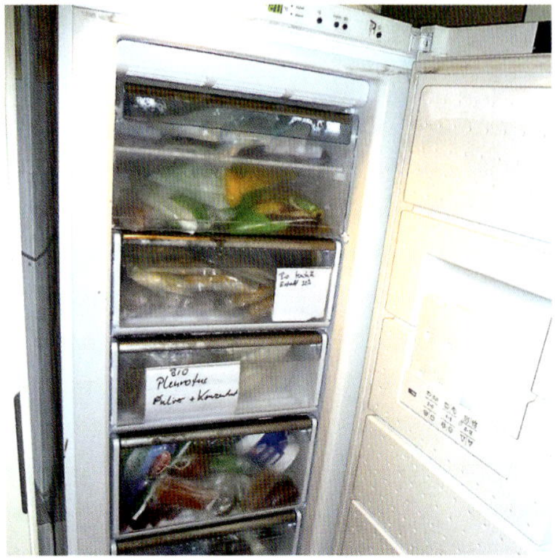

25.8 Säuerungstopf

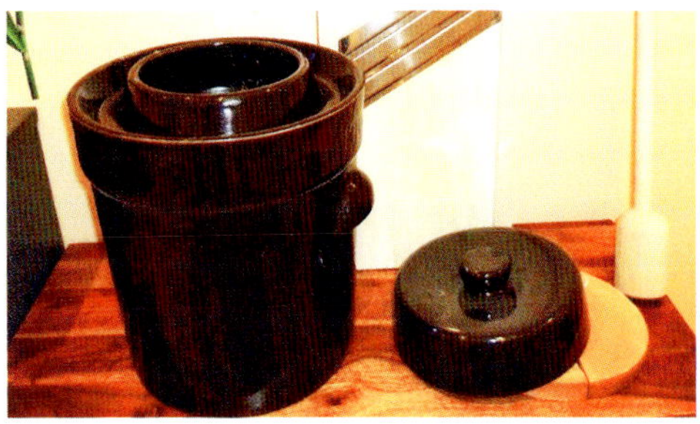

In einem Säuerungstopf können Lebensmittel milchsauer eingelegt und konserviert werden. So ist es zum Beispiel möglich, in ihm Sauerkraut, Bohnen, Paprika,

Gurken, Karotten etc. länger haltbar zu machen und für einen Vitaminkick in der kalten Jahreszeit zu sorgen. Ein Säuerungstopf hat einen speziellen Deckel, der in einer Rinne auf dem Topf sitzt. Diese Rinne wird mit Wasser gefüllt und sorgt somit dafür, dass keine Bakterien, Ungeziefer oder Schimmelpilze in den Topf kommen können. Eingelegte Lebensmittel ohne jegliche Zutaten wie Chemikalien, Aromastoffe etc. sind ein Gaumenschmaus. Ein sehr großer Vorteil der Nahrungserzeugung auf diese Art ist, dass absolut kein Strom dafür erforderlich ist.

Eine andere Art der Säuerung ist das Einlegen in 2,5-prozentigem Essig. Hier kommen in erster Linie Gurken infrage. Durch Beigabe von Zucker, Salz und Gewürzen wird das Ganze schmackhafter gemacht. Essig bekommst du in der Regel 5- bis 6-prozentig zu kaufen. Verwende für diese Art der Haltbarmachung also 50 % Essig und 50 % gut abgekochtes und abgekühltes Wasser. Mit Osmosewasser oder destilliertem Wasser bist du auf der sicheren Seite.

Im Bild siehst du einen 10-Liter-Säuerungstopf mit Deckel, Gewichtssteinen, Stampfer und Hobel. Solche Kombinationen sind im Internet oft zu haben.

25.9 Getreidelager

Für die Lagerung von Getreide lohnen sich Roggen, Weizen und Mais. Du kannst Getreide in 50-kg-Säcken bekommen, hast dann aber Probleme mit Transport und Schädlingen. Dennoch gilt: Sackweise gekauft ist das Getreide billiger. Möchtest du das Getreide direkt vom Landwirt kaufen, so frage deutlich vor der Ernte. Fast alle Landwirte heutzutage liefern alles gleich vom Feld zum Lagerhaus oder zur Mühle. Zuhause wird dann nur für den Eigenverbrauch eingelagert, und davon gibt dir sicher keiner etwas ab. Holst du dir dein Getreide direkt vom Landwirt, so musst du dieses unbedingt vor der Einlagerung noch trocknen. Im anderen Fall wird dir das Getreide zu schimmeln beginnen. Die meisten Lagerhäuser verkaufen auch bereits getrocknetes Getreide. Deswegen solltest du am besten etwa ab März hingehen, dann ist es sicher getrocknet und für die Langzeitlagerung ideal vorbereitet. Weizen kostet derzeit zwischen 11 und 22 Cent pro Kilo (der Preis hängt von der Qualität und den Weltmarktpreisen ab). Für 100 kg bezahlst du demnach zwischen 11 und 22 Euro.

25.10 Getreidemühle

Beachte auch hier beim Kauf einer Photovoltaikanlage den Strombedarf. Es gibt Getreidemühlen zwar auch mit Handkurbel, kann man das Kurbeln aber durch eine Photovoltaikanlage vermeiden, so bringt dies natürlich viele Vorteile. Bei der Anschaffung einer Mühle solltest du nicht nach der billigsten Version greifen.

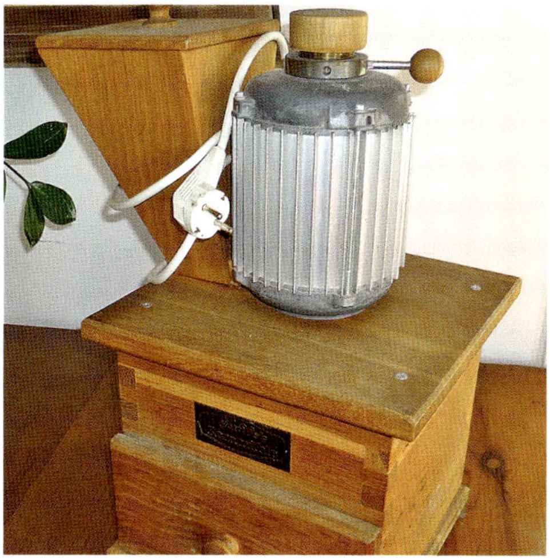

Eine Mühle mit einstellbaren Keramikmahlsteinen ist den normalen Mahlsteinen gegenüber ganz klar im Vorteil. Bei normalen Mahlsteinen kann es immer wieder vorkommen, dass sich kleine Steinchen (Bestandteile des Mahlsteins) im Mahlgut befinden. Bist du im Besitz einer Mühle, so hast du die Möglichkeit, Dienstleistungen wie das Kornmahlen für deine Nachbarn oder andere Personen anzubieten. Die hier abgebildete Kornmühle mit einstellbarem Keramikmahlwerk hat einen Stromverbrauch von 400 Watt und würde bei Stromausfall eine Photovoltaikanlage für etwa 900 Euro benötigen.

25.11 Kombuchafarm

Im Falle einer notwendigen Notfallversorgung ist Kombucha eine einfache und dankbare Quelle für alle wichtigen Stoffe, die der Körper täglich braucht, um gut funktionieren zu können. Kombucha zu züchten und zu halten ist eine der einfachsten Aufgaben. Tee, Zucker und Kombuchapilz in ein Gefäß, stehen lassen und in wenigen Wochen (temperaturabhängig) köstlichen Kombuchasaft abzapfen.

Kombucha bringt mir die erforderlichen Vitalstoffe und Mineralien, welche durch eine mangelhafte Krisenernährung fehlen könnten. Ich setze den Kombucha in Weithalsfässern und immer zeitversetzt an. So habe ich zu jeder Zeit trinkfertigen Kombucha. Unsere Freunde und Familienmitglieder freuen sich auch auf den täglichen Vitalstoffkick. Ganz hervorragend ist Kombucha für Haut, Haare und Nägel, für das ganze Magen-Darm-System und für die Versorgung auch der kleinsten Zelle im Körper. Die folgenden Wirkstoffe wurden bislang im Kombucha festgestellt, man geht aber davon aus, dass es eine Vielzahl weiterer Inhaltsstoffe gibt, die bislang unentdeckt blieben, jedoch nicht minder erfolgreich im Zusammenspiel aller Komponenten ihre positive Wirkung auf den Organismus verrichten: Vitamine (C, B, D, K), Folsäure, Eisen, Hefen, Glucuronsäure, Gluconsäure, rechtsdrehende Milchsäure, probiotische Milchsäurebakterien, verschiedene Enzyme, antibiotische Stoffe und organische Säuren.

Im äußersten Fall kann also meiner Meinung nach die Ernährung für längere Zeit auch auf Kohlehydrate und Kombucha reduziert werden.

25.12 Räucherschrank

Eine sehr einfache Art, Lebensmittel zu konservieren, ist die Verwendung eines Räucherschranks. Einige Eigenheimbesitzer haben sich eine kleine Räucherkammer im Keller ihres Hauses eingebaut. Als Nicht-Hausbesitzer hast du auch die Möglichkeit, dir einen transportablen Räucherschrank zuzulegen. Diese Räucherschränke gibt es in den verschiedensten Ausführungen und Größen. Ein kleiner Räucherschrank wie im Bild hier kostet knapp 100 Euro und ist für einen 2- bis 4-Personenhaushalt absolut ausreichend. Der Räucherschrank arbeitet stromlos. Es wird lediglich eine kleine Menge Holzmehl im unteren Bereich des Schranks entzündet und zum Glimmen gebracht. Nach einigen Stunden sind die behandelten Lebensmittel vor Tieren/Insekten und Schimmel weitestgehend geschützt und lange haltbar. Mittels separat zukaufbarer Elektroheizung kannst du in solch einem Räucherschrank auch heiß oder unter höheren Temperaturen räuchern. Damit lässt sich z. B. Fisch prima zubereiten.

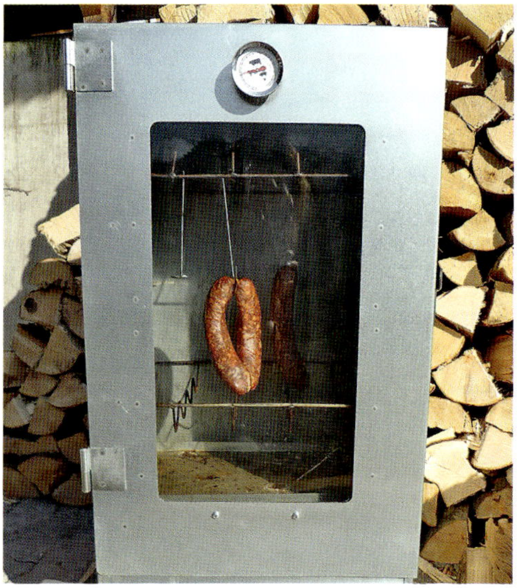

25.13 Backofen

Hast du genügend Platz auf deinem Grundstück, so würde sich der Bau eines Backofens lohnen. Natürlich ein Backofen, der mit Holz beheizt wird. Hier musst du den Backraum zuerst zwei bis drei Stunden lang mittels eines Holzfeuers gut aufheizen. Dann nimmst du alle Asche- und Glutreste heraus und schiebst die vorbereiteten Brotlaibe hinein. Die Schamottsteine im Backofen haben so viel Wärmeenergie aufgenommen, dass du die Brote darin locker ausbacken kannst.

Nachdem die Brote ausgebacken sind, reicht die Resthitze des Ofens in der Regel noch, um anschließend einige Pizzen darin zuzubereiten.
Einen Holzbackofen kannst du relativ leicht selber bauen, oder du kaufst dir einen fertigen Backofen. Dieser wäre dann unter Umständen sogar mobil.

25.14 Lebensmittelhaltbarkeit

Das auf Lebensmitteln aufgedruckte **Mindesthaltbarkeitsdatum** (MHD) ist genau das, was der Name sagt: ein Haltbarkeitsdatum, das auf einen MINDESTZEITRAUM ausgelegt ist. Dies bedeutet nicht, dass das betreffende Lebensmittel nach Ablauf des MHD unbrauchbar ist. Die Lebensmittel halten bei korrekter Lagerung (dunkel, trocken und unter 20 °C) deutlich länger als das aufgedruckte MHD. Langzeitlebensmittel wie Nudeln, Reis, Instant-Nahrung, Dosen etc. halten meist ca. 20 Jahre. Eine Sichtkontrolle sowie eine Geruchs- und Geschmacksprobe bringen Gewissheit. Sind Dosen rostig oder nach außen gewölbt, so solltest du deren Inhalt verwerfen.

Beim Anlegen einer Notfallversorgung entscheidet man sich in der Regel nicht für Lebensmittel, die lediglich eine Haltbarkeit von wenigen Tagen bis Wochen aufweisen. Üblicherweise entscheidet man sich für lange haltbare Konserven. In der Regel findet eine Konservierung, wenn nicht durch Tiefkühlung, Säuerung, Räuchern, Trocknen, über Erhitzung statt. Es kommen also die folgenden Verfahren zur Anwendung:

- **Pasteurisieren:** Bei der Pasteurisierung kommen Temperaturen zwischen 70 und 95 °C zur Anwendung. Fleisch, Wurst und Fisch werden vorzugsweise nur pasteurisiert, haben deswegen aber auch eine begrenzte Haltbarkeit.
- **Sterilisieren:** Hier wirken 100 °C oder mehr für kurze Zeit auf die Lebensmittel ein. Solcherart Lebensmittel sind praktisch unbegrenzt haltbar.
- **Säuern:** Siehe hierzu auch den Absatz 25.8 »Säuerungstopf«. Gesäuerte Lebensmittel sind für mehrere Monate und bis über ein Jahr und länger haltbar.
- **Trocknung/Gefriertrocknung:** Diese Lebensmittel sind – wie sterilisierte Lebensmittel – praktisch unbegrenzt haltbar. Hierzu zählt z. B. gefriergetrocknetes Gemüse, Nudeln, Reis etc.

Wichtig

- Die Haltbarkeit von Lebensmitteln, auch von Langzeitlebensmitteln, kann durch die Lagerung beeinflusst werden. Falsche Lagerung kann die Haltbarkeit deutlich verkürzen und damit schnell zum Verderb der Lebensmittel führen. Lebensmittel sollten immer kühl (unter 20 °C), trocken und dunkel gelagert werden.
- Größere Temperaturschwankungen solltest du in deinem Lebensmittellager vermeiden. Eine gute Möglichkeit stellen Weithalstonnen dar, die es in den praktischen Größen 30, 60 und 120 Liter gibt. Meist besitzen diese auch noch Griffe für den leichteren Transport. Durch Einbringung in solche Behälter schaffst du ein ausgeglicheneres Klima. Auch stromlose Kühl- und Gefrierschränke können hierfür genutzt werden. Aber Vorsicht vor Schimmelbildung, Luftaustausch beachten, wenn frische Lebensmittel mit eingebracht werden.
- Am besten kaufst du deine Konserven im Frühjahr ein. Durch die Logistik und den Ablauf bei der Belieferung des Händlers kann es vorkommen, dass die Palette mit der neuen Lieferung mehrere Stunden im Hof in der prallen Sonne zu stehen kommt. Dies setzt die Haltbarkeitszeit deutlich herunter, was man von außen aber nicht sieht. Solche Abläufe in der Logistik sind für den normalen Hausgebrauch unerheblich. Sollen die Konserven jedoch wie in unserem Fall möglichst lange halten, so ist dies ein wichtiges Kriterium.

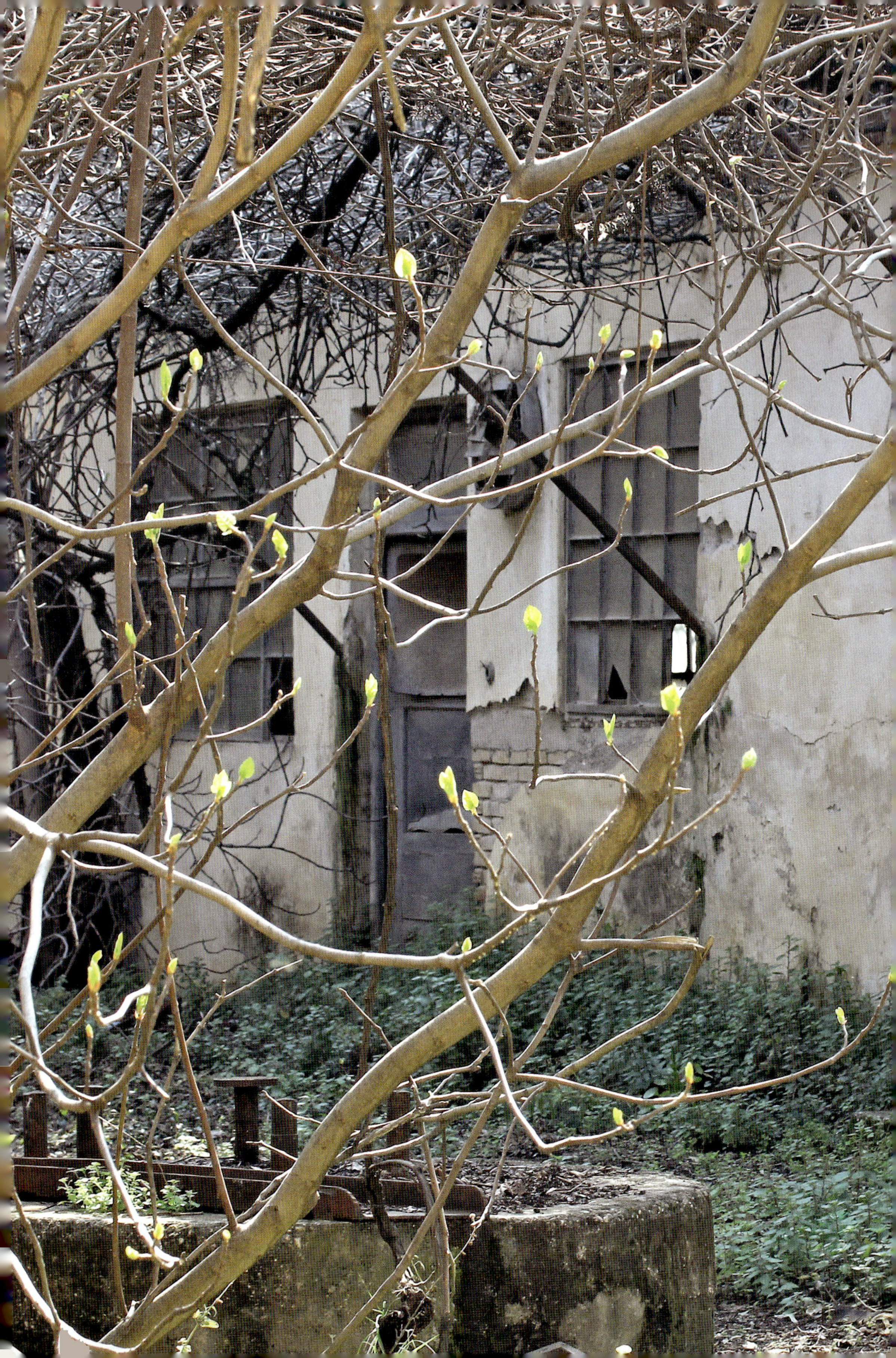

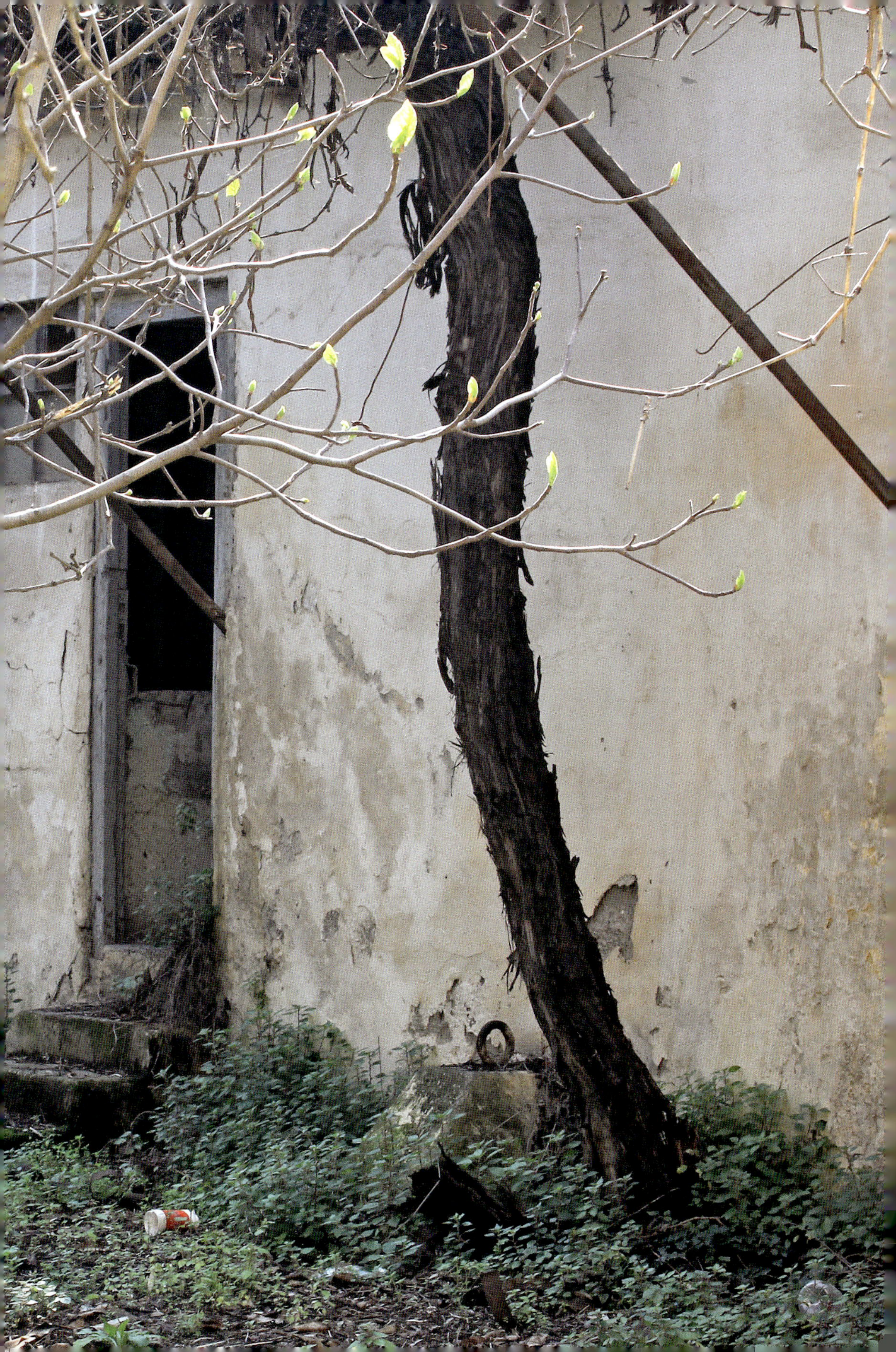